医学研究・臨床試験の倫理
わが国の事例に学ぶ

井上悠輔　一家綱邦

［編著］

日本評論社

はしがき

　この本は、医療・健康に関する研究活動で起こる倫理問題をテーマにしています。医学研究の過程で実際に発生した事案を分析して、課題を整理し、今日への教訓を得ることを目的とする本です。

　今日の医療は、過去の試行錯誤の積み重ねによって形成されてきました。例えば、私たちが病気になったときに飲む薬は、過去に誰かの身体で試した結果によって得られた知識や経験が基になっています（薬のほか、例えば、病気の診断や治療に用いられる装置や道具、手術の方法なども同様です）。医学研究では、こうした試行錯誤の過程に協力して、実験の対象になる人を「被験者」（研究の対象となる人、「研究参加者」とも）といいます。被験者の方々のおかげで、同じ病気で苦しむ患者やこれから病気になるかもしれない人々にとっての貴重な知識がもたらされることになります。一方、こうした「試行錯誤」は、用いられる手段（例えば薬や機器）の安全性や有効性などについての知識が不十分な中で進められます。そのため、残念ながら過去には、被験者が事件・事故に巻き込まれる痛ましい出来事がありました。被験者を対象とした研究には一定の慎重さも求められるのです。

　被験者の協力を得つつ、一方で研究に伴うリスクを制御しつつ、いかに適切に研究を進めていくべきか。こうした問題は、医学研究の倫理（研究倫理ともいう）として検討されてきました。今日では、技術の展開や研究を取り巻く環境の変化の中、研究不正や利益相反など、医学研究の展開についてさらに多様な論点が提起されるようになっています。

　本書を企画した際、強く意識したのは、医学研究のあり方をめぐって、日本でこれまでどのような出来事があったのか、またそれをめぐってどのような議論があったのか、を整理することでした。他の先進国と同様、わが国でも医学研究は盛んに行われていますが、研究に伴うこうした論点が公的な課題として注目されるようになったのは、比較的最近のことです。医学研究のあり方をめぐって海外で長い議論が繰り広げられてきたように、日本でも過去の経験をもとに研究のあり方、あるべき姿を考えるための教材が必要では

ないか。これが本書の企画の出発点でした。

　こうした企画意図を持った編者（井上、一家）の呼びかけに、医学研究のあり方について倫理的、法的な観点から取り組んでいる若手を中心とする研究者が応えてくれ、またベテラン研究者の指導も仰ぎながら、過去の事案をフレッシュな視点で見つめ直す作業を進めることができました。その過程には、全体会議やお互いの原稿に対する相互批評会があり、また編者と個々の執筆者との長時間にわたる意見交換や本音での議論がありました。真摯にご対応頂いた全ての執筆者に、編者として深く謝意を表します。過去の事案を掘り下げて、現代的な視点から考察する仕事の意義と面白さを共有して頂いた執筆者との協同作業自体が楽しいものでなければ、本書は完成しませんでした。

　齊藤洋子氏（国立がん研究センター）には資料の収集や整理を手伝っていただきました。そして何よりも、日本評論社の小野邦明氏には、不慣れな我々を導き、また我々の難しい要求にも柔軟且つ真摯にご対応いただきました。ここにお名前を挙げきれない方も含め、多くの方々のご指導とご助力のもとに本書が出来上がりました。心より御礼を申し上げます。

　この企画には多くの限界もあります。特に過去の出来事を振り返ることには、様々な困難があります。事実の認識や検討の方向性に至らぬ点があるとすれば、ぜひご批判やご指導をいただきたいと思います。それでも、これまで多くの事件をきっかけにして貴重な問題提起がなされていたこと、ほとんど注目されてこなかった事案の中にも改めて検討に値するものが多くあることもわかりました。本書をきっかけにして、医学と社会のあり方を考える取り組みがわが国で一層深化することの一助になれば、企画をした者としてこれ以上の喜びはありません。

2018年8月

井上悠輔、一家綱邦

本書は日本学術振興会の科学研究費助成事業・基盤研究（A）「研究倫理の質向上、機能強化、支援促進のための共有・共通基盤の整備に関する研究」（松井健志代表、15H02518）、若手研究（B）「医学研究に対する法的・倫理的規制を考える研究」（一家綱邦代表、17K13665）における活動の成果です。

目　次

はしがき　i

本書の流れ／本書が想定する主な読者・活用法　vii

第 1 部　序

医学研究・臨床試験の倫理と日本……………………………井上悠輔　2

第 2 部　事案の解説

Part 1　臨床研究・実験的な医療

Case 1　被験者の同意なき臨床試験の実施…………山本圭一郎　20
　　　　──金沢大学病院無断臨床試験事案

Case 2　プロトコルの規範性……………………………船橋亜希子　36
　　　　──愛知県がんセンター事案

Case 3　「実験的」な手術………………………………田代志門　52
　　　　──札幌ロボトミー事件

Case 4　First-in-Human 医療機器試験と同意の有効性
　　　　──補助人工心臓治験事案
　　　　……………………………………………………松井健志　65

PlusOne 1　研究と診療の境界を考える………………田代志門　84
　　　　──「革新的治療」の許容条件

Part 2　配慮を要する対象・状況

Case 5　戦中の反人道的軍事医学研究…………………土屋貴志　90
　　　　──駐蒙軍冬季衛生研究

目　次

　Case 6　精神疾患と被験者研究……………………中澤栄輔　107
　　　　　──ツツガムシ病感染実験事案

　Case 7　子どもを対象とする研究………………………永水裕子　122
　　　　　──名古屋市立乳児院・神戸医科大学事案

　Case 8　製薬企業の従業員を対象とした研究………横野　恵　141
　　　　　──社員へのキセナラミン投与事案

PlusOne 2　受刑者（囚人）を被験者とする研究………大北全俊　162

Part 3　試料や情報の取得・保存・利用
　Case 9　地域住民を対象とする研究……………………須田英子　168
　　　　　──熊野町がん予防研究事案

　Case 10　臨床現場で患者試料を採取する研究………高島響子　186
　　　　　──慶應義塾大学病院事案

　Case 11　解剖後の試料の取扱い………………………佐藤雄一郎　203
　　　　　──自治医大事件および監察医務院事件

PlusOne 3　災害研究に求められる倫理………………飯島祥彦　215
　　　　　──被災者を守るための研究倫理とは

Part 4　研究運営の中立性・誠実な成果発表
　Case 12　新薬開発における製薬企業と研究者の責務
　　　　　──ソリブジン事案
　　　　　………………………………………………一家綱邦　220

　Case 13　研究への企業の関与と利益相反…………磯部　哲　237
　　　　　──ディオバン事案

Case 14　臨床試験の支援スタッフと不正……………井上悠輔　257
　　　　　──千本病院・北里大学事案

Case 15　研究不正とオーサーシップの問題…………伊吹友秀　274
　　　　　──STAP細胞事案・大量論文ねつ造事案

PlusOne 4　日本における倫理審査委員会の誕生と展開
　　　　　………………………………………………會澤久仁子　290

第3部　わが国で起きた出来事

年表　主な事案と国内外の動き　299

わが国で起きた事案の要約　307
　……………………………和泉澤千恵・一家綱邦・井上悠輔・小門　穂

索引　335

v

凡 例

裁判所名、判例、登載判例集は以下のように略記した。

最判（決）	最高裁判所判決（決定）
高判（決）	高等裁判所判決（決定）
地判（決）	地方裁判所判決（決定）
民集	最高裁判所民事判例集
刑集	最高裁判所刑事判例集
判時	判例時報
判タ	判例タイムズ

本書の流れ

　本書は以下のように、「序」、「事案の解説」および「巻末資料」といった、3つの部により構成される。それぞれの趣旨と読む上での留意点は以下のとおりである。

第1部　序
　医学研究・臨床試験における「研究倫理」「被験者保護」の基本的な知識、および国内外の展開を概観する。この領域に一定の知識のある者は読み飛ばしてもらって構わない。

第2部　事案の解説（Case 1～15）
　ここは本書の柱であり、15のテーマについて代表的な事案を検討する。編者らは、まず過去の文献や新聞等の資料から、候補となる事案を抽出した。主に第二次世界大戦以降を中心に検討したが、抽出された事案は優に百を超えた。その中で、日本の研究倫理を考えるうえで歴史的な重要性をもつと考えられる事案、医学研究・臨床試験のあり方を考えるうえで参考になると判断した事案、そして今日改めて取り上げて検討されるべき事案を選定した。なお、この「15」という数は、一定の多様性の確保と現実的な諸々の制約の中での結果であり、この数自体に深い意味はない。また、現在の我々から見て「不正」「深刻」だと思われたものから順番に選んだわけではないことに留意いただきたい。
　事案の解説をする際、編者・著者間では、一般に公開された資料に限定することを合意点とした。これには裁判の判決文やその解説、公刊された論評、関連する研究機関による調査報告書、報道記事などがある。もちろん、これらが実際に起きた事柄を正確に網羅して記述しているとは限らない。立場によって評価が分かれるような問題もあったはずである。我々の作業は、一定の整理や加工を経た資料をもとにしている可能性がある。
　それぞれの事案の解説は、「**1　事案の概要**」、「**2　論点の整理と解説**」及び「**3　教訓と課題**」の3つの部分から構成される。「1　事案の概要」で

は、事案のあらすじを公開資料から追える範囲で検討してまとめた。「2　論点の整理と解説」では、当時その事案をめぐってどのような問題提起がなされたか、基本的な論点を整理している。一方、最後の「3　教訓と課題」では、これらの事案の現代的な意義や教訓の抽出を試みた。「2　論点の整理と解説」が一般的な論点の概説であるとするならば、「3　教訓と課題」は、事案を検討することで得られた教訓、今なお解決していない課題についての、各著者から読者に向けたメッセージとして受け取ってほしい。

　本書ではこれらの 15 の事案を、以下の 4 つのまとまりに区分している。また、それぞれのまとまりには、一種の箸休めとして、話題や用語を解説するコラム（**PlusOne**）を付しているので、併せて読んでいただきたい。

・Part 1　臨床研究・実験的な医療（Case 1〜4）
　ここでは、被験者を対象に、医薬品や医療機器、治療法を試す場面で起きた問題に焦点を置いた。通常の医療とは異なるモノ・方法を試す、実践する場面における課題をテーマとしており、医学研究の倫理において、講学上も制度上も中心的なテーマであるといってよい。「治療」「研究」についての（被験者を含めた）関係者間の認識の共有が重要になる一方で、これらの境界の設定自体が論点になることも多い。

・Part 2　配慮を要する対象・状況（Case 5〜8）
　ここでは、研究の内容に加え、研究の対象となった人々の属性、研究が行われた状況に注目して、事例を集めた。自身で同意する能力に限界がある子どもや、自発的な意思決定をすることが困難な状況下で展開された研究の例を取り上げる。自発的な意思決定ができない人々を対象とする研究を計画する場合、その実施には特別な配慮が求められる。そもそも人を対象とする研究が許されるためには、どのような条件が満たされる必要があるか。この問いを多面的に検討するためにも重要なテーマである。

・Part 3　試料や情報の取得・保存・利用（Case 9〜11）
　ここでは、人を直接の研究対象とするのではなく、「試料」（人体に由来する臓器・組織・細胞）や情報（医療記録や生活習慣に関する情報など）を解析対象とする研究をテーマにしている。一般市民を対象とした調査研究、患者の

治療の過程で摘出されたり、解剖時に採取されたりした試料の取り扱いなど、研究への「参加」「提供」のあり方が問われた事案を並べた。解析技術の進展に伴って、試料や情報から多くの知識を引き出すことができるようになった反面、由来する本人の目の届かないところでこれらの利用が展開する現状に不安を持つ者も少なくない。研究の可能性と研究活動への信頼の確保のバランスがテーマとなる。

・Part 4　研究運営の中立性・誠実な成果発表（Case 12～15）

ここでは、研究や臨床試験における実施体制の不備、解析結果の報告や記録に関する不正行為を扱う。研究をめぐる競争が激しくなり、様々な利害関心の中で活動が進められる中、（それが当事者に有利に働かない成果であっても）得られた研究成果を科学的に公正に扱い、誠実に成果を発表することの重要性が改めて注目されている。研究に関与する者が、科学活動の担い手としていかに振る舞うべきかがテーマとなる。

第3部　資料「わが国で起きた出来事」

解説を加えた15テーマに関する事案以外にも、わが国には実に多くの出来事があった。これらをすべて網羅することは我々の能力を超えるが、もっと注目されてよい出来事も少なくないと考えた。こうした観点から、編者間の判断で選定した66の事案について、簡単な紹介（**事案の要約**）を付した。

なお、上記のPart 4に含まれるような「研究不正」「論文不正」に関する報告が、近年急速に増えている。こうした傾向も研究倫理の歴史を考える上で重要ではあるが、多数に及ぶためここでは割愛し、代表例を**Case 15**「研究不正とオーサーシップの問題」で検討することとした。

「**年表**」では、本書で登場する上記の事案を年代ごとに整理し、同時期の日本の制度の発展や海外の状況と比較して又は関連付けて、理解できるように示した。

本書が想定する主な読者・活用法

本書について特に想定される読者とその活用方法は以下のとおりである。

(1) **医学、薬学、看護学などの医療系の教育機関の教育関係者、学生の方**
教育機関での課題図書として、またはこうした学生への教育・指導を行う際の素材集、資料集として活用していただきたい。

(2) **医学研究・臨床試験に従事する研究者・医療者、臨床試験の運営や補助業務に従事する方**
近年、研究者や臨床試験コーディネーター向けの「倫理」講習が広まっている。こうした講習が、単なる規制の解説に終始するのではなく、理解をより深く豊かなものにするための素材として、または講習会参加者にとっての課題図書として活用していただきたい。

(3) **医学研究・臨床試験に関する審査に関わっている方**
倫理審査委員会や認定臨床研究審査委員会など、医学系の研究計画の審査にあたる人々にもぜひ読んでいただきたい。審査を行う際に、目の前の審査課題の研究のどこに着目しなくてはいけないのか、考える手がかりになるはずである。医療系の委員のみならず、非医療系の立場で審査に当たる者(人文・社会科学系の有識者)や一般市民の立場から関与する人々への知識供与も急務である。こうした講習・研修における教材、または審査に従事する前の課題図書として活用していただきたい。

(4) **医学研究・臨床試験の研究倫理、制度の成り立ちに関心がある方**
本書には、制度の成り立ちに直接的、間接的に影響してきた事案が多く収録されている。現在の制度を知るための参考書として活用していただきたい。

(5) その他、医学研究・臨床試験について関心がある方

　医学研究・臨床試験を認識するきっかけが、不祥事発生の報道であったという人もいるかもしれない。過去の代表的な事案と問題点、今日に残る様々な課題について俯瞰できる一般教養書として読んでいただきたい。この活動について長い歴史と未解決の課題があることを知ることができよう。

　編者が主に想定した用途は、第2部に登場する事案を、研修や授業でのディスカッションの素材として活用することである。例えば、各事案の冒頭の「1　事案の概要」のみをまず参加者に提示して、感想や意見を出し合って議論するというものである（その後、「2　論点の整理と解説」、次いで「3　教訓と課題」を用いて事案を共に振り返りつつ解説したり、さらなる考察を加えたりするという展開もできよう）。もちろん、本書に登場しない視点や課題を見出すことができれば、こうした事案の検討に新たな視点が加わることになる。

　無論、本書を医学研究・臨床試験の研究倫理を学ぶための読み物（教科書や副読本）として位置づけることも可能である。第2部で解説した15の事案のほか、第3部で紹介する事案も合算すると、本書では100に近い件数の事案が登場する。巻末の年表には、同時期に日本でどのような制度が作られていたか（あるいは、いなかったか）、諸外国でどのような展開があったのかを照らし合わせてみることができる。本書が扱う対象には多様な研究テーマが包含されており、研究に関心を持つ者や現に関与している者にとっても、自身に近い研究関心について過去にどのような議論が展開されてきたのか、知ることができる。

第1部

序

医学研究・臨床試験の倫理と日本

井上悠輔

1 議論の出発点

　医療の進歩は、患者からの学びと共にある。新しい医療の知識を得たり、現在の治療法を検証したりするためには、該当する手法や物質について、実際に人で検討した経験が重要な情報となる。こうした探究は、人間の歴史と共に始まり、続けられてきたといっても過言ではないだろう。

　しかし、一人の医療者が患者の治療に取り組みつつ、一方で観察者（研究者）の役割を併せ持つことに問題がないわけではない（この点は**第2部のPart 1**で主に検討する）。この他、医学研究では、物質の安全性を評価したり、病気の原因を探究したりする場合などに、（患者ではなく）健康な人を対象に研究を行う場合もある。被験者一人ひとりの健康を気遣いつつも、一方で科学の作法に沿って研究を行い、普遍化されうる知識を導き出す。こうした活動はいかに可能であろうか。

(1) ニュルンベルク綱領

　医学研究の倫理に関する現代の議論の多くは、その起点を第二次世界大戦前後の出来事においている。象徴的な文書が「ニュルンベルク綱領」（あるいはニュルンベルク・コード）である。第二次世界大戦中にドイツのナチス政権下で行われた「人体実験」に関与した医師が、戦後に開廷された戦犯法廷において裁かれた。その判決文の一節に示された「人を実験対象にする際の10原則」（1947年）が、綱領として知られることになる。この文書は「自発的な同意の取得」「被験者への不必要な負担や傷害の回避」など、今日の研究倫理においても当てはまる原則を提示するものであった。しかし、こうした「人体実験」がナチス政権下で起きた特殊な出来事と位置付けられ、それ以外の国の医学研究・臨床試験に従事する「真っ当な研究者・医療者」には関係のないことと見なされたせいか、この文書が当時の医学研究のあり方―

般を再考する動きには
つながらなかった[1][2]。

(2) 戦後の検討

このニュルンベルク綱領の存在が改めて注目されたのは、被験者虐待をめぐるスキャンダルが明るみに出た1960年代以降である。上記の裁判を主宰したアメリカをはじめ、多くの先進国では、自国内で明るみに出た被験者の虐待をめぐる不祥事や問題提起への対応を迫られることになった[3]。

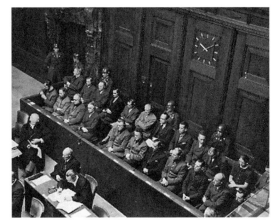

写真：ニュルンベルク裁判における被告ら。
出典：Jones DS, Grady C, Lederer SE. "Ethics and Clinical Research"--The 50th Anniversary of Beecher's Bombshell. N Engl J Med. 2016; 374 (24): 2393-2398.

この部の末尾で言及する「ビーチャーの告発」もこの時期のことである（1966年）。1973年の新聞報道によって明るみに出たタスキギー事件（治療と称しつつ、梅毒の症状の進行を治療することなく観察し続ける調査が国の助成によって行われていたもの）も、その後の議論に大きな影響をもたらした。舞台となったアメリカでは、1974年の立法（National Research Act）によって、国の研究助成を受ける医学系の研究機関に施設内審査委員会（Institutional Review Board、略してIRB）の設置が義務付けられた。同じくこの法律に基づいて設置された有識者委員会「生物医学及び行動学研究の対象者保護のための国家委員会」によって「ベルモント・レポー

---

1) Annas GJ, et al. The Nuremberg Code. In: Emanuel EJ, et al, eds. *The Oxford Textbook of Clinical Research Ethics*. Oxford University Press; 2008: 139.
2) 香川知晶、『生命倫理の成立』20頁（勁草書房、2000）。
3) ここでは主にアメリカでの検討を紹介するが、このほか、例えばフランスでも1980年代のミルオー事件（植物状態や脳死状態の患者を対象とする薬物実験を行った医師が処分を受けた事件）が人を対象とする研究のあり方への社会の懸念を高めた。

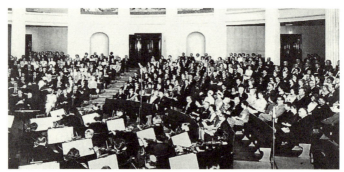

ヘルシンキ宣言を採択した第18回世界医師会総会（1964年、ヘルシンキ）。
出典：The World Medical Association Declaration of Helsinki 1964-2014 50 years of evolution of medical research ethics
(Urban Wiesing, Ramin W. Parsa-Parsi, Otmar Kloiber eds), 2014.

ト」（1979年、後述）がまとめられた。

(3) 世界医師会のヘルシンキ宣言

　上記のニュルンベルク綱領のほか、各国の議論で参考にされたものの一つに、世界医師会のヘルシンキ宣言がある。世界医師会は、戦中に医師が関与した問題行為についての調査を戦後も続けていたが、その後の医学研究の展開をも視野に入れ、より実務的な指針を意識した「人体実験に関する倫理綱領」を1964年に採択した。これが、採択された都市の名を取って「ヘルシンキ宣言」と称されるものであり、以降、改訂を重ねて今日の姿に至っている（本稿の執筆時点では2013年のフォルタレザ改訂「被験者を伴う医学研究のための倫理原則」が最新のもの）。この宣言の中で触れられている「自由な同意による研究参加」（1975年改訂より「インフォームド・コンセント」）、研究のデザインや進行を規定する研究計画書（プロトコル）の策定（1975年改訂時に登場）、および「独立した委員会」による審査（同）、臨床試験のデータベース登録要件（2008年改訂時に登場）などは、世界的にも一般的な手続きとして普及している。

　90年代以降、被験者保護は、国境を越える問題としても注目を集めるようになる。背景には、経済格差を背景とした途上国への負担の偏り（例えば、先進国向けの医薬品開発の一部が、こうした医薬品を用いる予定がない途上

国市民の被験者によって支えられていること)への問題意識があり、ヘルシンキ宣言やCIOMS[4]によるガイドラインの改訂において、こうした負担への配慮のあり方をめぐる活発な議論が展開されている。

2 原則の確認

以上のような議論を踏まえて確認された、医学研究における「被験者保護」とは、一体どういうものだろうか。これを理解するには、被験者と研究成果との間に生じる、一種の緊張関係に注目する必要がある。

冒頭にも述べたように、今日の医療を形成している知識や技術は、過去の経験の蓄積により形成される。医療が人を対象としている以上、その進歩のためには、人を対象とする実験的な過程を避けては通れないことがある[5]。

ただ、「実験」のような側面があるからこそ、うまくいかないこともあるし、研究に協力した人には害でしかならないこともある。特に医学の分野においては、新しい知識が具体的な成果として広く社会に共有されるものとなるために、非常に長い時間と多くの労力が必要になることが多い。研究に協力して失敗や思わぬ害の危険に曝される人が、協力した研究の成果を享受することは往々にして難しい(研究に参加した人が、研究から直接恩恵を得られることもあろうが、本書の事案解説などを紐解けば分かるように、少なくとも研究の第一の目的はこうした人々に直接利益をもたらすことではない)。研究の成果が、このように被験者の「努力と犠牲」[6]によって得られる構図は、少数の人々が被験者になることを強いられ、大多数の利益のために搾取[7]される危うさをはらむものでもある。こうした偏った構図を是正し、あるいは最小限にとどめることが「被験者保護」のめざすものである[8]。

---

4) Council for International Organizations of Medical Science(国際医学団体協議会)の略。WHO(世界保健機構)とユネスコとの協賛により、国際的な医学・医療の問題への対応を議論する目的で1949年に設立され、その本部はジュネーブ(スイス)にある。

5) 世界医師会(日本医師会訳)「ヘルシンキ宣言人間を対象とする医学研究の倫理的原則」規定5(2013年10月)(http://www.med.or.jp/wma/helsinki.html 2018年5月10日最終閲覧、以下同じ)。

6) Taichman DB, et al. Data Sharing Statements for Clinical Trials - A Requirement of the International Committee of Medical Journal Editors. *N Engl J Med.* 2017; 376(23): 2277-2279.

この議論についての基本的な原則の枠組みを提示したものが、「ベルモント・レポート」(「研究における被験者保護のための倫理原則とガイドライン」)である[9]。同委員会は、主に臨床現場において展開される研究を想定して検討を行った。検討は、研究と治療の境界をめぐる議論から始まる。これによれば、同じ医療処置であっても、「治療」が特定の患者の福利を高めるための処置として行われる一方、「研究」については一般化できる知見の探究、計画書に基づく実施という特徴があり、「治療」とは区別されるというものである（その他、治療目的であっても、標準的でない方法を用いる行為として「革新的な医療処置」のあり方にも言及する）。こうした「研究」にふさわしい倫理規範として、「人格の尊重」(respect for persons)、「善行」(beneficence)、「正義」(justice) の原則を提示し――なお、これらは研究倫理に限らず、生命倫理学における基本的な原則として位置づけられるようになる――そこから実際の研究が満たすべき要件として「インフォームド・コンセント」「リスクと利益の評価」「被験者の公正な選択」を導き出した。

　すなわち、個人が参加を強制されないよう、あるいは特定の人々のみが偏って研究参加の負担を受けない仕組みが必要ではないか。そもそも当該研究には実施する意味があるのか。科学的に妥当なものであって、また被験者にとって危険や負担が最小限になるようなものとして計画されているであろうか。被験者から承諾を得ているだろうか（あるいは、意思表示が困難な個人にも配慮がなされているだろうか[10]）。こうした指摘は、今日の医学研究の倫理問題を考えるうえでの、基本的な問いである。

---

7)　エマニュエル氏の整理によれば、こうした「搾取」には、これらの人々が自分たちの判断を許されないまま社会のために使役されること（自律原則の課題）、そして特定の人たちばかりが危険の担い手となること（公平性の課題）の二種類の課題があるという。Emanuel EJ, et al. An Ethical Framework for Biomedical Research. In: Emanuel EJ, et al, eds. *The Oxford Textbook of Clinical Research Ethics*. Oxford University Press; 2008: 125.

8)　John I. Gallin = Frederick P. Ognibene（井村裕夫監修・竹内正弘=花岡英紀=藤原康弘=山本晴子監訳）『NIH 臨床研究の基本と実際〔原書3版〕』20頁（丸善出版、2016）。

9)　National Commission for the Protection of Human Subjects of Biomedical and Behavioral Research. *The Belmont Report: Ethical Principles and Guidelines for the Protection of Human Subjects of Research*. Washington, D.C.: U.S. Printing Office; 1978 (Reprinted in Federal Register 44, 1979). DHEW Publication No. (OS) 78-0012. https://videocast.nih.gov/pdf/ohrp_belmont_report.pdf.

なお、上記で「犠牲」という言葉を紹介したが、医学研究・臨床試験の倫理において、被験者が被る負担や害に多くの関心が寄せられるのは、こうした議論の多くが過去の被験者虐待に関する「スキャンダル」（およびこれに反発した世論）を背景に展開してきたことと無縁ではない[11]。一方、「被験者保護」の名のもとに、人々を研究から過度に遠ざけることがあってはならないとの指摘[12]も重要である。代替の医療処置がない場合に、新たな治療法に関する研究への参加や、研究の成果へのアクセスに切実な期待や希望を有している患者は少なくない。また、医学研究には、医療者と患者の共同作業の側面があることを考慮すれば、研究計画の立案や運営への患者・市民の参画のあり方を議論することも一層重要である[13]。このように「被験者保護」をめぐる議論は、「保護」自体の意味を問いながら、現在も展開している。

3　日本の制度

　一方、日本での展開はどうであったか。先にまとめておくと、研究に参加する人々[14]への配慮のあり方をめぐる議論が、それ自体政策上の固有の課題として認知され、本格的に取り組まれるようになったのは最近のことであり、先述のアメリカでの取り組みなどに比べるとかなり遅い。

---

10) 「被験者」といっても一様ではない。特に判断能力に不安がある子どもや成人（精神疾患の患者など）など、弱い立場に置かれており一定の配慮を要する個人（いわゆる弱者）を対象とする場合がある。こうした「弱者」には、受刑者（囚人）のような、社会的弱者を対象とした研究を実施する場合が含まれることがある。また、上記ヘルシンキ宣言のように、経済格差が搾取に展開することを憂慮して、治療へのアクセスに制限がある人々を弱者として配慮するよう求める動きもある。

11) Emanuel・前掲注7) 123p.

12) アンナ・マストロヤンニ＝ジェフリー・カーン「揺れる振り子――ヒトを対象とする研究における正義観の変遷」樋口範雄・岩田太編『生命倫理と法II』422-434頁（弘文堂、2007）。

13) 例えば、米国のエマニュエル氏らは、従来のガイダンスがこれらの点を十分考慮してこなかった点を指摘しつつ、医学研究に適用されるべき倫理原則に、「研究計画書の独立した審査」や「科学としての妥当性」などに加えて、被験者が含まれる「コミュニティ」との「協力的パートナーシップ」を組み込むべきであると提案している。Emanuel・前掲注7) 125p.

14) 日本では、元来、研究の対象となる「被験者」という言葉自体、一般的でない。後述する臨床研究法では「研究の対象者」、薬機法や再生医療安全性確保法の省令では「被験者」、行政の倫理指針では「研究対象者」などの用語が充てられている。

もっとも、わが国で医学研究における「被験者」の存在が無視されていたわけではない。いわゆる「学用患者」（医学教育や研究に協力する患者について、治療費の減免を検討する制度）をめぐる議論[15]、「人に対する試験」が許容される条件についての議論などは、明治時代から存在した[16]。一方、他国と同様にわが国でも、被験者（と本人らが認識していなかったものも含め）への配慮に欠いた出来事が多く発生した。例えば、戦争中に軍の関与のもとに行われたもの（**Case 5** など）もあれば、入院中の患者（**Case 6** など）、施設内の人（**PlusOne 2** の受刑者（囚人）対象研究、**Case 7** の乳児院研究など）、特定地域の住民（**Case 9** など）を対象とする研究において、そうした出来事が起こってしまった。

しかし、これらの問題は、その判明の時点において社会の一定の関心を引いたが、研究に関する普遍的な課題として認識されるには至らなかった[17]。一部の研究機関や学会を中心に倫理審査やガイドラインを自主的に策定する動きもなかったわけではないが、被験者への配慮のあり方について検討し、国としての明示的なルール化が進行するのは 90 年代に入ってからである。

(1) 制度の展開——GCP から臨床研究法まで

本書の執筆時点において、わが国の医学研究には、いくつかの分野に分かれてルールが存在する（**図「医学研究に関する規制の区分」**参照）。上段が研究の分類であり、これに法（「医薬品医療機器等法」「臨床研究法」）や「倫理指針」が対応するという構図となっている。位田氏が整理したように「ハード・ロー」（法的拘束力があるもの）、「ソフト・ロー」（社会規範であるが法的

---

15) 明治時代から、内務省医術開業試験場の附属病院（「永楽病院」、のちの東京大学医学部附属病院旧分院）では、免許試験や研究に協力する患者の受診が無料で行われていた。そのほか、国立大学の附属病院では、「学用患者」（校費患者や官費患者とも）に関する規定が長年にわたり存続し、実習教育や研究に協力する患者について一定の予算措置が図られてきた。

16) 例えば、法学者の市村光恵氏は、「人に対する試験」が許容される状況として、対象となる個人から承諾を得ることを「犯罪」に問われない重要な原則としつつ、大きな危険を伴わない程度（「大なる危険なき程度のもの」）であれば、承諾がない場合も許容されるとの考えを示している。市村光恵『医師之権利義務』104 頁（寳文館、1906）。

17) この経緯については、田代志門『研究倫理とは何か——臨床医学研究と生命倫理』9-16 頁（勁草書房、2011）を参照のこと。

8

活動	治験	治験以外		
	承認申請目的の医薬品等の臨床試験	法律に基づく実施が規定されているもの	左記以外の「臨床研究」	その他の医学研究（主に観察研究）
関連する制度	医薬品医療機器等法（GCP省令）	再生医療等安全性確保法、市販後調査に関する医薬品医療機器等法省令など	臨床研究法	「倫理指針」

図：医学研究に関する規制の区分（2018年4月1日現在）

拘束力のないもの）という言葉を用いるなら、医薬品医療機器法の省令や臨床研究法など（図中の灰色の部分）は前者、「倫理指針」（後述）は後者ということになる[18]。ただ、こうした区分と被験者が被る負担や危険の大きさとは必ずしも対応しておらず（むしろ行政上の所管を反映したものといえ）、他の先進国に類を見ない複雑な構図となっている。以下、こうした構図に至った流れを簡潔にまとめた。

治験とGCP

まず、「治験」から始める。「治験」とは、医薬品や医療機器等の市販承認申請に必要な記録・データを収集するために行われる臨床試験を指す（治験における問題事案として **Case 2**）。旧薬事法、そして現在の「医薬品医療機器等法」[19]（以下「薬機法」と略する）の規制を受けてきた。「被験者保護」は、厳密には薬機法本文には現れず、1997年に施行された省令（厚生省令第二十八号「医薬品の臨床試験の実施の基準に関する省令」。以下、省令GCP[20]）に

---

18) 位田隆一「医療を規律するソフト・ローの意義」、樋口範雄＝土屋裕子『生命倫理と法』70-98頁（弘文堂、2005）。
19) 正式名称は「医薬品、医療機器等の品質、有効性及び安全性の確保等に関する法律」。2014年11月の改正により薬事法から改称された。
20) GCPとはGood Clinical Practiceの略語である。1989年に、欧州共同体（EU）の作業グループが発表し1991年7月1日欧州共同体指令として発効した（Good Clinical Practice for Trials on Medical Products in the European Community（欧州共同体医療製造物に関する研究のための良き臨床上の基準）が原型であり「人間を対象とする臨床研究の際のデータの信頼性と被験者の人権保障を確保するための国際的な公的基準」の意味が込められていたという。畔柳達雄「医の倫理の基礎知識　新薬の開発とGCP」（http://www.med.or.jp/doctor/member/kiso/d33.html）。

初めて登場する。

　この省令GCPが検討された時期は、治験データの捏造事件（第3部の年表の1980年〜1990年代の事案）や薬害事件（**Case 12**のソリブジン事案）が明るみに出て、治験のあり方への問題意識が高まっていた時期に当たるが、海外からの外圧としてのICH-GCP（1996年）の影響も無視できない。わが国では、それまでも1990年に示された旧厚生省の通達により、治験審査委員会における治験実施計画書の審査や同意取得などについて一定の方針が示されていたが、これには法的な強制力がなかった[21]。ICH-GCPは、1991年に設置された日米欧の規制当局間会議（ICH）[22]が策定した文書（Guideline for Good Clinical Practice、E6とも）であり、とりわけ制度設計に出遅れた日本に対応を促すものであったとされる。こうしたことから、省令GCPは、ICH-GCPを意識した構成となり、同意取得の書面化のほか、治験の依頼者が計画書の作成、研究の進捗やデータの正確性を把握するためのモニタリングや監査を実施する旨などが規定された[23]。この他、医療機器や「再生医療等製品」について、それぞれの臨床試験に関するGCPが施行されている（医療機器については**Case 4**を参考のこと）。

倫理指針

　治験以外の医学研究でも省令GCPのような法制化を求める声はあったものの長らく果たされず[24]、関連省庁による「倫理指針」がこの空白を埋めるべく施行されてきた。特に90年代から00年代にかけて、実に多くの指針が登場した（**第3部の年表**を参照）。一方、これら指針間の連携や、人を対象に

---

21) 津谷喜一郎「学術委員会研究倫理小委員会設立の背景と活動」臨床薬理44巻127-130頁（2013）。
22) International Conference on Harmonization of Technical Requirement for Registration of Pharmaceuticals for Human Useの略。
23) 一方、日本のGCPでは、治験を実施する際に依頼者との契約主体を医療機関（実施医療機関）としており、治験責任医師の責任を広く設定するICHと異なるなど、日本独自の考え方も盛り込まれている。
24) その原因の一つとして、治験以外の臨床試験は、医師法の下、医師の裁量の下に進められてきた点を指摘するものがある。前掲注17) 29頁。

研究をする際の共通原則についての議論は十分とはいえず、課題を残した[25]。

また、これらの指針は、当初は遺伝子解析や疫学研究など、実験室や観察研究における試料、情報の取扱いについて先行して検討された（後述）。そのため、上記の治験を除けば、例えば、医薬品の投与（本稿では **Case 1** が該当）など、人を直接対象として行われる医学研究についての指針の整備は順番として後になった[26]。

のちに、こうした指針に含まれない研究活動を回収しつつ、人を対象とする研究に広く適用される指針が登場するのは 2003 年のことであった（厚生労働省による「臨床研究に関する倫理指針」）。後に再編がなされ、治験以外の医学研究を広く対象とする、「人を対象とする医学系研究に関する倫理指針」（以下、「医学系指針」）がまとめられた。その一方、生殖細胞系列変異の遺伝情報を扱う研究活動には「ヒトゲノム・遺伝子解析研究に関する倫理指針」が示されている（「ヒト試料や情報の解析」にて後述）。

これらの倫理指針の内容は、当初は同意取得と倫理審査要件にほぼ限定されていたものであったが、世の流れに応じて改定を重ねるにつれて、個人情報保護、研究者や審査委員会委員の研修、利益相反、研究計画に伴うリスクを分類するための「侵襲」「介入」の定義の明確化、介入研究の登録制度、研究計画書の項目要件などの規定が加わり、長大なものとなった。研究計画の審査と進行中の研究の管理について、「研究機関」（研究を実施する法人、行政機関および個人事業主を指す）およびその長に強い権限と責任を持たせている点も特徴である[27]。

なお、こうした倫理指針は、上記の「ソフト・ロー」ともいえようが、後

---

25) 「日本が世界の潮流に気づき、あたふたと研究倫理に取り組み始めたのは 1990 年代になってからである。（中略）取りあえず必要性の高かった治験にだけルールを作り、その他の研究については 2000 年代に入って初めて指針作りに取りかかった。それも全体構想を築くことをしなかったので、数多くの姑息的な指針が乱立する状況を生んだ」（笹栗俊之「倫理原則と指針」笹栗俊之＝武藤香織編『シリーズ生命倫理学第 15 巻　医学研究』37 頁（丸善出版、2012））。

26) 「わが国の場合、基礎たるべき「人を対象とする研究」自体についてのルールが定まっていないところで、その応用問題たるべきヒト由来資料を対象とする研究のルールづくりを迫られる、という現状になってしまっている」。唄孝一・宇都木伸・佐藤雄一郎「ヒト由来物質の医学研究利用に関する問題（上）」ジュリスト 1193 号 36-42 頁（2001）。

にその遵守が関連省庁により研究補助金の支給条件とされたこともあって、実質的には強制力を持つようになった。また、後述するように、研究不正に関する規制も含むようになった。

臨床研究法

　2010年代以降、こうした倫理指針が適用されていた活動の一部を切り出して、被験者保護に関する要件を規定する法が成立するようになる（上記の位田氏の言葉を借りるならば、名実共に「ソフト・ロー」から「ハード・ロー」への移行が進んだことになる）。

　代表的なものが、2017年に成立した臨床研究法である。この立法には、「ディオバン事案」（**Case 13**）など、医学研究の実施と利益相反をめぐる問題事案が明るみに出たことが影響している[28]。従来の「治験」規制ではカバーされない（それゆえ倫理指針下で行われていた）、市販後の医薬品等を用いた研究の規制が立法の主眼である。

　この法律がいう「臨床研究」とは、医薬品、医療機器および再生医療等製品を「人に対して用いることにより、当該医薬品等の有効性又は安全性を明らかにする研究」と定義される（法第2条第1項）。当該活動を実施する者は、「実施計画」の策定、厚労省が認定する「認定臨床研究審査委員会」から「意見」を受けること、被験者からの同意を取得すること、記録を管理することなどの規定を満たすことが求められる[29]。「臨床研究」の中でも、未承認・適応外の用法を試す臨床研究を行う場合、または臨床研究の対象となる製品についてその製造販売業者またはその特殊関係者から資金提供を受ける場合は「特定臨床研究」に分類される（法第2条第2項）。特定臨床研究に該当する研究については、利益相反の開示や実施計画に関する厚労省への報告

---

27) 研究計画の最終的な実施承認、進行中の研究計画の管理や問題の把握、終了の確認から、倫理審査委員会の委員や研究者の教育機会の確保、個人情報の管理など。各機関が果たす役割の大きさは、指針の定着に寄与したといえるが、後述するように機関ごとに異なる運用が展開する一因になったともいえる。

28) 井上悠輔「臨床研究における不正と医師の誠実さ」年報医事法学29巻196-202頁（2014）。

29) この法律を具体的に運用するため「臨床研究実施基準」（平成30年2月28日厚生労働省令第17号）が規定されており、研究の実施や審査委員会の運営に関する詳細な規定が置かれている。

などの追加の規定があるほか、実施計画に関する違反、研究の停止命令への違反、記録管理要件への違反などについて罰則が適用される。

なお、幹細胞治療や遺伝子治療については、「再生医療等の安全性の確保等に関する法律」(再生医療等安全性確保法) が整備されており、これに該当する場合、治療のみならず、臨床現場での研究活動も規制を受ける[30]。

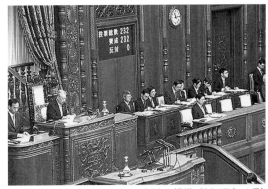

臨床研究法の参議院本会議での採決の模様 (2017年4月)
出典：薬事日報 (https://www.yakuji.co.jp/entry57426.html)

(2) ヒト試料や情報の解析

被験者の身体を直接の対象にする研究活動 (治験や臨床研究法が対象とする活動など) のほか、実験室での基礎研究も医学研究の大きな柱である。そこでは、被験者を対象とするわけではないが、身体に由来する組織片・細胞などの試料 (ヒト試料) や個人に由来する情報の提供を受ける形で、人々の協力を必要とすることがある。

上述したように、日本では、治験を除けば、情報や試料を活用する研究から先行して、公的なルールの整備が進められた。厚生省による2000年の「遺伝子解析研究に付随する倫理問題等に対応するための指針」(翌年、経済産業省・文部科学省・厚生労働省による合同の指針として、現行の「ヒトゲノム・遺伝子解析研究に関する倫理指針」に移行) や、2002年の「疫学研究に関する倫理指針」(文部科学省・厚生労働省によるもので、後に医学系指針へと統合) などがそれである。

---

30) 詳細は、一家綱邦「再生医療安全性確保法に関する考察」甲斐克則編『医事法講座第8巻 再生医療と医事法』63頁 (信山社、2017) を参考にされたい。

90年代に倫理指針が検討された背景には、これら試料や情報の取り扱いをめぐる社会の懸念があった。基本的には、こうした活動は、倫理指針のもと、研究実施者と提供者の間の緩やかな「約束」によって活動が支えられているが、一部に法規定も存在する（例えば遺体を解剖し、保存する場合に適用される「死体解剖保存法」や、「特定胚」の作成や取り扱いを規制する「ヒトに関するクローン技術等の規制に関する法律」など）。本書でも、ご遺体に由来する試料を用いる場合（**Case 11**）、患者の診療過程で生じる人体組織を用いた研究（**Case 10**）、一般市民からこれらの提供を得る場合（**Case 9**）が登場する。

(3) 研究の記録や発表に関する不正

近年、注目を集めるようになったのが、研究の記録や発表における不正の問題である。本来、こうした不正は「倫理以前」の問題とも言われてきたが[31]、研究開発に様々な利害関心が絡み、実際に研究の進行や発表が歪められてしまう事例が相次いで明るみに出たため、記録の管理や調査、報告のあり方について国が一定の方針を示すようになった（詳細は **Case 13** や **Case 15** を参照のこと）。被験者保護と研究不正とは系統的に異なる議論であるが、接点もある。例えば、実施した研究の成果が誠実になされていないことは、その研究への被験者の協力を踏みにじるものであるし、加えて将来の計画のもととなる知識を歪めてしまうことになる。また、研究不正によって研究活動への信頼が損なわれることは、被験者の募集や継続参加にも影響しうる。こうした「不正」は本書で扱う事案に広く見られるが、特に **Part 4**「研究運営の中立性・誠実な成果発表」（**Case 12〜Case 15**）がこれに該当するだろう。

4　過去の「事案」にどう学ぶか

本書が示すように、日本でも、研究活動とその対象となった人々に関する、実に多くの問題事案が発生してきた。研究倫理に関する問題意識が、日本の医療者や研究者の思考や行動の起点として定着するためには、その足元

31）　砂原茂一『臨床医学研究序説――方法論と倫理』31頁（医学書院、1988）。

で起きてきたことにも目を向けるべきであろう。

　実際の事案をもとに研究倫理を考えることを主張した先達に、米国でのヘンリー・ビーチャー氏がいる。1966年、医師でもあるビーチャー氏は、医学雑誌に寄稿した文章において、「被験者」（と自らが認識していなかった場合も含む）を対象とする研究において問題視される状況が多々生じていると指摘したうえで、22本の研究論文を対象にして広く注意喚起を行った（「ビーチャーの告発」といわれることも）[32]。氏はこう強調する。「実際に起こった出来事」に注目するのは、「当事者個人を指弾するためではない」。実に様々な問題が現場では起きているのであり、今を改めるためにはこうした問題に注目することが必要なのだ、と[33]。

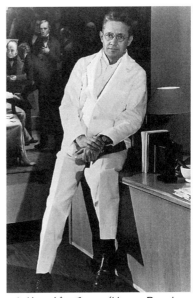

ヘンリー・ビーチャー（Henry Beecher, 1904-1976）。
出典：Jones DS, Grady C, Lederer SE. "Ethics and Clinical Research"--The 50th Anniversary of Beecher's Bombshell. *N Engl J Med*. 2016; 374 (24): 2393-2398.

　我々の問題意識は、ビーチャー氏の試みと同様、これまで実際に起きた出来事にもっと関心を持つべきではないか、という点に尽きるのであり、過去を糾弾することにはない（それゆえ、本書では各事案における登場人物の個人名を示さない）。もちろん、現在の日本の状況は、ビーチャー氏の文章が書かれたアメリカの当時の状況とは異なっている。諸外国の議論の蓄積に倣いつつ、日本でも「被験者保護」「研究倫理」についてすでに一定の認知度があるとはいえる。ビーチャー氏が問題視した被験者の軽視が広く横行しているとも考えていない。ただ、わが国では特に2000年代以降、制度整備が急速

---

32)　Beecher HK. Ethics and Clinical Research. *N Engl J Med*. 1966; 274(24): 1354-1360.

に進められた一方、制度の背景にある問題意識や価値、そして今日も未解決の研究倫理上の課題について、振り返って考える機会は十分なものではなかったともいえよう。

　最後に、編者の雑感も交えつつ、3点ほど視点を共有してこの序を締めたい。これから本書を読み進め、また本書を超えて検討を深めるうえで、考えるための糸口になれば幸いである。

(1) 制度は問題に応えているか？

　これから本書で見ていくように、日本には医学研究をめぐって多くの出来事があった。日本で研究倫理をめぐる制度的な検討が進められるのは90年代以降である。しかし、こうした現行の制度については、「研究倫理の水準を欧米並みに引き上げる必要があるという弥縫策的なもの」「人々が求めて勝ち取ったというわけではなく、欧米で用いられていた方法に倣っただけ」との指摘もある[34)35)]。読者諸氏には、今日の制度が、過去に問題として指摘されてきたような欠陥や空白を埋めるものになりえているか、実際の問題と制度との間に乖離が生じていないか、この点を意識して読んでほしい。もしこうした乖離が生じていると、本来、問われるべき論点が矮小化して制度が運用されてしまったり、本質的でない課題に偏った制度設計になったりする可能性があるからである。

---

33) ビーチャー氏の警告は大きな反響を呼び、研究活動をめぐる公的な議論の実質的な出発点になったのみならず、米国における医療における医師患者関係のあり方をめぐる議論へと展開していくことになる。一方、この寄稿については、批判も多く寄せられた。その当時の基準で過去に遡って研究を評価するのは公平でないとする指摘、少数の極端な事例をあげつらって一般化するのはよくない、および新しい研究に取り組むパイオニアにはしかたのなかったことだ、というものである。ただ、少なくともいえるのは、氏の告発が大きな関心を呼んだ背景には、こうした研究活動上の暗黙の慣行自体が社会には知られておらず、とりわけ治療と研究には時に利害の対立が生じることが十分に認識されていなかったことである。デイヴィッド＝ロスマン（酒井忠昭訳）『医療倫理の夜明け——臓器移植・延命治療・死ぬ権利をめぐって』29-33頁（晶文社、2000）。

34) 土屋貴志「歴史的背景」笹栗俊之＝武藤香織編『シリーズ生命倫理学第15巻　医学研究』30-31頁（丸善出版、2012）。

35) 笹栗・前掲注25) 38頁。

(2) 表面化した問題、表面化していない問題

法律や指針が登場して、一定の基準や要件が整備されるようになると、その「違反」が可視化されやすくなる。例えば、「国の倫理指針への違反」という報道は、国の倫理指針が整備されるようになった 2000 年代以降に登場する。一方、本来的には「倫理指針の遵守」やその違反にとどまる問題でないにもかかわらず、指針との関係のみで事案が議論され、収束が図られたこともあるかもしれない（例えば、**Case 10** ではこの点についての指摘がある）。読者諸氏には、制度が設けた基準も参考にしつつ、一方でこうした基準が「被験者保護」にとって十分なものかどうかについても考える視点を持って頂きたい。

また、こうした事案がどのように掘り起こされて、問題として認識されるに至ったのか、この過程も重要である。過去のものを見ると、法務局（**Case 7** や **Case 8**）、日本弁護士連合会（**Case 6**）など、当事者外のプレーヤーが、社会問題を俎上に載せる役割として関与していた事案がある。一方、今日では、このようなことは稀であり、問題の舞台となった機関が自ら調査委員会を組織し、報告書を作成することが多くなってきた（**第３部**の「**事案の要約**」を見ても、90 年代以降、「調査委員会」が頻繁に登場することがわかるだろう）。こうした構図のあり方も今後の課題となるだろう。

(3) 研究者にとっての「倫理」

最後に、研究者自身の判断や責任意識についてである。これは特に研究に関係する人々に向けたものである。

再三述べてきたように、医学研究・臨床試験に関与する研究者は、関連する制度のもと、多くのルール上の要件を満たさなくてはならない。また、研究計画書を審査する側（倫理審査委員会の委員）もこれらの要件を熟知しておく必要がある。しかし、こうした要件の履行に汲々とするあまり、研究者もまた研究計画を審査する側も、制度の背景や依拠する理念について考える機会が欠け「思考停止」に陥っているとの指摘も出てきている[36]。

近年では臨床研究法など、法律が規定する部分が増えてきたことは、これまで見てきたとおりである。研究を取り巻く諸問題、特に被験者に関連する措置が法律で支えられることになった意義は大きい。一方、「倫理指針」という研究者や機関の主体的な運営に依拠したスキーム（ソフト・ロー）か

ら、罰則にも支えられた法律上の管理体制（ハード・ロー）に移行することは、研究者の取り組み姿勢や被験者との関係において必ずしも良い影響だけをもたらすとは限らない。医学研究を実施する共同体によるセルフガバナンス（自治）と、その共同体の「外」からのガバナンスの双方が機能していることが必要であるとするならば、立法による規制の仕組みのみならず、「車の両輪」[37]として、医学研究に従事する研究者、医療者の自己規律を醸成する仕組みも共に機能していることが重要である[38]。一方、今日の医学研究は、医療機関や医学系の研究機関を超えて展開している（例えば、医学系の部門でないところで侵襲研究が展開した、**第３部**の**「事案の要約」57番**など）。研究を実施している者には、医療職でない者も少なくない（例えば、臨床試験のデータ解析や試料を用いる分析などを、非医学系の研究機関や民間企業が担うこともある）。このような事態において、上記のような「両輪」をどう構築し、機能させていくのか、課題も多い。読者諸氏には、それぞれの事案から自身が何を学ぶべきか、日々の活動においてどう取り組んでいくべきか、この視点からも考えてほしい。

---

36) 「これらガイドラインは単なるお題目あるいは How-to マニュアルとしてのみ扱われていることが少なくない。その結果、研究者は無論のこと、研究倫理審査委員会もまた研究倫理のあり方を理解できないままに思考停止をきたしていることが多い。しかし本来、ガイドラインが示す各規則にはその背後に大きな社会的要請がまずあって、その要請を実現するためにあるひとつの規則という形で具現化されていることに考えをめぐらせるべきである」。松井健志「臨床研究の倫理（研究倫理）についての基本的考え方」医学のあゆみ 246 巻 8 号 531 頁（2013）。

37) 磯部哲「倫理審査と倫理委員会──医療プロフェッションの自律性」青木清＝町野朔（編）『医科学研究の自由と規制──研究倫理指針のあり方』307-322 頁（上智大学出版、2011）。

38) これは制度と機関との関係においても同様である。研究が実施される医療機関側の役割がなくなるわけではなく、研究が適正に実施されるためには、内部監査や研究者への教育の機会の確保など、機関主導の取り組みは不可欠であるだろう。

第 2 部

事案の解説

Part 1
臨床研究・実験的な医療

Case 1 被験者の同意なき臨床試験の実施
―― 金沢大学病院無断臨床試験事案

山本圭一郎

キーワード：インフォームド・コンセント、説明義務、研究と治療の区別

> **ねらい**
>
> 患者を対象とする臨床研究は、当然のことながら、個々の患者にとっては治療の選択肢の1つとして実施される。概念的には「研究」と「治療」は区別されるべきであるが、実際にはその関係は複雑になる。金沢大学医学部附属病院で行われた臨床試験において、患者に対する説明義務が果たされたのか否かをめぐって訴訟になった本事案でも、研究と治療の関係についての患者側・医療機関側の両当事者の考え方は異なった。研究と治療の区別、臨床試験における被験者のインフォームド・コンセント（IC）、人を対象とする医学研究と社会的利益の関係などについて考える。

1 事案の概要[1]

(1) 金沢大学医学部附属病院への入院

1997年5月、石川県在住の女性患者Xは、子宮筋腫のため最寄りのクリニックで卵巣等を残す単純子宮全摘出手術を受けた。しかし、同年12月に精査加療のため金沢大学医学部附属病院婦人科に入院して検査をした結果、子宮頸部断端にがんが見つかり、同月18日に腫瘍摘出を目的とした開腹手

---

[1] 本事案の概要や論点に関する記述は、主に次の資料や文献に依拠した。金沢地判平成15年2月17日判時1841号123-135頁、名古屋高金沢支判平成17年4月13日、仲正昌樹ほか『「人体実験」と患者の人格権――金沢大学附属病院無断臨床試験訴訟をめぐって』（御茶の水書房、2003）、仲正昌樹ほか『「人体実験」と法――金沢大学附属病院無断臨床試験訴訟をめぐって』（御茶の水書房、2006）、光石忠敬「金沢大学病院無断臨床試験事件」年報医事法学20号122-131頁（2005）。

術を受けることになった。この手術の際に、残されていた卵巣と膣断端部にもがんが見つかった。前者は部分的に摘出できたが、後者は他の臓器に癒着していたため摘出できなかった。なお、家族の要望によりX本人にはがんであることは告知されていなかった（Xには卵巣腫瘍であると説明された）。

　1998年1月16日、金沢大学医学部附属病院の担当医は、腫瘍を完全に切除できなかったため、術後の対処として抗がん剤のシスプラチン（P）を用いた治療を行う旨を（がんではなく卵巣腫瘍の治療として）Xに告げ、Xと夫もそれに同意した。この説明から4日後の同月20日に抗がん剤を用いた治療が開始された。しかし実際には、シスプラチンだけでなく、抗がん剤のサイクロフォスマミド（C）を併用したCP療法が用いられた。なお、卵巣がんの一般的な化学療法として、1970年代後半から欧米で普及したCAP療法と、副作用を軽減するためCAP療法からアドリアマイシン（A）を除いたCP療法がある。両者を比較検討した欧米の調査結果によれば、CP療法はCAP療法よりも副作用が軽い一方で、CAP療法と比べて効果および生存率に有意な差は認められておらず、前者は後者に匹敵する標準的治療法と見なされていた。担当医がXに実施したのはそのうちCP療法であった。担当医はXへの副作用が大きかったこと、また、シスプラチンによる腎機能の著しい低下や腫瘍の増大傾向等を考慮に入れ、CP療法を1回だけ行って中止した。結果、同年3月3日から、Xには抗がん剤のタキソールを用いた別の治療が実施されることとなった。

(2) 北陸GOGの「クリニカルトライアル」の存在

　Xは担当医から副作用として吐き気、脱毛、白血球の低下等があることについて事前に知らされていたが、自分の予想を超える重い副作用について担当医以外の医師にも相談したいと考え、友人の紹介を得て、同病院産婦人科U医師と1998年4月に面談した。その時、北陸GOG（Gynecologic Oncology Group＝婦人科腫瘍治療研究会）が実施していた臨床試験に参加させられているのではないか、という疑惑が浮上した[2]。北陸GOGは、北陸地域の13の医療施設が参加する研究会であり、婦人科腫瘍の正確な診断と治療成績向上

---

2) 仲正ほか・前掲注1) 36頁（2003）。

を目的として1995年に発足された。当時その代表は金沢大学産科婦人科学教室のI教授が務めており、そのため事務局も同教室に置かれていた。北陸GOGは卵巣がんに対する最適な治療法の確立を目的にして、CAP療法とCP療法を用いたランダム化比較試験（以下、判決文での表記に倣い「クリニカルトライアル」とする）を1995年9月より開始していた。

このクリニカルトライアルの正式名称は「クリニカルトライアル—卵巣癌（I）—」である。そのプロトコール（研究計画書）によると、その目的は次の通りである。

　　卵巣癌の最適な治療法を確立するために、II期以上の症例を対象として、今回高用量のCAP療法とCP療法で無作為化比較試験をすることにより、患者の長期予後の改善における有用性を検討する。あわせて高用量の化学療法におけるG-CSFの臨床的有用性についても検討する[3]。

この引用の内容を説明すると次のようになる。第一に、対象症例の「II期」とは、卵巣がんの進行度を指し、I期はがんが卵巣内だけに見られる場合を、II期はそれよりも転移等が少し進んだ状態を指す。Xの卵巣がんの進行度はこのII期に該当した。第二に、「高用量」についてであるが、シスプラチンの標準的な投与量（体表面積$1m^2$あたり）とされる$75mg/m^2$よりも多い$90mg/m^2$を使用したCAP療法およびCP療法のことを意味している。第三に、クリニカルトライアル（「無作為化比較試験」）は、CAP療法を受ける患者とCP療法を受ける患者を無作為に振り分け、それぞれの薬剤を4週間毎に8サイクル投与して、「患者の長期予後の改善における有用性」、すなわち、どちらの治療法がより効果的かを比較することを指す。結果として、XはCP療法の方に振り分けられたと言える。最後に、「G-CSFの臨床的有用性」であるが、G-CSFは、シスプラチンによって白血球の顕著な減少が認められる場合に、その減少を予防・抑制したり、白血球の量を回復させたりするために投与される薬剤である「ノイトロジン」のことを指しているか

---

[3]　仲正ほか・前掲注1) 56頁 (2006)、打出喜義「日常診療と臨床研究の狭間で——同意なき臨床試験裁判から」臨床倫理学4号43頁 (2006)。

ら、CAP 療法と CP 療法の有効性に加えて、G-CSF の有効性も調べることを含意していると解釈できる。なお、同時期に同産婦人科で実施されていた別の臨床試験がこのノイトロジンの市販後調査（中外製薬からの受託研究）であり、その名称は「ノイトロジン特別調査 II（卵巣癌）」であった。

(3) 裁判へ

　北陸 GOG による「クリニカルトライアル」について知っていた U 医師は、担当医が X から臨床試験への参加の同意を得ていることを当然視していた。しかし X と面談したところ、X が臨床試験について何も知らされていなかったことが発覚した。この面談から約 2 ヶ月後の 1998 年 6 月 9 日に、X は自ら希望して金沢大学附属病院から一時退院した。不信感を募らせた X は、同年 7 月 22 日から石川県内の別の病院に入通院して治療を受けることになったが、同年 12 月 21 日帰らぬ人となってしまった。

　それから半年ほど経った 1999 年 6 月に、X の遺族は内部告発者となることを覚悟した U 医師の全面的な協力の下、無断で「比較臨床試験」の被験者とされたことで X の人格権が侵害されたとして損害賠償請求訴訟を起こした。2003 年 2 月 17 日、金沢地方裁判所は患者側の勝訴の判決を下したが、それを不服とした被告側（金沢大学医学部附属病院・国）は控訴した。2005 年 4 月 13 日、控訴審について名古屋高等裁判所金沢支部は、1 審に続いて治療以外の目的（＝他事目的）が本件クリニカルトライアルに含まれていた以上、臨床試験に関する IC も必要だったとして、病院側に損害賠償（60 万円）を命じる判決を下した。ただし、X が被った身体的苦痛と治療方針の因果関係については、医療機関（金沢大学医学部附属病院）側の明確な過失が認められず、損害賠償額は 1 審判決の 150 万円から減額された[4]。医療機関側はこの高裁判決を受けて、2005 年 6 月に「インフォームド・コンセント調査委員会」を設置し、本クリニカルトライアルにおいては IC が不十分であったとする調査結果を翌年 1 月に公表した[5]。

---

4) 患者側は高裁の判決を不服として上告したものの、それは 2006 年 4 月に棄却された。
5) 田代志門「医師の視点からみた研究倫理——金沢大学附属病院無断臨床試験訴訟を事例として」杉田米行編『日米の医療―制度と倫理』（大阪大学出版会、2008）135 頁。

2　論点の整理と解説

　北陸GOGによるクリニカルトライアルが実施されていた当時の日本では、いわゆる「治験」以外の臨床試験に対しては明確な規制がなかった。このような中、本事案をめぐる裁判において最大の論点となったのは、北陸GOGによる「クリニカルトライアル」は果たして「臨床試験」なのか、それとも「治療」なのかという問題であった[6]。英語の clinical trial の定訳が「臨床試験」であることを考えれば、答えは明白だと思えるのだが、患者側・医療機関側の主張は食い違った。以下では、まず、金沢地方裁判所の判決を中心にして、この論点をめぐる患者側と医療機関側の主な対立軸をまとめて、次に、名古屋高等裁判所金沢支部の判決も参照しながら論点を整理する。

(1) 患者側と医療機関側の主な対立軸

　北陸GOGによるクリニカルトライアルは「比較臨床試験」であると主張する患者側と、「治療」であると反論する医療機関側との主な論点をまとめると以下のようになる。

> **患者側の主張**（＝「本クリニカルトライアルは臨床試験」）の主な論拠
> ①Xは担当医によって症例登録された。
> ②プロトコール（研究計画書）がある。
> ③CP療法は世界的な標準的な治療法とはいえ、シスプラチンの標準的な投与量である $75mg/m^2$ ではなく高用量の $90mg/m^2$ をXに投与している点で、当地域における従来の標準的な治療を超えるものであった。
> ④CAP療法を受ける患者とCP療法を受ける患者を無作為に振り分け、結果としてXは後者に割付けられた。
> ⑤したがって、本クリニカルトライアルは「比較臨床試験」である。
> ⑥なお、本「クリニカルトライアル—卵巣癌（Ⅰ）—」と「ノイトロジン特別調査Ⅱ（卵巣癌）」は不可分の関係にあり、後者の調査もできるようXには高用量のCP療法が用いられたと思われる。

---
6)　仲正ほか・前掲注1) 27頁（2006）。

医療機関側の反論（＝「クリニカルトライアルだが一般診療の範囲内」）の主な論拠

①当初Xの担当医はXが適格基準を満たしていると考え、症例登録票を作成しそれを北陸GOG事務局に送付したが、それを受け取ったI教授はXが除外基準（重複がん）に該当するとして症例登録をすぐに取り消した。

②プロトコールはあるが、あくまでも標準的治療であり保険適用もされているCAP療法とCP療法を「比較調査」するだけであるから実験的側面がきわめて薄く、しかもこれらの療法を北陸地方に普及させることが目的であるから、むしろ一般の治療に該当する。

③患者の年齢・体重・症状等に応じて投与量を増減するのは医師の自由裁量として認められているから、$90mg/m^2$の投与量は標準値を逸脱しているとは必ずしもいえない。

④担当医は、Xの症状に合わせてCP療法を選んでいるのであり、完全な無作為による割付は行われていない。

⑤それゆえ、本クリニカルトライアルは「比較臨床試験」ではなく「治療」である。

⑥なお、白血球が基準値以下となった場合に、一般の保険が適用されているノイトロジンをレスキューとして投与するだけであり、高用量のシスプラチン投与によって人為的に白血球を減少させることを目的とはしていないので、ノイトロジン調査との関係はない。

論点②について敷衍すると、医療機関側の主張によれば、「比較臨床試験」とは、「医薬品の承認申請のため、製薬企業からの依頼によって行われるもの」である。大別すると、それには新薬開発の「治験」と厚生省（現在では厚生労働省）の再評価を受けるための医薬品の「市販後臨床試験」ないし市販後調査がある。また、医療機関側の考えでは、臨床研究の一種として「院内臨床試験」がある。これには、市販医薬品の保険適用外使用と、市販医薬品や試薬を院内で独自に組み合わせたり加工したりして用いる治療法・診断法の開発研究（院内特殊製剤の製造と使用）が含まれる。医療機関側によれば、本クリニカルトライアルはこれらの臨床試験とは異なり、海外でも有

表1　医療機関側の主張する区分と（※）患者側の反論

比較臨床試験	保険診療（治療）
(1)新薬の開発（治験）	保険適用のある標準的治療法の比較調査
(2)市販後調査	医療機関側は「本クリニカルトライアルは治療法の普及を目的にした治療成績の比較調査」であったと主張した。すなわち、「保険診療」の一種であり「治療」と言えると主張した。
(3)院内臨床試験 　- 市販医薬品の保険適用外使用 　- 院内特殊製剤の製造と使用	

（※）患者側は、上の分類から言えば、「本クリニカルトライアル」が「比較臨床試験」であり、「治療」とは言えないと主張した（なお、患者側は医療機関側の(1)から(3)の分類に与するわけではない）。

意な差のない標準的治療法と見なされ、日本でも保険適用が認められているCAP療法とCP療法について治療成績を集積し比較しただけである。つまり、本クリニカルトライアルは、両者の有効性を比較する実験的側面の強い臨床試験とは異なり、むしろ「保険診療」における「比較調査」として位置付けることができる。また、そもそも本クリニカルトライアルの目的は、これらの化学療法を北陸地方で普及させることであり、この目的から考えれば「治療」に分類されるべきである（**表1**を参照のこと）。かくして、医療機関側は、本クリニカルトライアルが「治療」に該当するので、Xへの説明義務も一般の治療におけるそれと同様に考えるべきであること、また、がん告知ができない状況下における一般の治療の説明をXに与えていたことを主張した。

(2)　裁判所の判断

それでは、論点①から⑥に関する裁判所の判断はどうだったのだろうか。地裁判決では①について、医療機関側の主張の信憑性が低い等の理由に基づいて、患者側の主張が認められた。他方、②については微妙な立場を採り、プロトコールの存在は認めつつも、それをもって「比較臨床試験」とすることは避けているようである（この論点は⑤や⑥と関連するので後述する）。③に

ついては、「それ以前の医療慣行に基づく標準的な用量よりも『高用量』であったというべきである」として、患者側の主張が認められた。④の無作為割付け（ランダム化）についても患者側の主張が通っている。順序は逆になるが先に⑥に関しては、「本件クリニカルトライアルの目的は、北陸地域において高用量化学療法を定着させることにあったと認められるのであって、結果的に、同時に行われた本件ノイトロジン調査の被調査者を確保する機能を果たしたとはいえ、これが目的だったとまで認めることはできない」とされた[7]。

最後に⑤であるが、いずれの裁判所も北陸 GOG によるクリニカルトライアルが「臨床試験」であるかどうかというカテゴリー論を避けた。その代わりに、当該の医療処置（CP 療法）の「本来の目的」が「Xの治療」であったのかどうか、またそれに「Xの治療以外の他の目的（「他事目的」）」も含まれていたのかどうかという観点から、IC の必要性について結論を導いている。すなわち、Xの治療という本来の目的以外に、本クリニカルトライアルを成功させて治療法を普及させるという「他事目的」もあったことが認められ、担当医は他事目的の内容とそれによって当該治療法の具体的内容が左右される可能性についてXに説明することで、Xから治療だけでなく他事目的に対する同意も取得する義務があったと判決を下した。つまり、裁判所は「シスプラチンの高用量投与法の効用を検討するという実験的ないし試験的な側面」を認め、本クリニカルトライアルは「治療以外の副次的な目的を有するものであった」とした。一方、本クリニカルトライアル自体については、それが患者側の主張していた「患者の治療を第一目的とせず、新薬や治療法の有効性や安全性の評価を第一目的」とする「比較臨床試験」であったかどうかは明言せず、あくまでXへの治療内容に及ぼす影響について説明し、同意を得るべきであったとした[8]。

---

7) 金沢地判・前掲注1) 133-134 頁。
8) 名古屋高金沢支判・前掲注1) 4―(2)―アおよびエ。関連して、地裁の判決では、裁判所の判断について次のように説明されている。「一般的に高用量化学療法を定着させることの評価については、医学的な専門的判断にかかわることであって、当裁判所はその是非を判断できない」うえ、個々の被験者に IC が必要かどうかは「その試験ないし調査が『比較臨床試験』に該当するか否かによってアプリオリに決まるものではな［い］」。金沢地判・前掲注1) 132 頁。

表2　研究と治療の主な相違点

	研究	治療
① 当該の医療処置の第一義的な目的	一般化可能な医学的知識の獲得ならびに将来かつ不特定の患者集団の臨床的利益（社会的利益）	現在かつ特定の患者個人の臨床的利益
② 第一義的な目的に照らした被験者／患者の位置付け	手段	目的それ自体
③ 当該の医療処置によってもたらされる臨床的利益を享受する人	被験者にとっての他者（将来の不特定の患者集団）	患者本人
④ 当該の医療処置に伴うリスクの負担者	被験者本人	患者本人
⑤ 当該の医療処置（手段）の安全性と有効性	安全性と有効性は未確立なので、標準的治療法とは言えない	確立されたものなので、標準的治療法と言える

3　教訓と課題

本事案を契機として、わが国において臨床試験についても被験者のICが不可欠であることが広く認識されることとなった。この点で、本事案はわが国の研究倫理の歴史において重要な地位を占める。本事案から引き出される教訓や課題として、(1)研究と治療の概念的区別、(2)人を対象とする医学研究と社会的利益の関係性、(3)臨床試験における説明のあり方が少なくとも挙げられる。以下では、これら3点について考察する。

(1)　研究と治療の概念的区別

医療機関側の主張を見ても分かるように、当時日本では研究と治療の区別が曖昧に理解されていたという問題がある（**表1**も参照のこと）[9]。実際、医療機関側の言う「クリニカルトライアル」が「臨床試験」ではなく、また保険の適用範囲での最適治療法の開発研究が個々人の治療方針を左右しようとも「治療」に該当するという一見無理筋とも思える主張がそれなりの説得力をもったのは、部分的にはこの問題に由来するといえるだろう。

---

[9]　光石忠敬「『臨床試験』に対する法と倫理」内藤周幸編著『臨床試験』223頁（薬事日報社、2003）。

他方、海外では、ニュルンベルク綱領（1947年）やヘルシンキ宣言（1964年）を経て、国際的な研究倫理ガイドラインにも多大な影響を与えた「ベルモント・レポート」（1979年）以降、研究と治療は概念的に区別すべきものと考えられてきた。ベルモント・レポートによれば、「研究」とは、仮説を検証し結論を導出することで一般化可能な知識を獲得する営みを指し、「治療」とは特定の患者の福利や健康を向上するための医療処置を指す[10]。しかし、例えば採血という医療行為をとってみても、その行為自体からはその医療処置が研究なのか治療なのかは判然としない。そこで、ベルモント・レポートで採用されたのが、R・J・ルヴァインの「意図モデル」と「承認モデル」である[11]。意図モデルに基づくと、医療処置の目的に着目して、特定の患者／被験者の治療を第一義的に意図していると考えられる場合には「治療」に、一般化可能な医学的知識の獲得をまずもって意図していると考えられる場合には「研究」に分類すべきとされる（**表2**の①も参照のこと）。他方、承認モデルでは手段に焦点が置かれ、用いられる医薬品や医療機器等の安全性・有効性について専門職団体や規制当局――例えば日本なら厚生労働省や医薬品医療機器総合機構（PMDA）――が一定の承認を与えている場合には「治療」に、そうでなければ実験的側面が強い「研究」に分類すべきとされる（**表2**の⑤も参照のこと）。
　ルヴァインの2つのモデルを前提にすると、研究と治療の概念的区別に関する医療機関側の主張の妥当性は、第一に、本クリニカルトライアルが一般

---

10) National Commission for the Protection of Human Subjects of Biomedical and Behavioral Research. *The Belmont Report: Ethical Principles and Guidelines for the Protection of Human Subjects of Research*. Washington, D.C.: U.S. Printing Office; 1978（Reprinted in Federal Register 44, 1979）. DHEW Publication No.（OS）78-0012. https://videocast.nih.gov/pdf/ohrp_belmont_report.pdf.（5月10日最終閲覧、以下同じ）. 特に Section A を参照のこと。また、Robert J. Levine. *Ethics and Regulation of Clinical Research*. Yale Univ. Press; 2008: 139. も参照のこと。

11) Robert J. Levine. The Boundaries between Biomedical or Behavioral Research and the Accepted and Routine Practice of Medicine. *The Belmont Report: Ethical Principles and Guidelines for the Protection of Human Subjects of Research*, Appendix Vol. 1. Washington, D.C.: U.S. Printing Office; 1978. DHEW Publication No.（OS）78-0013. https://videocast.nih.gov/pdf/ohrp_appendix_belmont_report_vol_1.pdf. 田代志門『研究倫理とは何か――臨床医学研究と生命倫理』93-99頁（勁草書房、2011）。また、田代・前掲注5) 138-141頁も参照のこと。

化可能な新しい医学的知識の獲得を第一義的な目的としていないこと、第二に、安全性や有効性の認められた標準的治療法（手段）を用いていること、これら2つの論点に掛かっているといえる。順番は前後するが、まず第二の論点についていえば、当時すでに標準的治療法と認められていた手段が用いられている点に着目すると、なるほど、医療機関側の言い分には一定の説得力があるように思われる。しかし、厚生労働省（当時は厚生省）が承認したCP療法とはいえ標準値を超えた高用量のシスプラチンが投与されているため、その手段が「標準的治療法」であるとは断言できない。前節の**2**(2)で触れたように、患者側はこの問題を指摘し、裁判所も本クリニカルトライアルで採用された手段が「標準的治療法」に分類されることには無理があると判断した。この判断は穏当であったといえるだろう。

(2)　人を対象とする医学研究と社会的利益の関係性

　次に、本クリニカルトライアルの目的に関する第一の論点の妥当性について考察を加える（**表2**の①も参照のこと）。先に見たように、医学研究の第一義的な目的は一般化可能な医学的知識の獲得である。そこでは、新しい医学的知識の獲得は「医学の発展」に繋がるという前提が置かれている。この目的を達成するためには、当該の医学研究は科学的に見て妥当でなければならない[12]。さもなければ、その研究を通じて得られた医学的知識は一般化可能な知識とはいえなくなってしまう。

　そのうえで、医学研究の中でも臨床研究は、例えばより優れた治療法や新しい治療法の開発に繋がることで、将来不特定多数の患者に臨床的な利益をもたらすことが期待される、という意味での「社会的利益」ないし「社会的意義」も求められる場合が多い[13]。ここで注意が必要なのは、臨床研究の社会的利益はその科学的妥当性を前提にしてはいるが、科学的妥当性が担保されているからといって社会的利益があるとは限らない、という点である。すなわち、科学的妥当性の認められない臨床研究は、治療法の改良や開発に寄

---

12)　Benjamin Freedman, Scientific Value and Validity as Ethical Requirements for Research: A Proposed Explication. *IRB: Ethics & Human Research*. 1987; 9(6): 7-10. 特に7頁を参照のこと。

13)　Jonathan Kimmelman. *Gene transfer and the ethics of first-in-human research: Lost in translation*. Cambridge University Press; 2010: 103-105.

与しない可能性がきわめて高いので社会的利益もないだろうと予想できる一方、科学的妥当性の認められる臨床研究であるとしても必ずしも治療法の改良や開発に繋がるわけではない。

さて、科学的妥当性と社会的利益の関係という観点からは、医療機関側の主張を額面通り受け取ったとしても、当時CAP療法とCP療法はどちらも科学的に見て有意な差のない標準的治療法としてすでに世界で確立していたのであるから、本クリニカルトライアルによって新しい一般化可能な医学的知識が得られることは期待されていなかったはずである。この点だけに着目すれば、医療機関側の第一の論点には説得力があるといえる。しかし、本クリニカルトライアルはそれだけに留まらず、より優れた治療法の開発に繋がることも期待されていなかったはずである。つまり、本クリニカルトライアルにおいては、科学的妥当性も社会的利益も乏しかったということになりそうである。

では、なぜ実施したのか。ひとつの解釈として、本クリニカルトライアルの本当の目的が「ノイトロジン特別調査Ⅱ（卵巣癌）」の被験者確保にあり、Xにはその市販後調査のためにあえて高用量のシスプラチンが投与されたとする患者側の主張が挙げられる（**2**(1)の論点⑥を参照。また、こうした他の計画と連携した被験者募集の可能性については本書 **Case 6** の事例も参照）[14]。

もうひとつの解釈は、医療機関側のいう「治療法の普及」である。すなわち、北陸地方におけるCAP療法とCP療法の普及こそが本クリニカルトライアルの真の目的であったとする医療機関側の主張である。先述した通り、CAP療法とCP療法の比較自体については科学的妥当性があったとは言い難い。他方、北陸地方でそれらの治療法が普及すれば、将来的には北陸地方の不特定の卵巣がん患者たちの臨床的利益となりうるとはいえるだろう。しかしながら、この主張を認めるとしても、治療法の普及による臨床的利益は

---

14) 打出喜義「学問の自由と研究者の倫理」臨床評価32巻別冊63-74頁（2004）、打出・前掲注3) 41-55頁。また、光石忠敬も「本クリニカルトライアルは……ノイトロジンの臨床的有用性の検討と一体」だったと解釈している。光石忠敬「臨床試験とインフォームド・コンセント」医事法判例百選（初版）109頁（2006）。一方、高裁では、この患者への投与とノイトロジンの調査計画との時期が合わないとして、直接の関連を否定している（名古屋高裁金沢支判・前掲注1) 4—(1)—イ)。

「治療」における「個々の患者にとっての利益」ではなく、むしろ「研究」に要求される「社会的利益」に分類されるだろう（**表2**の①②③を参照のこと）。というのも、そこでは将来の不特定の患者集団にとっての臨床的利益がまずもって期待されているからである。とすれば、本クリニカルトライアルの第一義的な目的が、特定の個人であるX本人にとっての「最善の治療（臨床的利益）」であったとはいえなくなってしまう。したがって、裁判所の判断と同様に「治療法の普及」が第一義的な目的だったことを認めたとしても、医療機関側の主張通り、本クリニカルトライアルが「Xにとっての治療」に分類できるかどうかは議論の余地が大いにある。

　さらにいえば、治療法の普及は「治療」に分類されるべきだという医療機関側の主張は、研究倫理上の大きな課題である「被験者保護」という観点から見ても大きな問題を含んでいる（**表2**の②③④も参照）。先に述べたように、治療法の普及それ自体はX個人の臨床的利益とは関係がない。むしろ、本クリニカルトライアルにおいては、Xの臨床的利益（特定の個人の臨床的利益）よりも社会的利益（将来の不特定の集団の臨床的利益）が優先されたとさえ解釈できる。実際、X個人の臨床的利益が優先されなかったからこそ、Xは肉体的・精神的苦痛を被り、自分が誰か他の人のために「犠牲」を払っていたと考えたのだろう。にもかかわらず、医療機関側の論理に従えば、治療法の普及はX個人の「治療」でもあるから、そこでは集団ないし社会の利益と個人の利益との間の対立は存在しないことになってしまう。しかし、歴史を紐解けばわかるように、両者は対立しうるのであって、それだからこそ、医学研究の名の下に被験者が不当なリスクを負わぬよう、研究倫理が求められるのである。

(3)　**臨床試験における「説明」**

　これまで、①研究と治療の第一義的な目的は異なりうること、②その目的に照らした被験者／患者の位置付け、③医療処置によって臨床的利益を得る人、④そのリスクを負担する人、⑤用いられる医療処置の安全性と有効性の程度の各点も、研究と治療では異なることを確認した（**表2**を参照のこと）。これらの非対称性（相違点）があるからこそ、研究と治療は概念的に区別されるべきであり、それに応じて中身の異なるICが必要とされるべきなのである。金沢大学附属病院で行われた「クリニカルトライアル」の場合、医療

機関側は当該治療それ自体への同意とは別に、治療以外の目的についても説明をすべきであった。具体的には、適正な研究計画を組んだ上で、「被験者」候補としてのＸに臨床試験について説明し、その同意を取得すべきであった。

世界医師会のヘルシンキ宣言は、「それぞれの被験者候補は、目的、方法、資金源、起こり得る利益相反、研究者の施設内での所属、研究から期待される利益と予測されるリスクならびに起こり得る不快感、研究終了後の対応、その他研究に関するすべての面について」被験者候補者に説明し、同意を得るよう求めており、IC についての記述が最も厚い（フォルタレザ改訂版、2013 年）。日本でも、本事案の議論も踏まえつつ、国の倫理指針や法律で研究参加に先立つ説明要件が設定された。

一方、臨床試験における説明のあり方については、いくつか課題もある。例えば、本事案のように臨床現場での医師患者関係のなかで説明が行われるとき、とりわけ医師がその患者の臨床試験を強く望んでいる場合、こうした説明が適切に行われるかどうか、という点である。医師は治療者としての役割と研究関係者としての役割との区別を図りつつ、こうした研究活動の目的や付随するリスクについて患者に客観的に伝え、患者が自主的な判断を下せるよう配慮する必要がある。また、治療を担当する医療者からの協力要請に対して、患者側が自主的な判断をしにくくなっていないか、患者を一定の回答へと誘導する説明になっていないか、という点にも目配りする必要がある（なお、臨床現場での研究参加については **Case 10** でも検討する）。

さらに、本事案ではがん告知の問題も入り込んでくるので、IC の必要性をめぐる議論はもっと複雑でありえた[15]。ただし、仮に本人へのがん告知を避けてほしいという家族の意向があったとしても、それは患者に対して治療以外の文脈での抗がん剤の投与（例えば本事案の「クリニカルトライアル」）についての説明を省略してよい、ということにはならない。医療機関側としては、自分の病状について正確に把握している患者の中から被験者候補を選ぶような研究計画を組むべきであった。

---

15) がん患者への告知と IC の問題一般については次の文献を参照のこと。江口研二「がん患者の告知とインフォームド・コンセント (IC)」日本内科学会雑誌 85 巻 3 号 356 頁（1996）。

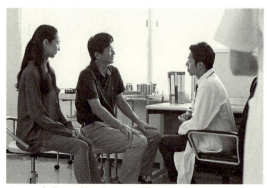

ICでは患者の誤解のないよう様々な配慮が必要となっている（写真提供：pixta）

今日では、臨床試験の説明の実施に加え、説明した後の課題、例えば被験者側がそうした説明をどのように受け止め、理解しているか、といった点も注目されている。患者を対象とする研究を行う場合、特にそれが新しい治療法に関する臨床試験の場合には、患者が自分への治療上の効果（臨床的利益）を期待することはありうることである。それゆえ、患者が自身の治療の一環として、臨床試験への参加を強く望む場合もありうる。こうした場合に、患者が臨床試験と治療を混同していたり、両者の区別を認識しつつも臨床試験がもたらす臨床的利益について過大な期待を抱いたりする可能性があることが報告されている。これは「治療との誤解（therapeutic misconception）」や「治療効果への過大評価（therapeutic misestimation）」と呼ばれる現象である[16]。被験者が研究参加によって自身にもたらされうる治療的な効果を期待することは一概には否定されるべきではないが、臨床試験の目的自体に誤解が生じるような事態は、ICという観点から回避されねばならない。ましてや、こうした期待や誤解を利用した被験者の募集や、研究参加の継続の勧奨はあってはならない。世界保健機関（WHO）の協力の下、国際NGOとして活動している国際医科学団体協議会（CIOMS）は、ICを「一続きのプロセス（a process）」と位置付け、参加後も被験者が参加の意味について理解していることを再確認したり、患者が参加継続の意思決定を自由に下す環境を整えたりするよう、研究者に配慮を求めている[17]。この視点に立てば、当初の研究参加の検討をする際の「説明」以

---

16) Horng S & Grady C. Misunderstanding in clinical research: distinguishing therapeutic misconception, therapeutic misestimation, and therapeutic optimism. *IRB: Ethics & Human Research*. 2003; 25(1): 11-16.

降に取り組むべき課題も多いといえる。説明を受けた被験者が持つ期待や不安と向き合いながら、研究計画に関する共通の認識を育む、そうした「説明のプロセス」の在り方が、研究参加以降も求められる。

参考文献
田代志門「医師の視点からみた研究倫理——金沢大学附属病院無断臨床試験訴訟を事例として」杉田米行編『日米の医療』（大阪大学出版会、2008）。
田代志門『研究倫理とは何か——臨床医学研究と生命倫理』（勁草書房、2011）。
National Commission for the Protection of Human Subjects of Biomedical and Behavioral Research. *The Belmont Report: Ethical Principles and Guidelines for the Protection of Human Subjects of Research*. Washington, D.C.: U.S. Printing Office; 1978（Reprinted in Federal Register 44, 1979）. DHEW Publication No.（OS）78-0012. https://videocast.nih.gov/pdf/ohrp_belmont_report.pdf.
Robert J. Levine. The Boundaries between Biomedical or Behavioral Research and the Accepted and Routine Practice of Medicine. *The Belmont Report: Ethical Principles and Guidelines for the Protection of Human Subjects of Research*, Appendix Vol.1. Washington, D.C.: U.S. Printing Office; 1978. DHEW Publication No.（OS）78-0013. https://videocast.nih.gov/pdf/ohrp_appendix_belmont_report_vol_1.pdf.

〔謝辞〕
打出喜義医師にご協力いただき、貴重な裁判資料を閲覧することができた。記して感謝したい。

---

17) Council for International Organizations of Medical Science（CIOMS）. *International Ethical Guidelines for Health-related Research Involving Humans*. Geneva: CIOMS; 2016. https://cioms.ch/wp-content/uploads/2017/01/WEB-CIOMS-EthicalGuidelines.pdf. 特に33頁を参照のこと。

Case 2 プロトコルの規範性
――愛知県がんセンター事案

船橋亜希子

キーワード：計画書（プロトコル）、インフォームド・コンセント、医療水準

> **ねらい**
> 　新しい医療のための重要なプロセスである臨床試験は、それが「試験」である以上、その実施中に展開される医療行為が医学的に確立しているとは当然いえない。こうした臨床試験が社会的に許容されるためには、どのような要件が必要だろうか。本稿が扱うのは、臨床試験の実施計画書（プロトコル）を守ることなく治験薬を用いた化学療法が実施された結果、患者が死亡した事案である。民事訴訟事件となった本事案の検討を通じて、研究の一環としてなされる医療行為が許容されるための条件を考える。とりわけ、プロトコル遵守の意義、およびインフォームド・コンセントのあり方に注目する。

1　事案の概要

　本稿が扱うのは、医師が、適切なインフォームド・コンセントを得ずに、患者を治験薬の投与対象（被験者）とし、プロトコルを大きく逸脱しながら化学療法を継続した結果、患者が死亡した事案である。本事案の民事判決においては、医師（治験実施者）及び愛知県（病院の設置者）に、高額な賠償責任が認められた。その訴訟の中では、治験薬の投与を含めてなされた「医療行為」が、患者に対して行う医療行為として守られるべき基準である「医療水準」を満たしていたかどうか、当時の時代状況にあって、治験薬を使用する際に必要なインフォームド・コンセント要件を満たしていたか、そしてプロトコルの逸脱の有無とその法的責任が論点となった。そこで、本事案の判決文[1]で認められた事実（認定事実）を元に事案の経緯を確認する。

(1) プロトコルの起案

愛知県がんセンターの婦人科部長であった医師 X は、同センターと塩野義製薬（当時）との間に結ばれた研究委託契約に基づいて、抗がん剤 254S（ネダプラチン、商品名アクプラ。現在は日医工に販売移管。以下、254S）の治験に携わっていた。254S は、現在においても高い有効性が認められるシスプラチンの持つ腎毒性等の激しい副作用や耐性への対応を改善するために開発中の新しい医薬品（白金製剤の一種）であった。

治験とは、医薬品の製造販売承認申請のために行われる臨床試験[2]のことであり、第Ⅰ相から第Ⅲ相臨床試験まで行われる[3]。抗がん剤の治験は、第Ⅰ相試験において安全な投与量が検討され、その投与量について第Ⅱ相試験で効果と副作用が検討され、第Ⅲ相試験で既存の治療薬との比較が行われる。本事案当時、254S は第Ⅱ相試験の段階にあった。

第Ⅱ相試験のプロトコルの起案においては、第Ⅰ相試験の結果を踏まえて次のような点が留意された。被験者の選択・除外の基準としては、試験時に標準的治療法によって効果が得られなかったかあるいは適切な治療法がなく、主要臓器の機能が十分保持されている症例のうち、一定の血色素や肝機能等の基準値を満たす者を対象とすること。投与方法については、他の抗がん剤との併用の禁止、体表面積あたりの投与量・投与間隔を守ること。さらに、血小板と白血球の数値によっては投与量を減量したり、投与自体を中止したりする等の要件を定めた。インフォームド・コンセントは、薬剤及び試験の内容を本人または家族に十分に説明して同意を得ること、同意書または主治医による確認書を記録に残すこととした。

本事案のプロトコルの作成にも関わっていた医師 X は、卵巣がん、子宮

---

1) 名古屋地判平成 12 年 3 月 24 日判時 1733 号 70 頁。
2) 当時の薬機法（昭和 54 年改正薬事法）第 14 条（医薬品等の製造の承認）第 3 項には「第 1 項の承認を受けようとする者は、厚生省令で定めるところにより、申請書に臨床試験の試験成績に関する資料その他の資料を添付して申請しなければならない」とある。現行法の第 14 条第 3 項では、厚生省令が厚生労働省令に変わり、GCP 省令に関する 2 文目が追加（1996 年）されている。これらの規定から、当時においても医薬品等の製造承認申請の際に添付しなければならない臨床試験の試験成績に関する資料作成のための試験であることが確認できる。当時の規制状況については後述する。
3) 新薬開発のプロセスについては、本書 **Case 12** を参照のこと。

頚がんにおける 254S の第Ⅱ相試験の研究実施につき、プロトコルの遵守、適切な同意の取得等を明記した倫理審査申請書を愛知県がんセンターの院長に提出し、同センターの倫理審査委員会の承認を得ていた。

(2) 患者の受診から治療方針の決定まで

1988年5月、本事案の患者である花子（仮名、当時45歳）は、卵巣がんの一種である「卵黄嚢腫瘍」と診断され、肝臓など他の部位への転移の認められる、がんの進行期Ⅳ期にあった。卵巣嚢腫瘍の当時の標準的治療法はPVB療法であった。これは、腎毒性を有するシスプラチン（以下、P剤）、骨髄毒性を有するビンブラスチン（以下、V剤）、肺毒性を有するブレオマイシン（以下、B剤）の3剤併用療法である。各薬剤の毒性が異なるために十分な量の併用投与が可能であり、卵黄嚢腫瘍を含む胚細胞癌の治療に有効と評価されていた。

医師 X は、それまで卵黄嚢腫瘍患者の診察経験もなく、PVB療法の実施経験もなかったが、花子の診察にあたり、手術による残存腫瘍の完全摘出は不可能と判断し、抗がん剤を使った化学療法を採ることにした。PVB療法を施していない花子には、「標準的治療によって効果が得られない、及び適切な治療法がない」といった事情は認められず、254S の症例選択の条件も満たしていなかった。その上、254S 投与前日の検査結果でも、骨髄機能（血色素の数値）、腎機能のいずれもプロトコルの基準値を満たすものではなかった。しかし、これらの事情にもかかわらず、医師 X は花子に PVB療法ではなく、254S を使用することを決めた。

(3) インフォームド・コンセント

当時の愛知県がんセンターの受託研究実施細則には、同意書（書面）を用いる旨の規定がすでに存在していた。塩野義製薬の治験実施届出書においても、同意書または主治医による確認書を記録に残すこと、被験者に対して研究の目的・方法・危険性・副作用等を説明した上で理解と同意を得るべきことが記載されていた。しかし、医師 X の主張[4]とは裏腹に、診療録にも看護記録にも、花子からこれらについての同意を得た記録は残されていなかった。このことから、判決において、医師 X は花子やその家族に対し、薬事承認前の治験薬を使用することも、治験薬 254S を臨床試験として投与する

ことも説明しなかったとされた。

(4) 患者の死亡に至るまで

　医師Xが花子に対して行った化学療法は以下のような内容であった。すなわち、医師Xは、初回こそ254Sを適正量投与したものの、その後は適正量の1.25～1.8倍量[5]を複数回に渡って投与した。他の抗がん剤との併用はプロトコルで禁止されていたにもかかわらず、254Sを上述のB剤・V剤と独自に併用して投与する、いわば「PVB療法もどき」を繰り返した（ともに同じ骨髄毒性を有する254SとV剤との併用の危険性は、判決文でも指摘されている）。その上、一般的に化学療法中止となる血小板数グレードⅣの段階に至ってもなお、投薬中止や骨髄機能回復確認等の処置を取らずにプロトコルから逸脱した化学療法を継続した。

　こうした医師Xによる処置の結果、花子は化学療法による骨髄抑制に伴う出血と感染のため死亡した。この他、症例選択時の検査数値や複数の抗がん剤の併用の事実等について、医師Xがデータの改ざん[6]を行なっていたことも、判決において認められている。

---

4) 医師Xの主張したインフォームド・コンセントの内容は概ね以下の通りである。花子の症状ではP剤が使用しにくいが、第Ⅱ相試験段階の254Sは腎機能障害が少ない報告があること。254Sは治験段階にあるので、化学療法の1、2回目に単剤使用して安全で有効と判断できれば、なるべく早い段階でV剤とB剤との3剤併用療法に切り換えること。これらの説明を受けて、花子は医師Xに任せる旨を申し出ており、その翌日、そして翌々日にも医師Xは花子から同意を得た。

5) なお、第Ⅰ相試験の結果として $120mg/1m^2$ の投与で白血球減少ととりわけ強い血小板減少が生じ、約半数の症例に重篤な血液毒性が出現したことから、第Ⅱ相試験での投与量は $100mg/1m^2$ とされた。すなわち、医師Xは第Ⅱ相試験のプロトコル作成に携わりながらも、第Ⅰ相試験で重篤な副作用が認められた1.2倍量を優に超える量を投与していた。

6) 判決では、データの改ざんは慰謝料算定の限度で考慮された。医師側は、1、2回目の投与で安全性等を確認し、3回目以降は通常の診療として行ったと主張した（ただし、3回目以降も症状の推移やデータ等を臨床調査票に記載しており、データを改ざんしてまで治験データを得ようとしていた事情が窺われた。）。しかし、第Ⅰ相試験において判明した危険性を科学的に否定する根拠をたった2回の投与で得られたとする主張は「なんら学理上の合理的根拠、医学的相当性を認めることができない」として当然採用されなかった。データ改ざんについては本書 **Case 13** や **Case 14** などを参照のこと。

2 論点の整理と解説

臨床試験の主たる目的は、将来の同じような疾患を抱える患者の治療のために必要な医学的知見を得ることであって、目の前の個々の患者・被験者にとっての最善の利益を追求することではない。この点こそが通常の診療とは異なる。その本来的な「利他性」と「非倫理性」のために国内外で様々な指針等が示され、研究倫理の構築が目指されてきた。例えば、第2次世界大戦後の「ニュルンベルク綱領」において、人を対象とした医学的「実験」を適切な設計と同意に基づいて行うことがすでに求められていた。しかしながら、後述のように、本事案当時の日本ではこうした視点が必ずしも確立してはいなかった。そこで、ここでは、当時の時代背景を概観した上で、裁判所の判断を確認する。

(1) 当時の規制状況

今日求められるような文書による同意は、「医薬品の臨床試験の実施の基準に関する省令（GCP省令）」[7]によって法的拘束力を有したが、事件当時においては必ずしも求められてはいなかった[8]。本事案は「医薬品の臨床試験の実施に関する基準について」[9]（いわゆる旧GCP。または通知GCP）の発出以前の1988年に発生し、現在のGCP省令が施行された1997年より後の2000年に判決が出されている[10]。

本事案当時、国内において影響力を有しえた、人を対象とする臨床研究に

---

[7] 平成9年3月27日厚生労働省令28号。
[8] 国内においては、旧GCP施行後に発生したソリブジン事件（**Case 12**）、薬害エイズ事件を受けて薬事法が1996年に改正された。国際的には日米EU医薬品規制調和国際会議（International Council for Harmonisation of Technical Requirements for Pharmaceuticals for Human Use: ICH）のICH-GCPが合意に至り、その内容を踏まえたGCP省令が翌1997年に成立した。
[9] 平成元年10月2日厚生省薬務局長通知薬発874号。
[10] 参考として、製造販売承認後の医薬品の添付文書について、それを遵守せずに使用して医療事故が発生した際には、（医療慣行に従っていたとしても）医師の過失が推定されると最高裁が判示したのが1996年（平成8年1月23日）であり、医療水準論が展開された一連の未熟児網膜症訴訟の最高裁判決が出されたのが1982年（昭和57年3月30日）及び1995年（平成7年6月9日）である。

関するルールとして、世界医師会による「ヘルシンキ宣言（1964年発表、83年ベニス改訂[11]）」基本原則2と9に、計画書や同意についての規定がある。基本原則2は、「人間を対象とする一つ一つの実験的手続のデザインとその遂行過程が明確に実験計画書に定式化され、それがその目的で任命された独立の委員会に提出されて考察、論評、指導を受けねばならない。」である。基本原則9は、「人間を対象とする如何なる研究においても、研究対象となることが予想されるものはだれでもその研究の目的、方法、予期される利益、起こるかもしれない偶発事ならびにそれがもたらすかもしれない不快について適切な説明を受けねばならない。彼らはその研究に参加することを拒む自由があり、又〔研究の途中で〕何時でも協力への同意を自由に取り消しうるという説明がなされなくてはならない。かくて医師は自由に与えられた、説明された上での同意を、できるなら〔口頭ではなく〕書類の形で得ておかねばならない。」である。その他、「市民的及び政治的権利に関する国際規約（国際人権B規約）」の第7条後段「何人も、その自由な同意なしに医学的又は科学的実験を受けない。」を挙げることができる。いずれも、（直接的な）法的規範性を有するものではない。しかし、当時の愛知県がんセンターも倫理審査の際の規定にヘルシンキ宣言の遵守を明記していたように、一定の配慮がなされていた事情を伺うことができる[12]。

治験に関する国内の法的ルールとしては、薬害スモン事案を受けて1979年に改正された昭和54年改正薬事法（現在の薬機法）が存在した。改正[13]に

---

11) 砂原茂一『臨床医学研究序説——方法論と倫理』149-151頁（医学書院、1988）参照。

12) 本宣言が当時有していた国内への影響をうかがわせるものとして、日本弁護士連合会「『人体実験』に関する第三者委員会制度の確立に関する決議」（1980年11月8日）がある。1980年の日本弁護士連合会による人権擁護大会において、1975年のヘルシンキ宣言東京改訂を受けて、「人体実験は、科学、医学の見地から妥当でない場合は言うに及ばず、日常治療の一環であるかの装いのもとに患者に知らせずに、または被験者を断れない状況に置いて行なうことも、生命、健康、自由に対する人権の侵害であって許されない」ことが確認され、第三者審査委員会の設置等の提言がなされた。(https://www.nichibenren.or.jp/activity/document/civil_liberties/year/1980/1980_2.html 2018年4月8日最終閲覧)。

13) 薬機法改正の流れについては、秋元奈穂子『医薬品の安全性のための法システム——情報をめぐる規律の発展』特に262頁以下（弘文堂、2016）、および、鈴木利廣ほか編『医薬品の安全性と法——薬事法学のすすめ』特に18頁以下〔後藤真紀子〕（エイデル研究所、2015）。

よって、同法の第1条の立法目的に「〔医薬品等の〕品質、有効性及び安全性を確保する〔こと〕」が明記された。製造承認の基準として、安全性・有効性の観点から承認に関する規定を新設し、審査項目に副作用が追加された（第14条）。新しい有効成分を含有する医薬品の治験について、厚生省（当時）への治験計画の事前の届出が義務付けられ（第80条の2）、プロトコルの届出制度が発足していた。

このように治験の実施に対する直接的な法規制がない時代状況において、研究（治験）参加、ないし治験薬を用いる医療行為に十分なインフォームド・コンセントもなく、プロトコルから著しく逸脱してなされた医療行為について、実施した医師及び病院設置者の法的責任を裁判所が初めて判断した事案である[14]。

(2) 裁判所の判断

名古屋地方裁判所は、医師Xに対して、「医師として、花子の疾病に関する当時の医療水準に適合する診療行為を行い、かつ患者の危険防止のため当時の医学的知見に基づく最善の措置を採るべき注意義務に違反したほか、臨床試験のため治験薬を使用する化学療法を行う場合に尽くすべき注意義務にも違反し、かつ、インフォームド・コンセント原則にも違反し、その結果花子を死亡させた」として、医師X及び愛知県に責任を認め、異例ともいえる計3,400万円の損害賠償金の支払いを命じた[15]。

裁判所が、医師Xが行った254Sを用いた化学療法とその後の対応等を含めた一連の医療行為について検討するにあたり、治験薬の投与という研究としての側面を考慮したことは注目すべき点である。裁判所の法的判断を整理

---

[14] 本事案については、今以上に診療と研究の区別が曖昧であった時代であったこと、及びプロトコルからの逸脱の程度が極めて高いことから、そもそも「治験（の一環として行われた行為）」とみなして良いのかには疑問が残る。しかし、治験薬を用いていたという程度において「治験」におけるプロトコル及びインフォームド・コンセントに関する事案と解し、本書Case 1を「臨床試験」におけるインフォームド・コンセントの問題として読み分けられたい。

[15] 1,200万円の請求に対して、金利を含めると約5,400万円の支払いが命じられた。その後、愛知県側が原告（患者家族ら）に総額4,500万円を支払うことで和解に至っている。「インフォームドコンセント訴訟　副作用死で遺族が愛知県と和解／名古屋地裁」読売新聞中部朝刊2000年4月8日30頁。

すると以下(3)～(5)のようになる。

(3) 医師 X の行った医療行為

　本来、医療行為における法的責任には、民事責任・行政責任・刑事責任がある。現在に至っても、研究を含む医療行為に起因する患者の身体への損害に関する特別な法律は日本に存在しない。そのため、民事責任としては民法上の不法行為責任及び債務不履行責任の規定、事案によっては刑事責任として刑法上の業務上過失致死傷罪等の規定が適用されるが、いずれの法規定においても、研究と診療は区別されていない。民事責任に関しては、一方の当事者に発生した損害を両当事者が公平に分担することを目的とした損害賠償制度の下で、診療契約上求められる医療行為として十分であったか、そして、故意または過失による行為が存在するか、その行為と発生した結果との間に因果関係が認められるか否かが主に争われることになる[16]。

　本事案においては、医師 X が、当時の標準的治療法であって薬理上も高度の合理性を備えていた PVB 療法を採らず、安全性・有効性が未確認な上、重篤な副作用の危険性が指摘され、P 剤より効果が低いとする報告すらあった 254S を用いた化学療法をプロトコルから著しく逸脱して花子に実施したこと。さらに、骨髄毒性を制限容量因子とする V 剤と 254S をあえて併用した上に過剰投与したこと、2 剤の併用による重篤な血小板減少の発現を高度の蓋然性をもって予見できたこと。それにもかかわらず、血小板数グレードⅣの段階に至ってもなお漫然と同治療法を継続することで治療において必要な注意義務を尽くさずに、患者を死亡させたこと。これらの事情によ

---

[16]　診療契約は病院または医師と患者との間で結ばれる。それに対して、治験契約は、治験依頼者（製品開発企業）と実施した医師ないし医療機関との間で結ばれる契約であるため（GCP 省令 13 条）、治験契約を元に被験者が治験担当医等の医師に対して契約上の不履行等を訴えることは難しい。しかし、本事案で検討された契約はあくまで（治験薬を用いた診療行為の前提となる）診療契約であるため、患者の契約の相手方は病院設置者である愛知県（病院設置者としての「使用者責任」が問われる）であり、その履行補助者（病院設置者と患者との間に結ばれた診療契約に基づいて、実際に診療行為に当たる者）としての医師 X の契約不履行責任が問われ得たと解すべきであろう。治験・臨床研究における契約当事者の問題については、佐藤雄一郎「臨床研究をめぐる法的検討・序論(1)——臨床研究『契約』の解釈を通して」神戸学院法学 37 巻 2 号 119 頁以下（2007）が詳しい。

って医師Xの行った医療行為について、医師X本人及び愛知県の法的責任が肯定されたのである[17]。

(4) プロトコル違反

医学研究におけるプロトコルは専門的科学的検討を経て策定されるものである。裁判所は、そのプロトコルの中でも被験者保護のための規定に特別な事情なく違反する行為は「社会的相当性」を逸脱するものとして違法であると指摘した[18]。すなわち、人体実験の側面を有し、「医療行為の限界」として位置づけられた臨床試験の正当化にプロトコル上の被験者保護規定の遵守が法的にも必要であることを認めたのである[19]。

(5) インフォームド・コンセント原則違反

裁判所は、医師Xのインフォームド・コンセント原則違反も認定した。一般的に、患者が主体的な判断によって同意または拒否の意思決定ができるよう、通常重要と考えられる事実や情況の説明を受ける機会を医師が保障しなければならない。特に本事案のような臨床試験を行う場合（あるいは治験

---

17) つまり裁判所は、医師Xに対して、花子の疾病に関する当時の医療水準に適合する診療行為を行ったとはいえず、患者の危険防止のため当時の医学的知見に基づく最善の措置を採るべき注意義務に違反した過失（不法行為責任）を認め、花子の人権を尊重しつつ、専門医として的確な判断を行い、必要な処置を遅滞なく実施し、もって花子の疾病の回復を図るため最善の診療を給付するという診療契約上求められる医師の債務の不完全履行（債務不履行責任）を認めた。

18) なお、この事案に関する判決より前に、医師に一定の裁量が認められる診療行為において、医薬品添付文書と異なる使用方法をしていた医師らに民事責任を認めた事案（最判平成8年1月23日民集50巻1号1頁）がある。その事案と比較しても、本事案は、治療目的であったとしても治験薬を使用したのである。このような場合に、特別な事情が認められない限り、プロトコルの被験者保護の規定を遵守しないことが医師の裁量権の範囲内にないと判示したことは、こうした判例の立場に沿ったものといえよう（プロトコルの逸脱については後述する。）。

19) その上で、第Ⅰ相臨床試験の結果に基づいて被験者保護のためにプロトコルに定められた症例選択条件・投与量・投与方法からの違反の程度が重大で高度の危険性があり（利益侵害行為としての態様）、侵害された法益も重大であること（被害侵害利益の重大性）から「民法上の違法性」（治験薬を使用して診療行為を行う場合に医師が遵守すべき注意義務に違反した「不法行為責任」と診療契約に基づく「債務の不完全履行」）を認めた。なお、医師Xが倫理審査委員会に対してはプロトコルを遵守する旨の審査申請書を提出していたことから、違法行為について故意又は過失の存在も認められた。

薬を使用する治療法を採用する場合）は、通常の診療行為を行う際に必要な説明事項に加えて、実施しようとする治療法について、①他に標準的な治療法があること、②医療水準に達していないこと、③薬理的根拠に基づく必要性・相当性があること、④副作用と危険性、⑤治験（研究）計画の概要、⑥治験（研究）計画における被験者保護規定の内容と実施手順等を説明する必要がある。以上のことから、医師Xは、十分に内容の説明を行った上で、患者本人、またはやむを得ない事情（本事案であれば、当時の本人へのがん告知のあり方）がある場合にはその家族に十分に理解させ、その上で当該治療法の実施に対する自発的な同意を取得する義務があった[20]と判示した。

(6) 現在求められるインフォームド・コンセント

ここで判決内容を離れて、現在のインフォームド・コンセントについて補足しておきたい。今日の研究活動においても、被験者のインフォームド・コンセントは、重要視されている。一般的には、研究実施者らによって研究に関する十分な説明がなされた上で、被験者本人による十分な理解に基づいた自発的な同意が研究実施前にあること、そして同意を撤回する機会が保障されていることが必要とされている。

とりわけ本事案のような「治験」の場合には、説明文書を用いた適切な説明によって同意を得なければならず、説明文書に以下の17項目の記載が求められる（GCP省令第51条第1項）。8番目以降の要件は、本事案の裁判所が求めた以上の内容を求める項目であるといえ、より被験者保護の重要性が意識されているとも考えられよう。

1. 当該治験が試験を目的とするものである旨
2. 治験の目的
3. 治験責任医師の氏名、職名及び連絡先

---

[20] 裁判所は、花子の死亡とインフォームド・コンセントとの間に因果関係を認めた。つまり、花子らは、医師Xから承認前の254Sを使用し、プロトコルの被験者保護規定にも違反するような危険な治療であることが説明されていれば、当該治療法を受ける旨承諾することはなかったと判示した。仮に医師側の主張したとおりに治験に関する説明がなされていたとしても、その説明は正しい情報提供を怠ったものであり、上記のような説明義務を果たしていないと判断したのである。

> 4. 治験の方法
> 5. 予測される治験薬による被験者の心身の健康に対する利益（当該利益が見込まれない場合はその旨）及び予測される被験者に対する不利益
> 6. 他の治療方法に関する事項
> 7. 治験に参加する期間
> 8. 治験の参加をいつでも取りやめることができる旨
> 9. 治験に参加しないこと又は参加を取りやめることにより被験者が不利益な取扱いを受けない旨
> 10. 被験者の秘密が保全されることを条件に、モニター、監査担当者及び治験審査委員会等が原資料を閲覧できる旨
> 11. 被験者に係る秘密が保全される旨
> 12. 健康被害が発生した場合における実施医療機関の連絡先
> 13. 健康被害が発生した場合に必要な治療が行われる旨
> 14. 健康被害の補償に関する事項
> 15. 当該治験の適否等について調査審議を行う治験審査委員会の種類、各治験審査委員会において調査審議を行う事項その他当該治験に係る治験審査委員会に関する事項
> 16. 被験者が負担する治験の費用があるときは、当該費用に関する事項
> 17. 当該治験に係る必要な事項

　説明内容が必要十分であることに加えて、被験者の権利放棄・ないしそれを疑わせる記載、治験実施者側の責任を免除・軽減する旨の記載も許されず（同第2項）、説明文書ではできる限り平易な表現を用いなければならない（同第3項）。このような説明文書は、治験審査委員会による検討を経た上で用いられることになる。

　実際の説明においては、説明文書のほか、イラストや参考資料等を用いながら平易な言葉を用いて説明するなど、被験者の理解に資するより良い方法が随時検討されていくことが望ましい。研究開始にあたって前提条件となるインフォームド・コンセントは、当然、研究継続の前提条件でもある。すなわち、研究期間中も被験者の疑問に答えること、新しい情報が得られた場合、時には研究自体の中止なども考えられるが、適宜説明をすることが必要であり、被験者とのコミュニケーションとして継続的になされるべきものである。

3　教訓と課題

(1) 研究の科学的・倫理的妥当性とプロトコルの位置づけ

　患者に対する治療行為を医的侵襲と捉えた場合、法的に正当化されるための要件として、その行為には「医学的正当性」[21]と「同意」が要求される。この2つの要件をどちらか1つではなく、いずれも満たさなければならない。しかし、研究行為は、「医学的正当性」の証明あるいは確立のためのものであるということができ、通常の医療におけるものと同程度の「正当性」を担保することはそもそも困難である。そこで、第2の要件である「同意」が重視される。研究に参加することの同意とは、「『自らの利益とならない行為のリスクを甘受する』ことへの同意」であって、その認定は通常の医療行為に対する同意に比べてより厳格化[22]されるのである。

　医療（研究）行為は患者の同意のみでは正当化されないから、「医学的正当性」に代わる当該試験の科学的妥当性が求められる。臨床試験の科学的妥当性及び倫理的妥当性の担保のためには、①人を対象とすることが許容されるための科学的妥当性、②リスクの最小化、③研究計画を示したプロトコルが倫理審査委員会によって第三者の立場から検討されること、そしてこれらを経て、④科学的・倫理的許容性が肯定されたプロトコルに従って研究を実施することが求められる。さらに、⑤正しいデータに基づいた研究成果の報告・公表[23]もまた必要となる[24]。

---

21)　治療行為を正当化するための要件として従来挙げられてきたのが、「医学的適応性」と「医術的正当性」であり、この2つをあわせて「医学的正当性」と呼ぶ。
　「医学的適応性」とは、「疾病の治療・軽減、疾病の予防に代表されるように、医療技術を適用することが許容されている性質」を指す。同様に、「医術的正当性」は「医療行為の方法の相当性」であり、「医学的に認められた方法、具体的には、当該治療当時における医療水準に照らして相当な方法により行われること」を指す（手島豊『医事法入門〔第4版〕』42-43頁（有斐閣、2015））。「医術的正当性」については、確立した治療法が存在しない場合に行われる実験的医療について、「十分な情報を提供された上での患者の同意が存在することで認められる場合がある、といえるが、患者が同意すればいかに無益な処置も適法とされると解するべきではなく、倫理審査委員会による審査も求められることになろう。」とされており（同43頁）、研究においても同様に考えられるものと思われる。
22)　米村滋人『医事法講義』318頁以下（日本評論社、2016）。

こうした研究行為の正当化要件の中でも、本事案に関連して特に検討に値するのは、プロトコルの位置づけであろう。治験のプロトコルは、研究実施前に治験審査委員会による審査が行われる（GCP省令第32条）。また、治験を始めるための届出があった治験計画に対しては「医薬品医療機器総合機構（Pharmaceuticals and Medical Devices Agency＝PMDA）」による保健衛生上の危害の発生を防止するための調査が行われる（同第80条の2第3項及び第80条の3）。研究開始後には、委員会が承認したプロトコル等の遵守を確認するため「モニタリング」が行われる（同第21条、22条）。さらに、プロトコル等の遵守をモニタリング及び治験の品質管理業務と独立・分離して評価する「監査」が行われる（同第23条）。そのほか、治験継続の適否とプロトコルの変更について審議を行う「効果安全性評価委員会」を設置することができる（同第26条の5）。

　このようにプロトコルの内容とそれを遵守することは重視されているが、治験においては、一定の条件下におけるプロトコルからの逸脱が明文をもって認められている。それは、被験者の緊急の危険を回避するため、及びその他医療上やむを得ない理由に基づく場合のみである（同第46条）。その場合には、プロトコルからの逸脱について全て記録し、逸脱した旨とその理由記載の文書を直ちに実施医療機関の長（及び治験依頼者）に提出しなければならない[25]。

23）これらの要件については、丸祐一「臨床試験を倫理的に行うために」神里彩子＝武藤香織編『医学・生命科学の研究倫理ハンドブック』86-98頁（東京大学出版会、2015）を参照。
24）臨床研究が倫理的になされるための要件として、①社会的価値、②科学的妥当性、③公正な被験者選択、④好ましいリスク・ベネフィット比、⑤独立審査、⑥インフォームド・コンセント、⑦被験者の尊重、が示されている。Emanuel EJ. et al., What Makes Clinical Research Ethical?, JAMA 283(20): 2701-2711p (2000). Emanuelらは2008年に、これらに「共同的関係」を加えた8つの倫理的要請を提案している。松井健志「臨床研究の倫理（研究倫理）についての基本的考え方」医学のあゆみ246巻8号529-534頁（2013）。Emanuel EJ. et al., An Ethical Framework for Biomedical Research. In: Emanuel EJ, et al, eds. *The Oxford Textbook of Clinical Research Ethics*. Oxford University Press; 2008: 123 & 126.
25）当時のヘルシンキ宣言は、人を対象とする医学研究であっても治療的側面を有していれば、医師の裁量において同意を得ないことも許容されていた。しかし、その場合においても、その旨を記載したプロトコルに記載を倫理審査委員会に提出することが求められていた（II-5）。

(2) プロトコルからの逸脱――東京女子医大エヴァハート事案

プロトコルからの逸脱を例外的に認める GCP 省令第 46 条のような規定は、そのほかの倫理指針等のルールにはない。しかしながら、その唯一プロトコルの逸脱が明文規定をもって認められる治験における「緊急の危険を回避するためその他医療上やむを得ない場合」とは、GCP ガイダンスを見ても必ずしも明らかではない。

本事案と同様にプロトコルからの逸脱が問題となった裁判例として、東京女子医大エヴァハート事案を挙げることができる。植込型補助人工心臓エヴァハートの治験を行った医師の民事責任が争われた判決[26]においては、プロトコルの作成及び遵守の主たる目的が「科学的なデータの正確性の担保」にあるとしながらも、本事案の判決内容から一歩進んで、プロトコルは「治験実施の正当性を基礎付ける意味合い」を持つものと認めた。その上で、治験におけるプロトコルの違反行為に、不法行為及び「『債務の本旨』の不履行行為」[27]を認めたのである。しかし、いたずらにプロトコル違反の「民事法上の違法」を認めたわけではない。裁判所は、プロトコルの中でも「被験者保護に関する規定」の違反が、被験者の「権利ないし法律上保護される利益」を侵害すると認めたのである。その一方で、プロトコルの記載を守れば良いのではなく、「被験者保護に関する規定が設けられている趣旨も含めた補充的解釈（ないし修正的解釈）が不可欠」[28]であることの重要性もまた確認されなければならない。

東京女子医大エヴァハート事案の判決では、治験実施者の裁量について以下のように述べている。すなわち、プロトコルが治験の実施を正当化するも

---

26) 東京地判平成 26 年 2 月 20 日判タ 1420 号 316 頁。本事案については**第 3 部の事案の要約 48 番**を参照。
27) 佐藤雄一郎＝戸田宏一「医療機器の治験におけるプロトコル違反の民事法上の効果」年報医事法学 30 号 217 頁〔佐藤雄一郎〕（2015）。
　　さらに、「プロトコルの内容は、現実には、被験者において治験に参加するか否かを判断するに際して、唯一の客観的な資料になるものと考えられ、被験者は、治験に参加するに当たって、当然にプロトコルの内容が遵守されることを前提にしているものと考えられる。したがって、両当事者の合意内容という意味合いにおいても、プロトコルの内容は、合意の一部を形成するものというべきである」と判示した。
28) 同上。

のであることから、少なくとも人体に対する安全性に関しては、「医療行為の場合と比べてより慎重な対応が図られ、厳格な解釈がされるべきであ」り、「安易に治験実施者の裁量を認めることは相当といえない」として、「治験実施者の裁量で、危険性、安全性の存否や程度を判断し、治験を実施するなどということは、厳に慎むべきといわざるを得ない」。この結論は、愛知県がんセンター事案の判決に通じる。危険性の判断基準は、治験を実施する個々の医師の裁量の外にある、とする両判決の判断には「被験者（患者）の保護」という精神が通底しているものといえよう。したがって、プロトコルの被験者保護を旨とする規定について、当該治験の危険性を軽視する方向での逸脱は許容され難いが、その危険性を重視する方向での逸脱については許容されうるものと理解すべきであると考える。

(3) プロトコルを運用する者として――医師研究者としての資質

　愛知県がんセンター事案の判決は、臨床試験の必要性を認めた上で、その人体実験的側面に鑑み、ヘルシンキ宣言、当時の薬事法及び愛知県がんセンターの受託研究取扱規程及び受託研究実施細則を考察し、臨床試験の倫理的許容のための要件を挙げた。そこでは、インフォームド・コンセントとプロトコルの妥当性という治験薬を被験者に投与するための要件だけでなく、実際に研究を実施する者の十分な知識・技術、そして医学的正当性（とりわけ医術的正当性）による危険の最小化が要件に挙げられた。

　これらの要件が現在においても示唆的であるのは、臨床試験と診療行為を区別しながらも、その結合点を見出していることである。研究の場面における実施者個人の資格・能力に着目するこれらの要件については、従来必ずしも十分に検討されてこなかったように思われる。すなわち、研究では通常の診療に比べてより厳格な要件が求められることは、プロトコル立案や被験者への説明といった研究実施に至るまでの過程に限られたものではなく、研究実施が承認された後の、試験対象となる医薬品や医療機器をまさに人に用いるという場面でも同様であることが認識されなければならない。研究行為には診療行為としての側面があり、研究実施者には、研究行為を適切に実施するための医療行為を実施する能力もまた同様に求められるのである。具体的な例として、研究計画それ自体を行う能力だけでは足りず、例えば有害事象が発生した場合に、医学的正当性を備えた医療水準にかなう適切な医療行為

を行うことができ、その準備が整っていることが挙げられるだろう。

　プロトコルの科学的・倫理的妥当性、適切なインフォームド・コンセント、そして、研究実施にあたっての十分な準備と能力が倫理的にも法的にも求められているということを、一人ひとりの研究者に改めて認識してほしい。

参考文献
一家綱邦「臨床試験のプロトコール違反」別冊ジュリスト219号・医事法判例百選（第2版）90-91頁（2014）。
植木哲「臨床試験のプロトコール違反」別冊ジュリスト183号・医事法判例百選106-107頁（2006）。
打出喜義「臨床試験と人権侵害」池田典昭＝加藤良夫編『シリーズ生命倫理学第18巻　医療事故と医療人権侵害』112-137頁（丸善出版、2012）。
後藤泰一「治験と説明義務」信大法学23号251-316頁（2014）。
塩崎勤「医療過誤　重要判例紹介(6)治験薬の投与による白血球減少等により死亡した場合において、医師にインフォームド・コンセント原則違反等があるとされた事例——名古屋地方裁判所平成12.3.24判決」民事法情報180号89-92頁（2001）。
辻純一郎「臨床試験中の事故と被害者救済——愛知県癌センター254S判決及び筑波大アクチノマイシンD判決を素材に」平出慶道先生＝高窪利一先生古稀『現代企業・金融法の課題（下）』515-540頁（信山社、2001）。
古川俊治「治験におけるプロトコール違反」年報医事法学17号143-149頁（2002）。
松井和彦「治験薬投与に際しての医師の説明義務」判時1752号212-217頁（2001）。

Case 3 「実験的」な手術
―― 札幌ロボトミー事件

田代志門

キーワード：精神外科、人体実験、革新的治療、最後の手段

> **ねらい**
>
> 　医療現場では、他の大多数の病院では実施されていないような「実験的」な医療行為の実施の可否について意見を求められることがある。この場合、「実験的」な医療は最先端の有望なものという意味で肯定的に語られることもあれば、未確立の危ないものという意味で否定的に語られることもある。本事案では、こうした「実験的」な医療実施の許容条件をめぐる議論を吟味することを通じて、ある医療技術が確立したものかどうかを判断する基準をどのように設定するのか、また、実施の前提となる「他の治療法が有効ではないとき」とはどのような場合なのかについて考えてみたい。

1　事案の概要

(1)　ロボトミーとは

　本事案は、1973年にロボトミー手術を受けて通常の社会生活を送れなくなった患者・家族が、本手術は「一種の人体実験」にあたるとして、医師に対して損害賠償請求訴訟を起こしたというものである。ロボトミー（白質切載）とは、精神外科[1]（psychosurgery）の技法の一つであり、白質と呼ばれる脳内の神経線維の束を切断することにより、精神症状の改善を図るとされる。1930年代にポルトガルの神経外科医モニスにより開発され[2]、その後アメリカの精神神経科医フリーマンによって世界中に広められた。実施のピークは

---

[1]　世界保健機関（WHO）は1976年に精神外科を「行動に影響を与える目的での、神経回路の選択的な外科的除去または破壊」と定義している。橳島次郎『精神を切る技術――脳に分け入る科学の歴史』8頁（岩波書店、2012）。

1940年代末であり、1950年代半ばに向精神薬が開発されて以降は殆ど行われなくなり、1960年代後半から1970年代にかけてはむしろ否定的に評価されるようになった。

日本では、1938年に外科医の中田瑞穂によって開始され[3]、1940年代末から1950年代初頭にかけて全国の精神科医療機関によって実施された。代表的な術者は廣瀬貞雄であり、生涯でロボトミー400例を含む523例の精神外科手術を実施したとされる[4]。しかし海外と同様1950年代後半から実施数が激減し、1970年代に入ると強く批判されるようになった。実際、日本精神神経学会は1975年には「精神外科を否定する決議」を採択し、それ以降国内ではロボトミーのみならず精神外科全般がタブー視されている。

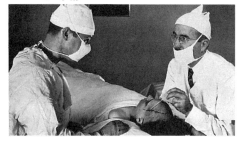

図1 フリーマンらによる1940年代のロボトミー手術

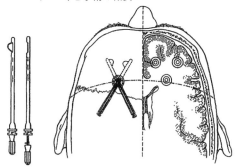

図2 モニスが使用した手術用の器具（リューコトーム）と手術の概要

(Elliott S. Valenstein, *Great and Desperate Cures: The Rise and Decline of Psychosurgery and Other Radical Treatments for Mental Illness*. Basic Books; 1986: 152 & 106.)

---

2) モニス自身はこの手技を「リュウコトミー（prefrontal leucotomy）」と名付けたが、モニスの手技に修正を加えたフリーマンが後に「ロボトミー（standard prefrontal lobotomy）」と名付けた。橳島・前掲注1）17頁、24頁。なお、モニスは精神外科を創始した功績により、1949年にノーベル医学生理学賞を受賞している。

3) ただし、中田が最初に実施した手術はロボトミーではなく、後にロボトミーの代替法として開発されたロベクトミー（前頭葉切除）に類似の手技であった。そのため厳密には中田がロボトミーを初めて実施したのは1942年である。橳島・前掲注1）67頁。

本事案はこうした社会的背景のなかで進められた裁判事案であり、当該事案における医療行為の妥当性のみならず、ロボトミーがそもそも「医療」や「治療」といえるのか、という点が争われた。以下に事案の経過と当事者の主張の概要を示す。

(2) 事実の経緯[5]

Aは当時29歳の既婚男性であり、慢性肝炎、アルコール中毒症と診断されて以降、働くことができなくなり、生活保護を受けながら入退院を繰り返していた。しかし、Aの暴力によりそれまで関わっていた病院からの入院を拒否され、妻もAの精神病院入院を希望したため、妻の同意により精神科を有する北全病院に1973年2月に入院することとなった。この際、Aは「差額はいくらでも払うから、バス、トイレ付の特別室に入れろ」と病院に要求したり、入院後は看護詰所で点滴ボトルを数本割り、制止した職員をピンセットで刺そうとしたりした。

これに対して、北全病院の精神科医X院長は、妻から聴取した生活史や入院後の行動からAを「爆発型・意志薄弱型精神病質及び慢性アルコール中毒症」と診断し、向精神薬の投与や電気ショック療法を行った（なお、当時の「精神病質」は今日では概ね「パーソナリティ障害」と呼ばれているものに相当する）。しかし効果が見られないため、ロボトミー手術の実施を決定し、Xは札幌市立病院に勤務する脳外科医Y医長に手術を依頼した。これに対して、Aは当初から手術に対して拒否的な反応を示し、入院中も「脳を切ると承知しないぞ」等発言していたが、Yは1973年4月と6月に2回のロボトミー手術を行った。しかしその結果、Aは術後に「無気力・無関心・怠惰で無抑制、自発性欠如、集中力なく単純軽薄で即物的反応、という情意面全般にわたる人格水準の低下、換言すれば幼児と同じような水準でかつ無気力でだらしのない、いわば怠けものの人格」[6]となり、通常の社会生活が送れなくなってしまった。これにより、本人・家族はX・Yを相手に損害賠償請求訴訟を起こした。

---

4) 橳島・前掲注1) 91頁。
5) 経過は主に判決文に基づく。札幌地判昭和53年9月29日判時914号85頁。

(3) 当事者の主張

本事案の裁判での争点は、主に①ロボトミー手術の目的の妥当性、②治療手段としての妥当性、③本人同意の必要性、という3点である。それぞれ簡単に双方の主張を見ておきたい。

まずは①当該手術の目的の妥当性に関するものであるが、患者側の訴えによれば、当該手術は「治療の目的を有しないもの」であり、「経営に利する目的」で手術が実施されたとされる。北全病院はAの入院する1か月前に開設されたばかりであり、安定的な経営基盤を早急に確保する必要があった。そのため、「管理しやすい患者を作り上げたうえこれを長期間同病院に入院させておき、もって不当に医療費を取得することを意図していた」[7]というのが患者側の主張である。これに対して、医師側はあくまでもロボトミーの実施は治療目的であり、営利目的であれば、最も診療報酬を得られる投薬や注射を優先するはずだとして、この主張を否定した。

2つ目は、②採用された治療手段の妥当性に関するものであり、裁判でも最大の争点であった。この争点は大きくは、そもそもロボトミーが医療として妥当か、という一般的な議論(「医療行為性」の有無)と、仮に妥当であっても当該患者にとって適切か、という個別の議論とに分かれている。まず前者の一般的な議論について、患者側は以下のように、そもそもロボトミーは治療法として妥当ではなく、「一種の人体実験」に相当すると主張する。

> 以上の次第で本件手術当時の医学水準によれば、ロボトミーは、すでに(i)それが、脳の構造及び機能、並びにその脳に与える影響・効果のメカニズムにつき医学的に未解明なまま人格の生理学的基礎である脳の一部を破壊するというものであること、(ii)治療効果が不確実で、不安定なこと、(iii)人権上問題の大きい前記の必然の副作用〔人格変化等〕と生命への高度の危険性を伴うこと、という問題点が指摘され、それゆえに精神医学界では禁止の趨勢にあり、かつ精神医学上適切な治療手段とは為し得ないものとされており、むしろ実験的性格の強い手術即ち一種の人

---

6) 同85頁。
7) 同上。

体実験というべきものとなっていた[8]。

なおこれに対して、医師側は、手術実施時に厚生省の精神科治療指針や健康保険の点数票にもロボトミーに関する記載があり、医療として認められていたと反論している。

それでは、ロボトミー自体が一般的に否定されないとすれば、Aへの手術は治療手段として妥当だったといえるのだろうか。これが後者の個別の論点である。これについては、患者・家族側は仮にそうだったしてもやはり妥当ではない、と主張する。その理由は、Aは精神病質及び慢性アルコール中毒症と診断されているが、これらの疾患に対してロボトミーは有効ではないこと（「適応症外の手術」）。また、ロボトミーは「最終的例外的な治療手段」であるにもかかわらず、入院2か月で早々に実施しており、他の治療法の検討が不十分であること。さらに、手術を実施する場合には、今回実施された術式ではなく、改良された術式を採用すべきであったこと。以上の3点を理由として、Aへの手術が不適切であるとした。これに対して、医師側は、爆発性の精神症状を有する場合には手術適応があること、他の治療法も試した後であり、「最終的治療手段」としてロボトミーを実施したこと、現在の改良点も踏まえた手技を採用していること、をそれぞれ主張している。

最後の論点は、③患者本人の同意の必要性である。患者・家族は本人同意の必要性を主張しているが、医師側によれば当時本人は「正当な判断力を欠いており、承諾能力はなかった」ため、妻から同意を得たため問題は無いとしている。ただし、これに対しても本人・家族側は、そもそも妻は手術については同意しておらず、仮に同意したとしても手術の結果、このような著しい人格変化が生じることは一切聞かされていないため、その同意は無効であるとした。

2 論点の整理と解説

(1) ロボトミーの「一般的許容性」

以上3つの争点に関して、判決では概ね以下のような判断が示された。患

---

[8] 同上。

者側の主張を①の「営利目的」による手術については退け、②の手段の妥当性については一部を認め、③の本人同意の必要性については全面的にこれを認めた[9]。以下ではこのうち、最大の論点であった、②について詳細に見ておきたい。

判決では、患者側が主張するように、ロボトミーの実施自体が違法とまでは言えず（「一種の人体実験」ではなく「一般的許容性」がある）、Aの症状に対して適応がなかったとも、術式が不適切だったともいえないとする。しかしその一方で、当時ロボトミーは「最後の手段」と考えられており、適用は慎重であるべきだったため、この点で医師に過失があると認定している。言い換えれば、他の治療法を十分に実施した上での実施という点は遵守されるべきであるものの、ロボトミーの実施自体は否定されない、と裁判所は判断したのである。具体的には以下の記述がそれに該当する。

> 必ずしも理論的に裏付けられたものとは言えないが、経験の蓄積の中で本件手術時当時、前記のように概ね批判的ながらも教科書的文献に記載されており、厚生省保険局通知上もこれを認めたうえで治療方針の中に精神外科をとりあげており、学会の中にも積極論もいて、奏功例（……）の報告もあり、これらの事情の下では問題はあるものの、将来はともかく、当時の医学水準においては、ロボトミーが精神医学上医療行為として後記のような制約の下に許容されていたというべきである[10]。（著者により一部の記載省略）

---

[9] 判決では手術を決めた精神科医のみならず、執刀医である脳外科医にも同様の責任があることを示しており、法的側面からはしばしば注目されている。また同意に関しては、そもそも極度の人格変化をもたらすような措置について仮に本人が同意したとしても実施して良いのか、という論点もある。これらについては、稲垣喬「精神病質者に対する前頭葉白質切截術の施行と関与医師らの責任——札幌ロボトミー事件」法律のひろば32巻3号70頁（1979）及び、秋葉悦子「ロボトミー手術と精神障害者の自己決定権」別冊ジュリスト219号・医事法判例百選（第2版）96頁（2014年）を参照のこと。なお、精神障害者の研究参加に際しての一般的な留意点については、田代志門「新しい倫理指針は精神看護研究に何を求めているのか——精神障害者の『ヴァルネラビリティ』を考える」日本精神保健看護学会誌25巻2号72-77頁（2016）を参照のこと。

[10] 札幌地裁昭和53年9月29日前掲注6）。

なお、ここでいう「後記のような制約」とは、「適応性の選択に慎重を期し、かつ、他の療法を十分試みたうえで最後の手段として用いること」を意味している。先述したように、この制約の下では「ロボトミーの精神医学上の治療手段としての一般的許容性がなお認められていた」というのが裁判所の判断であった。それゆえ、本事案ではこの「制約」が守られていない点に医師の過失を認め、特に「最後の手段」については、「医師の側において、当該患者に対しては他の療法を十分尽くしても治療効果は得られず、結局はロボトミー以外になかったことを医師側で立証しない限りは、医師側の裁量の限界を超えたもので、違法な治療行為である」という判断を示している。

(2) 精神外科批判の社会的文脈

以上の判決に関しては、当時から法学者や医師によって様々に評価されてきたが、裁判所がロボトミーの一般的許容性を肯定した点は、「精神外科廃絶運動」[11]の一環として裁判に関わっていた医師にとっては到底許容できるものではなかった。例えば、木島洋七郎は「これは裁判官にとって無難な事なかれ判決」であり、「我々が論議してきたロボトミー問題の核心からはかなり隔たっている」と指摘する[12]。また吉田哲雄も「精神外科をその結果のみならず目的を含めて考え、根本的に否定する立場」からすると「今回の判決は当然不十分」と評価している[13]。そこで以下では、彼らの発言の背景にある、当時展開されていた精神外科批判について概観しておきたい。

そもそも日本においてロボトミーを含む精神外科に対する批判が表面化した一つのきっかけは、精神科医の石川清が1971年に日本精神神経学会に対して告発を行ったことにある。石川は、当時の上司にあたる臺弘が20年前に実施した研究を掘り起こし、これが非倫理的な人体実験であったと主張した。ただし、この研究自体はロボトミーに直接関係した研究ではなく、臺が当時ロボトミーを数多く実施していた廣瀬に依頼して、手術の際に追加で脳組織を採取した、というものである。この告発の主な論点は、研究目的での

---

11) 佐藤友之『ロボトミー殺人事件——今明かされる精神病院の恐怖』148頁（ローレル書房、1984）。
12) 木島洋七郎「札幌地裁ロボトミー判決を読んで」病院精神医学53号79頁（1978）。
13) 吉田哲雄「北全病院『ロボトミー訴訟』の判決について」精神医療7巻4号108頁（1978）。

追加の組織採取が患者に与えた害や研究に関する同意の取得、さらには臨床よりも研究を優先する組織風土への批判等にあった[14]。

さらにこの過程で、臺の研究のみならず、そもそもロボトミー手術自体が「実験的な性格」を有しているとの指摘が展開されるようになる。すなわち、そもそもロボトミー自体が治療的な意図以外に、前頭葉の機能解明に役立つといった研究的な視点からなされていたのではないか、との批判がそれである。吉田の指摘している「目的を含めて」精神外科の問題性を考えるという視点はこのことを指す。具体的には、以下のようなジャーナリストの佐藤友之と精神科医の青木薫久のやり取りはその典型である[15]。

佐藤：最近、戦時下の中国で人体実験をした石井部隊（七三一部隊）のことが大分話題になっています。精神外科はそれに似た実験的な要素が非常に強かったんじゃないかという気がするんです。

青木：精神外科のもうひとつの重要な役割はそれでしたね。要するに、大脳というのは非常に複雑な機能を持っていて、それがどんな機能を持っているかは動物実験では確かめられない。サルでやってもわからない。人間の高度の機能と脳との関係は、全然わからないわけです。それが精神外科で人間の脳の各部位を壊すことで、いかなる機能障害が起きるか知ることができる。リチャード・M・レスタックが、「今日でも精神外科は人体実験以上のものではない」と『実験台の人間』に書いておりますが、そのとおりだと思います。

このように、当時ロボトミー手術への批判が高まってきた理由の一つには、手術に乗じた試料採取やロボトミー自体による脳機能の解明などの研究的な関心への疑念があった。そのため、ロボトミーに関しては、本来の治療目的以外の目的がそこに介在しているのではないかという「目的・意図」に

---

14) 実際、1980 年に提訴された弘前精神病院の事案では、1960 年に実施された 11 件のロボトミー手術の際に脳室髄液の採取が行われており、その髄液を用いた研究により、病院長の共同研究者が学位を取得したことが指摘されている。高橋耕「法律家からみた医の倫理──ロボトミー裁判の一事例を通して」精神神経学雑誌 88 巻 11 号 896-897 頁（1986）。
15) 佐藤・前掲注 11) 238 頁。

関する指摘が頻繁に行われていたのである。本事案においても、ロボトミーが治療目的ではなく「営利目的」であるという指摘が主な争点の一つとなっていた所以である。

　加えて、もう一つの大きな社会的文脈としては、刑法改正に伴い社会防衛的な観点から「保安処分」としてロボトミーを含む精神外科が利用されることへの危機意識の高まりがあった。「保安処分」とは「精神の障害ゆえに刑事責任能力を問えない者が禁固刑以上の罪を犯し、再犯の恐れが強い場合に、司法当局が施設に収容し必要な措置を行うことを認める制度」を指す[16]。特に念頭に置かれていたのは、精神障害を有する受刑者に対するロボトミー手術の強制実施である。1972年の刑法改正案は、まさにそのような介入的措置を念頭に置いた記載を含んでおり、患者に対する人権侵害であるとして反対運動が広がりつつあった。実際、本事案に続いて提訴された名古屋ロボトミー事件では、営利目的ではなく、明確に「社会の治安・安全を防衛するための保安処分」としてロボトミーが実施されることへの批判が全面的に展開されている[17]。これは端的に言えば、周囲の人間にとって「扱いにくい」患者に対して、本人の治療目的以外の目的で医学的侵襲を加えることを全面的に許容してしまうことへの懸念であった。

　以上からわかるように、当時の文脈においては、ロボトミーはその有効性や安全性という「結果」に関わる部分だけではなく、医学研究や社会防衛といった治療以外の様々な「目的」による濫用が懸念されていたのである。そのため、一部の精神科医は「ロボトミーなる技術を否定したい」[18]という思いから本事案の裁判の支援に携わっていた。こうした立場からすれば、裁判所がロボトミーを否定せず、一定の要件を定めて実施を許可したように見えたことは理解しがたいことだったのである。しかし実際には、裁判において個々の事案に即して治療以外の「目的」の混入を明らかにすることは困難であり、本事案でも治療目的が無いという主張は認められていない。この点で、そもそも裁判所に目的の不適切さからロボトミー全般を否定させようとすること自体に無理があったのかもしれない。

---

16)　橳島・前掲注1) 95頁。
17)　名古屋地判昭和56年3月6日判時1013号81頁。
18)　野田正彰「札幌ロボトミー裁判の判決について」精神神経学雑誌80巻11号651頁（1978）。

とはいえ、これらの一連の問題提起を受けて、「治療という名のもとに他人の人格の中枢をいじる」[19]ことの是非が社会的に議論されるようになったこともまた事実である。この点で、本事案は今なおロボトミーという個別具体的な医療技術に即して「治療行為の限界」[20]を考えることのできる古典ケースであり続けている。

3　教訓と課題

(1) 研究と診療のグレーゾーン

　それでは、研究倫理の視点から本事案を改めて見ると、どのような教訓や課題を引き出すことができるだろうか。まず本事案は、一義的には「研究と診療のグレーゾーン」にある未確立医療の倫理と関係した一例として位置づけることができる[21]。これはすなわち、特定の患者の治療を目的として、確立していない「実験的な」手段を用いる場合である。これらグレーゾーンは、特に手術手技のように医師個人の経験・技術や医療機関の体制が大きく影響する領域では判断が難しく、問題が複雑化しがちである。

　研究倫理においては、1970年代に「ベルモント・レポート」により未確立医療の実施に際しての倫理的枠組みが定められ、今日に至っている。すなわち、基本的には「研究」としての実施を推奨するが[22]、一定の要件を定めて医師の裁量で「診療」として実施する余地を残す、という考え方がそれである。実施の際の要件については、例えば世界医師会ヘルシンキ宣言では「他に手段が無いこと」「適切なインフォームド・コンセントの確保」「他の専門家への相談」「患者に利益をもたらす見込みがある」などを示している（本書 **PlusOne 1** 参照）。

---

19) 同上・652頁。
20) 甲斐克則『被験者保護と刑法』57頁（成文堂、2005）。
21) 田代志門「革新的治療をどう規制するか──研究倫理からのアプローチ」Organ Biology 15巻2号115-120頁（2008）。
22) 研究倫理の立場からは、新規性が高い場合には可能な限り研究としての実施し、早期に客観的な評価を行うことで、結果として害の大きな治療が蔓延することを防ぐことができることが強調されるべきである。ロボトミーに関しても、特にアメリカではフリーマン個人の活動として実施され、「研究」として客観的に評価されなかったことが後に問題視された。

そこで以下では、これらの要件のうち、本事案に特に関係している論点を2つ取り上げ、事案の今日的な意義を考えてみたい。

(2) 何によって「未確立である」と判断すべきか

まず一点目は、そもそも上記の枠組みの前提となっている「何を基準としてある医療処置を確立したものとみなすのか」という判断の現実的な難しさである。とりわけ本事案の場合、「現在ではその有効性について、やや否定的、限定的に考えられるようになった治療法を選択・採用するにあたっての医学水準が問題とされた点」が特徴的である[23]。

通常、未確立医療の倫理が問題になる場合、むしろ「新しい」医療が当時既に標準的な医療になっていたか否か、が問題になるが、現実には本事案のように「古い」医療が問題になる場合もありえる。実際この点に関連して、医師であり生命倫理学者であるルヴァインは、ある医療行為が「未確立である」という場合には、「十分検証されておらず未だ標準的ではない」という意味と「次第に疑念が生じてきてもはや標準的ではない」という意味の両方が含まれることを指摘している[24]。そのため、このカテゴリーの名称は通常使用されている「革新的治療」(innovative therapy) ではなく、「未検証の診療」(nonvalidated practice) とすべきだという。ロボトミーの場合、そもそも十分な検証なく臨床に導入され、適応が拡大していったという意味では前者に該当し、向精神薬が開発されて以降、急速に実施されなくなったという意味では後者にも該当する。しかしいずれにしても、実際に特定の医療行為の確立・未確立を判断することには原理的な難しさがある。

例えば、本事案の判決においては、当時の学界での現在進行形の議論ではなく、教科書や厚生省の治療指針等の「過去に書かれたもの」に依拠して、医療として不適切とまではいえない、という判断がされている。しかしその一方で、当時から指摘されていたように、「教科書や治療指針の記載という

---

23) 浅井登美彦「札幌ロボトミー判決を読んで――一臨床医の判例感想」判例タイムズ374号29頁 (1979)。
24) Robert J. Levine, The Impact on Fetal Research of the Report of the National Commission for the Protection of Human Subjects of Biomedical Research. *Villanova Law Review*. 1977; 22 (2): 380.

ものは日進月歩の医学の中にあって、進歩のあとを追って記載されるもの」であり「なかには急速な進歩にすっかり取り残されている部分もある」というのもまた事実である[25]。実際、判決の根拠となった厚生省の治療指針は1961年から10年以上改正されておらず、精神科医の間では「現実的には、行われる筈のない『死文』」であるとの認識もあった[26]。この点で、医学の「進歩」のスピードがさらに加速している現在の医療においては、「現実に行われていること」と「過去に書かれたもの」とのギャップはいっそう大きくなりつつある。こうした状況のなかで、われわれは何を基準に当該医療行為が確立したものか否かを判断していけば良いのだろうか。これは本事案が今なお問いかける課題の1つである。

(3) いつ「最後の手段」を用いるべきか

加えて、本事案の難しさは、仮に広く行われていたとしても、ロボトミーはそもそも一般的な「確立した医療」とは全く異なる位置づけをされている、という点にある。実際、盛んに実施されていた戦後直後においてさえ、ロボトミーは「最後の手段（last resort）」と位置づけられており[27]、この位置付けは本事案当時まで変わっていない。

これはある意味では、常に途上的技術（halfway technology）である医療にとっては本質的な問題である。例えば、ロボトミーと同列に扱うことはできないものの、同様に「最後の手段」であることの担保が求められている医療技術の1つに、「苦痛緩和のための鎮静（palliative sedation）」がある。より正確にいえば、鎮静のなかでも、一定の余命が期待される患者に対して急速に意識を低下させ、死亡までその状態を維持するタイプの鎮静がこれに該当する（英語圏では「持続的な深い鎮静（continuous deep sedation, CDS）」や「意識喪失を意図した緩和的鎮静（palliative sedation to unconsciousness, PSU）」

---

[25] 木島・前掲注12) 80頁。
[26] 宗代次「札幌ロボトミー訴訟の終結——強制入院下の人権保障について」病院・地域精神医学84号55頁（1986）。
[27] 例えば、ロボトミーの最盛期に出版された著書でも、精神外科は「殊に他の療法で全く無効な例に、最後の手段として手術し屢々（しばしば）劇的効果を表す」と記されている。中川秀三『精神病の外科的療法（ロボトミー）』3頁（日本医書出版、1951）。

などと呼ばれる）。このタイプの鎮静は、本来他に苦痛を緩和できる手段があれば、そちらを優先すべきであり、治療抵抗性の疼痛に対する「最後の手段」としてのみ許容される、と考えられている[28]。しかしその一方で、本当に「他に苦痛を緩和できる手段」がないのか、という判断は現実には困難を極める。というのも、利用できる治療法は医師の置かれている環境やそれまでの経験によっても異なるうえ、社会的・心理的なサポートはどこまで実施すれば「他に手段がない」と判断できるのかかが不明確だからである。

　実際、ロボトミーに関しても、当時どこまで他の治療法を実施すれば「最後の手段」として実施できたのか、という判断を下すことは難しい。もちろん、本事案に限れば、入院してわずか2か月後の実施であったこと、電気ショックや服薬以外に心理療法やリハビリテーションが一切試みられていないことから判断は比較的容易である。しかし、もし良心的な医師が真摯に治療に取り組み、それでも真に精神症状の緩和が困難で他に手段がなかったと仮定すれば、途端に話は難しくなるだろう。この点に関連して、ロボトミーは他の治療法が有効ではなかった場合に実施すべきだとしても、「本件具体的事情との関係において、通達等に示されている治療法のすべてを試みなければならぬという趣旨か、また、その期間はどのくらいが医学的にみて相当であるのか」との疑問が既に当時から呈されていた[29]。この点で本事案は、他に手段がない場合にやむなく提供する「医療」のあり方につき、そもそもどのようにその最終手段性を判断すべきか、という問題を今なお提起しているのである。

参考文献

ジャック・エル＝ハイ（岩坂彰訳）『ロボトミスト——3400回ロボトミー手術を行った医師の栄光と失墜』（ランダムハウス講談社、2009）。

新美育文「ロボトミーと民事責任（名古屋地裁昭和56.3.6判決）」ジュリスト767号176頁（1982）。

立岩真也『造反有理——精神医療現代史へ』（青土社、2013）。

---

[28] J. Andrew Billing. Palliative Sedation. In: Timothy E. Quill & Franklin G. Miller eds. *Palliative Care and Ethics*. Oxford University Press; 2014: 212-213.

[29] 浅井・前掲注24) 30頁。

Case 4 First-in-Human 医療機器試験と同意の有効性
―― 補助人工心臓治験事案

松井健志

キーワード：医療機器の治験、First-in-Human 試験、同意の任意性、
代理判断（代諾）

> **ねらい**
>
> 被験者や代諾者の同意は、あらゆる臨床研究に共通の問題であると同時に、初めて人体に対して試みる First-in-Human 試験や他に有効な治療選択肢が無い場合の臨床研究においては、特に慎重な検討を必要とする問題である。ここでは、心臓という必須臓器を代替する国内初の体内植込型補助人工心臓の開発過程において、「同意」とは何か、「代諾」とは何か、ということが改めて問われることとなった事案を取り上げる。本事案の検討を通じて、「同意」と「代諾」の本質に関わる、研究倫理上の重要な課題のいくつかが浮き彫りになるだろう。

1　事案の概要

2007 年春、国立循環器病センター（現、国立循環器病研究センター：以下、「国循」）において実施中であったエヴァハート TM（サンメディカル社製）と呼ばれる新規の体内植込型の左心補助人工心臓（left ventricular assist system：以下、「LVAS」）の治験に参加した、当時 18 歳の拡張型心筋症による末期重症心不全患者（以下、「青年 A」）が、植込手術 14 日後に心肺停止から蘇生後脳症の状態に陥った。その後青年 A の意識が回復することはなかったが、A に対する治験は継続され、1 年後に死亡した。A は治験全体の第 9 例目、国循では第 3 例目の被験者であった[1]。

---

1) 山嵜健二「次世代型補助人工心臓 EVAHEART の臨床治験 ―― 自宅療養・就労復帰が可能となった」人工臓器 36 巻 3 号 235-238 頁（2007）。

第 2 部　Part 1　臨床研究・実験的な医療

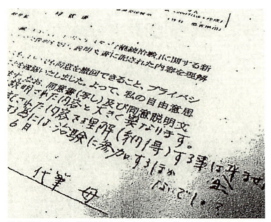
「手術する前に説明された内容と大きく異なります。今回のこの文書に記された内容を理解（納得）する事は出来ません。ですが、生命維持する為には、治験に参加するほかないでしょ？」（原文ママ）写真：産経新聞 2008年 12月 17日 29頁。

　青年 A の死亡から半年後、本事案について週刊誌が報道したことを契機に[2]、心肺停止に陥った原因についての国循側の説明と対応に対する疑問や不信感、及びこの治験に対する疑義が遺族から出るなどしたため、厚生労働省に対して調査の申し出がなされた。主たる疑義は、治験への継続参加の意思を再確認する際に母親（代諾者）が提出した同意書面の付記の内容に関するものであった。なぜならその付記には、「手術する前に説明された内容と大きく異なります。今回のこの文書に記された内容を理解（納得）する事は出来ません。ですが、生命維持する為には治験に参加するほかないでしょ？」という異例の記載があり、そのため、A に対する治験の継続に母親は同意していなかったのではないかという疑念が生じたからである。

　マスコミ報道を受けて、国循は医療安全の観点から、事実関係の調査と検証、改善策の提言を目的に事故調査委員会（以下、「事故調」）を内部に設置し[3]、約半年後に報告書にまとめた[4]。以下では、同報告書を基に事案の経過と当事者らの主張を再現しつつ、問題点を紐解いていく。

---

2)　「告発スクープ──国立病院のおぞましい『人体実験』」週刊文春 2008 年 12 月 25 日号 156-159 頁。なお、本事案はマスメディアで取り上げられ、この他にも「不同意治験」等の負のイメージを惹起する見出しで報道された。「【国循の不同意治験】母親「納得できぬ」変わり果てた姿…説明なく」産経新聞朝刊大阪 2008 年 12 月 17 日 29 頁；「人工心臓装着後 18 歳死亡」、河北新報朝刊 2008 年 12 月 18 日 28 頁。

エヴァハート治験当時の重症心不全、心移植、LVAS をめぐる状況

　本事案当時の、日本における心不全による死亡者数は年間 56,000 人を超え[5]、薬物不応性の末期重症心不全者における 6 か月時点での死亡率は 60～80％であった[6]。また、国内の心臓移植待機患者数は年間 228～670 名、脳死下臓器提供数及び心移植実施件数はいずれも年間 10 件前後、平均待機期間は 760 日以上、待機者の半数が 1 年以内に死亡、という状況にあった[7]。

　心臓から血液を全身に送り出す左心機能を補助する LVAS は、主に心移植までの待機治療を目的に開発されてきた。当時、国内で保険償還対象の LVAS は、大型駆動装置が体外に置かれる東洋紡製・国循型を含む体外式 3 種と、体内にポンプを植込む Novacor の 1 種が存在した。しかし、様々な社会状況から[8]、実際に当時国内で長期に使用可能なものは東洋紡製のみであった。東洋紡製は国内使用実績に富み[9]、長期使用が可能である反面、一度取り付けると移動は制限され、退院は不可能となる他、植込型よりも血栓ができやすいだけでなく、年 2～3 回のポ

---

3)　橋本佳子「『事故調査は厚労省ではなく、まず院内で実施する』——国立循環器病センター総長橋本信夫氏に聞く：厚労省による調査は責任追及になる恐れ、医療の質向上につながらず」m3.com 2009 年 1 月 16 日（https://www.m3.com/news/iryoishin/87390　2018 年 4 月 18 日最終閲覧）。

4)　国立循環器病センター植込み型補助人工心臓治験症例に関する事故調査委員会「植込み型補助人工心臓治験症例に関する事故調査委員会報告書」1-82 頁、別添資料 1-1)－別添資料 5（2009 年 6 月）。

5)　日本移植学会広報委員会編「臓器移植ファクトブック 2008」1-8 頁（2009 年 1 月）（www.asas.or.jp/jst/pdf/fct2008.pdf　2017 年 8 月 7 日最終閲覧）。

6)　Stevenson LW. Clinical Use of Inotropic Therapy for Heart Failure: Looking Backward or Forward? Part II: Chronic Inotropic Therapy. *Circulation*. 2013; 128: 1623-1633.

7)　日本移植学会広報委員会・同 1-8 頁、社団法人日本臓器移植ネットワーク「News Letter」12 頁（2007 年 11 月）（http://www.jotnw.or.jp/datafile/newsletter/pdf/vol.11.pdf　2017 年 8 月 7 日最終閲覧）、日本心臓移植研究会「日本の心臓移植レジストリ——国内の心臓移植の現在（2015 年 12 月 31 日現在)」（http://www.jsht.jp/registry/japan/　2017 年 8 月 7 日最終閲覧）。

8)　許俊鋭『補助循環マスターポイント 102・改訂 2 版』84 頁（Medical View, 2009）、許俊鋭ほか「植込型補助人工心臓治療の社会基盤」人工臓器 41 巻 1 号 64-67 頁（2012）。

9)　許・前掲注 8）人工臓器 66 頁。

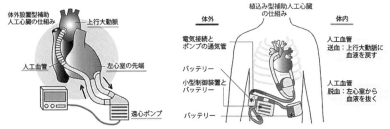

図 体外設置型補助人工心臓の仕組み(左)と植込み型補助人工心臓の仕組み(右)。Medical Note「補助人工心臓の種類——植込み型と体外設置型」(公開日 2015 年 8 月 4 日) より。

ンプ交換が必須であり、使用が 2 年を超えると管理費用が植込型の 2 倍近くになるという負の面も大きい。こうした背景から、2007 年には、在宅療養が可能で高い QOL が見込まれる、エヴァハートを含む植込型 LVAS の 4 機種が厚生労働省による早期導入の検討対象とされた[10]。但し、当時国内で、制度上何らかのアクセスが可能であったのは、東洋紡製を除くと、植込から 6 か月時点での生存を主要評価項目として 2006 年 6 月よりピボタル治験(計 16 症例予定)が実施中であったエヴァハートだけであった。

なお、一般に治験では、薬事承認申請のための主試験の終了後も、薬事承認が得られるまでの間に希望する被験者が治験薬・機器を引き続き利用できるよう長期使用評価試験を予定することが多い。エヴァハート治験においても、ピボタル治験(6 ヶ月間)の終了後にこの目的で「継続治験」の実施が当初より計画されていた。また、エヴァハート治験のように、人を対象に初めて応用する早期の臨床試験は、特に First-in-Human (FIH) 試験と呼ばれることがある。

---

10) 医療ニーズの高い医療機器等の早期導入に関する検討会「第 3 回医療ニーズの高い医療機器等の早期導入に関する検討会議事録」(2007 年 6 月 7 日) (http://www.mhlw.go.jp/shingi/2007/06/txt/s0607-2.txt 2017 年 8 月 7 日最終閲覧)。

(1) 入院から心肺停止・蘇生後脳症まで

　青年 A は、2006 年秋に劇症型の拡張型心筋症を発症し、前病院（主治医 X）にて「覚悟を決めてください」とまで言われる重篤な心不全に陥った。セカンド・オピニオンを求めた家族は、医師 Y から心移植が必要であること、心移植を受けるまでの待機の間は LVAS の装着が必要であることを告げられた。A と家族は、医師 Y を通じて国循臓器移植部（医師 Z）との連絡をとった主治医 X から、国循における心移植・LVAS 装着に関する説明を 3 回受け、保険適用の体外式 LVAS の選択肢があること、国循で治験中のエヴァハートでは社会復帰している人もいること、エヴァハート治験に入れば費用負担は少ないが、治験機器であり十分な研究データは未だ無いこと等を説明された。しかし、国循が自宅から遠方にあることや経済的理由から心移植・LVAS 装着を躊躇う間に病状が悪化し、左心不全に加えて重度の右心不全まで来したため、A は 2007 年春に国循に転院した。しかし、この時点では「3 か月程で退院可能、復学も可能」という強い期待と希望をもっていた。

　青年 A の国循入院の直後に移植適応を検討する委員会が開催され、移植への適応が有ること、LVAS 装着は不可避かつ一刻も早い装着術実施が必要であると判定された。入院翌朝、A と母親は、医師 Z から現在の病状及び心移植と体外式 LVAS の説明を改めて受け、心移植を前提に体外式 LVAS 装着術を受けることに同意した。さらに同日午後、A と母親は 2 回にわたり、医師 Z からエヴァハート治験の説明（2 回目は治験用説明文書の全文読み上げ形式）を受け、治験参加にも同意した。入院 3 日目には、A の希望に従い、今回の治験に先立って実施されたパイロット試験に参加した患者からエヴァハート装着についての話を聞く機会が設けられた。

　一方で、一般に LVAS 装着には右心不全の改善が先に必要となるが[11]、入院当初の状態は重度であり、治験の除外基準（中心静脈圧 CVP>20mmHg）も

---

11) 体外式か体内植込型かによらず、元来 LVAS は右心機能が健全に保たれていることを前提に、左心機能を補助するものである。そのため、重度の右心不全が存在する中で LVAS を装着すると、十分な左心補助機能が発揮されないばかりでなく、かえって予後の増悪を招くことが最近では明らかとなっている。Ankur Gulati et al. The prevalence and prognostic significance of right ventricular systolic dysfunction in nonischemic dilated cardiomyopathy. *Circulation*. 2013; 128: 1623-1633.

超えていた。そのため、入院直後から強力な内科的治療が試みられ、入院3日目には除外基準値以下（CVP=19mmHg）に改善されたため、入院4日目にLVAS装着術を実施することとなった。ただし、装着するLVASを体外式とするか、治験機器のエヴァハートにするかは、右心機能を術中に精査した上で決定することとなり、青年Aと家族は同方針の説明を受けた。術中所見では、右心機能は比較的保たれていると判断されたため、最終的にエヴァハートが装着された。

　エヴァハート装着直後より、青年Aの状態は急速に改善した。一方で、術後3日目より、循環血液推定量と相関するとされる駆動電流値の予期しない大きな変動が生じて、アラームの頻発が続き、国循の医師らは製造元のサンメディカル社と連携して対応するとともに原因を探った。結局、本現象の原因は特定されなかったが、Aの状態は著変なく推移し、心不全は改善していた。

　心肺停止が生じたのは術後14日目、日曜診療体制の中であり、医師Zも不在の折であった。同日夕方まで青年Aの状態は安定していたが、排便3時間後から急に血圧が低下した。看護師が担当医の一人と当直医に連絡するも、いずれも他の重症患者の対応中であったため、医師の診察まで1時間を要した。診察後直ちに心エコー検査を行うも、心タンポナーデ所見は認めず、右心系の著明拡張と左心室圧排像から急性肺塞栓症や右心不全が疑われ、治療が開始された。その後、呼び出しを受けて到着した医師Zらが今後の治療を検討する最中に心肺停止が起きた。直ちに蘇生術と必要治療が開始されたが、経皮的心肺補助装置（PCPS）が装着されるまでの約30分の間に、結果としてAは蘇生後脳症（低酸素脳症）を来した。その後の胸部造影CT検査では肺動脈血栓は認めず、一方で、蘇生術に伴うと考えられる右室前面血腫を認めたため、母親の承諾のもと血腫除去術が実施された。血腫除去術に際して、医師Zは「急性右心不全に基づくショックのため、循環不全となった。（中略）なお、急性右心不全の原因として肺塞栓症を疑っているが、PCPS装着術後のCT（造影を含む）では明らかな所見を認めなかった」と、この承諾の際の説明文書の中で記載していた。

(2) 治験参加継続の同意から付記付き同意書の提出まで

　この事態を受けて、直ちに院内事例検討会が3回開催された。さらに治験

審査委員会(以下、「IRB(＝Instutuional Review Board)」)での2回の審議を経て、「本件有害事象と機器との直接の関連はない」と判断されて治験が再開された。ただし、IRBは再開にあたり、説明文書の改訂、被験者側に対しての本有害事象に関する情報提供の実施、エヴァハート植込術後から容態が安定するまでの間は原則毎日心エコー検査の実施を条件とした。

心肺停止から半年後、「手術後6か月以降も、厚生労働省が……製造、販売を承認するまで、本装置……を使用し続ける限り、『継続治験』として有効性と安全性の評価を行います。」との治験当初からの説明内容と同意に従い、継続治験への参加意思について、代諾者である青年Aの母親に対して文書による確認が行われた。この時の説明文書には、治験中に本件(重篤な右心不全)が発生した旨、及びこれまでに脳血管障害が20件発生した旨等の説明が追加されていた。Aの母親は、「治験が終われば解剖はしなくてよいのか」、「緊急時に医師が到着するのが遅かったのではないか」と質問し、それへの回答と説明の後に、母親は継続治験への参加に同意した。

継続治験への参加同意からしばらくして説明文書は再度改訂され、追補版として『今までに発生した重篤な有害事象(脳血管障害)について』[12]の説明が加えられた。本追補版では、被験者14名のうち12名に重篤な有害事象が発生していること、特に26件の脳血管障害が発生し、2名が脳出血により死亡したこと等が説明された。この説明に対して、治験参加の継続意思の確認を再度求められた青年Aの母親は、「内容は分かったが、ここで治験を止めますとはいえない。その点で自由意思にならないので、同意書の内容に対してサインできない」と述べた。これを受けて、担当医は返事の期限は決めずに、治験継続に改めて同意をしたら自発的に署名をして返却して欲しい旨を説明し、説明文書と同意書を手渡したところ、翌日に母親から日付と署名の入った同意書を手渡された。その同意書の余白には件の付記があったが、担当医は、治験コーディネーター同席のもと、母親の意見を聞いた上で、本付記の趣旨は治験参加を後悔している母親の気持ちを示すものであって、治験参加の中止を希望しているものではないと考えて当該同意書を受領した。

---

12) 国立循環器病センター植込み型補助人工心臓治験症例に関する事故調査委員会「植込み型補助人工心臓治験症例に関する事故調査委員会報告書」別添資料1-3) 同意説明文書追補版——今までに発生した重篤な有害事象(脳血管障害)について.(作成日:2007年10月4日)。

表1　本事案の時系列表

	主な経過
2007年春	
入院1日目 (日付不明：推定3月1日(木))	・移植適応検討委員会：移植適応有り、LVAS装着必要との判定 ・治験の除外基準（CVP>20mmHg）に抵触→強力な内科的治療を開始
入院2日目	・午前：病状と治療法（心移植、体外式LVAS装着術）の説明 →体外式LVAS装着術に同意 ・午後：エヴァハート治験についての第1回説明 ・午後：エヴァハート治験についての第2回説明（全文読み上げ） →エヴァハート治験への参加に同意
入院3日目	・パイロット試験の被験者との面談 ・午後になり、治験除外基準値以下にまでCVP値が改善（CVP=19mmHg） →翌日にLVAS装着術を実施することを決定 ・手術についての説明
入院4日目 (日付不明：推定3月4日(日))	・LVAS装着術の施行：術中所見から、エヴァハート装着を選択 →以後、心不全の改善進む
術後14日目 (日付不明：推定3月18日(日))	**・心肺停止→蘇生後脳症** ・深夜：本件発生について副病院長へ報告（第1報）
心肺停止後1日目	・病状説明 ・副病院長が経緯の聞き取り実施、病院長へ報告 ・病院長が院内事例検討会の開催を決定
心肺停止後2日目	・GCPに基づき国循総長へ報告（第1報）
2007年3月23日(金) (推定：心肺停止後5日目)	・(13時半〜) 第85回治験審査委員会：本件について審議 →治験継続の可否判断を保留：新規被験者の組み入れ中断指示 心肺停止の原因検討については、院内事例検討会で行うよう指示 継続治験の実施計画について審議、了承 ・(18時〜) **第1回院内事例検討会**
日付不明(黒塗りのため)	・第2回院内事例検討会
日付不明(黒塗りのため：少なくとも第86回治験審査委員会以前に開催)	・第3回院内事例検討会：心肺停止の原因は右心不全の悪化が主要因と判断→心エコー検査の頻度を含め、プロトコール改訂を治験審査委員会へ進言することを決定
2007年4月27日(金)(推定)	・第86回治験審査委員会：本件についての第2報の報告、参考人からの意見聴取 →説明文書の改訂その他の条件を定めて、治験再開を承認
2007年5月25日(金)(推定)	・第87回治験審査委員会：改訂された説明文書（追補版）についての報告
2007年7月17日(火)	・継続治験用説明文書第2版の改訂日
2007年7月27日(金)(推定)	・第89回治験審査委員会：本件についての第3報の報告 →治験の継続実施を承認
2007年秋(日付不明：推定8月) (治験参加から6か月以内)	・継続治験用説明文書第2版を用いた継続治験の説明 ・母親は、継続治験への参加に同意
2007年10月4日(木)	・GCPに基づく説明文書（追補版）の改訂
2008年2月6日(水)	・説明文書（追補版：2007年10月4日改訂版）を用いた治験継続意思の確認 **→同意書を母親に手渡し、任意提出を求めた**
2008年2月7日(木)	・母親が代筆のうえ、付記のついた同意書（2008年2月6日付）を提出
2008年春(エヴァハート装着から13ヶ月後：推定4月)	・青年A死亡
2008年6月頃	・第97回治験審査委員会：本件についての第4報（死亡）の報告 →治験の継続実施を承認

その後、母親らからは特段の異議の表明もなかったため、医師 Z らは治験参加に同意しているものと考え、A が死亡するまで治験を続行した。

2　論点の整理

本事案は現在なお係争中であり、裁判資料は未公表のため、以下では事故調による報告書[13]を中心に、報道内容を含めた公表資料のみに基づき論点を整理する。なお、同報告書は医療安全と治験の観点に基づいてまとめられ、心肺停止の原因分析を含めた事実関係の究明、医療機器 GCP 遵守状況の評価、及び再発防止・改善策の提示を主目的として、それらの観点からの論点が複数指摘されている。ここではその中から、心肺停止の原因を巡る問題と、主要な研究倫理に関連する論点に絞って抽出する。

(1)　当事者の主張

青年 A の母親側の主張は主に、①A の死亡は医療事故ではないか、②手術前の説明内容と大きく異なる事態には納得できておらず、付記をもって治験への継続参加の同意に異議を留めたものであって、同意書は無効である、③生命維持のためには治験に参加する他ないが、それ故に自由意思での参加ではないので同意とはいえない、の 3 点である。

それに対して、国循側は、まず①に対して、心肺停止の原因は特定できていないが、エヴァハートには不具合はなく、原因は青年 A 自身の心機能に由来する右心不全によるショックと考えており、したがって医療事故とは考えていない、とする。②及び③に対しては、付記の趣旨は、当初の治験に参加したことについて母親が後悔しているものであり、治験継続の中止を希望しているものではないと考えられ、母親らから特段の異議の表明もなかったので家族は継続参加について了解していた、と考えていた。また、特に期限を決めずに、継続参加に同意した場合に自発的な署名と提出をするよう求め、その上で提出されたものであることから、有効な同意書と判断した、としていた。

---

[13]　国立循環器病センター植込み型補助人工心臓治験症例に関する事故調査委員会・前掲注 4)。

(2) 事故調の検討と結論

本事案は様々な負の見出しで報道されるとともに、「誰が見てもタンポナーデが原因です。それを見落としたのではないか」[14]、「『理解できません』と書かれたものは通常、同意書に値しない……倫理的な問題があったと思われても不思議ではない」[15]等の外部専門家の意見が紹介された。また、これら報道を受けて、一部の民間団体から厚生労働大臣に対して調査委員会設置等に関する要望書が提出される等の反応も見られた[16]。

上記の3つの論点について、事故調では以下のような検討がなされた。なお、事故調の役割は、問題点を明らかにして改善策を提言することにある、として、本報告書においては医療事故か医療過誤か等の認定は一切行っていない。そのことを前提として、各論点について事故調は次のように結論した。

まず、①について、心肺停止に至るまでの急変時の対応として、心エコー検査所見から、心タンポナーデよりも静脈血栓症による肺塞栓症や右心不全を疑ったことは医学的判断として合理的であり、心エコー検査時点には明確な心タンポナーデは認めず、したがってその後に認めた心タンポナーデ所見は蘇生術での胸骨圧迫によると考えられる。また、容態急変の主な要因の一つは、エヴァハート装着により循環動態が改善した一方で、強心薬投与を中止したことで、元来潜在していた重症右心不全が顕在化したことに加え、急変前の排便時の怒責（どせき）が肺血管抵抗を増加させ、右心不全が一気に増悪したと推測される。また、右心不全からアシドーシスが進行していたことから、心停止の誘因となる高カリウム血症が生じていたと考える、と結論した。

次に、②については、医師らの対応に関する不満が母親から表出された時も、治験継続自体に関する質問や意見がなされた形跡はなく、母親もこの時

---

14) 前掲注2）週刊文春157頁。
15) 匿名記事「【国循の不同意治験】焦点は同意書立ち合いの治験コーディネーター」MSN産経ニュース2008年12月29日（http://sankei.jp.msn.com/affairs/crime/081229/crm0812292042014-n1.htm 2009年1月14日最終閲覧）。
16) 薬害オンブズパースン会議「植込み型補助人工心臓LVAS-C01（EVAHEART）についての調査委員会設置等に関する要望書」4頁（2009年3月10日）（http://www.yakugai.gr.jp/topics/file/090310evaheartyoubousho.pdf 2017年8月7日最終閲覧）。

の手続について特段の疑義を述べておらず、医師Ｚに対して『心肺停止日の説明もないのにサインするのはおかしい』といって口論になったが、その後医師Ｚのいない別室でサインしたという旨の供述があることを認定した。また、同意書に件の付記がなされることは異常なことではあり、望ましいことではないが、経緯からして医師Ｚらが、母親が最終的に治験継続に同意したものと理解したことはあながち不合理とはいえないと考えられる、と結論した。

　また、③については、家族は、治験参加を中止すればエヴァハートを取り外さなければならなくなると思っていた節がある一方で、医師Ｚら医療チームの中においては、治験参加が中止された場合にも機器装着は無償で継続されるとの認識はあったものの、その後の機器メンテナンスのレベル維持や費用負担の点でどの程度の差異が生じるかについて明確な認識はなかった。少なくとも医療チームとしては、治験参加を継続した方が患者のためになると考えており、その点で両者に認識のずれがあった。また、仮に治験を中止した場合には、どのような治療を受けることができるのか、治験継続の場合と比較して理解できるように具体的に説明することが求められるというべきであり、その点で国循の対応は不十分であった、と結論した。さらにこの点に関連して、結果的にLVAS装着の目的が心移植への橋渡しから延命目的へと変化することとなり、医療上は患者にとって最善の選択であったと考えられる一方で、自由意思による自己決定を促すに足るだけの十分な説明がなされていなかった、と指摘した。

3　教訓と課題

　本事案を通じて引き出される研究倫理上の主な教訓や課題として、同意に関わるものを中心に以下３点について考えていきたい。

(1)　代理判断（代諾）に何が求められるか

　本事案では、蘇生後脳症に陥った青年Ａに代わり、「代筆」として、Ａの母親が治験への継続参加に関する意思表示を行った。書面上は「代筆」であるとはいえ、この母親の行為は、実際には一般に「代理判断（代諾）」と呼ばれるものに相当する。

　一般に、「自律性を欠いた小児」における意思決定では、親や保護者など

が意思決定を行うが、この時に重要なのは、それら親や保護者が「児の最善の利益を代弁」している、ということが前提とされる点である。逆に、もしも当該意思決定が、親や保護者自身の希望や期待を単に反映させたものである場合には、本来、その者は代理判断の資格を有さない[17]。

そうであれば、本事案において、もしも青年Aの母親が「自らの思い」を付記に示したということであれば、その時点で母親は代理判断者としての資格を有していないことになる。その意味では、不適切な代理判断者の意思表示であったが故に当該同意書は無効である、と主張することはできると思われるが、これは母親側の思いや主張とはおそらく相容れないであろう（なお、報告書から読み取れる限りでは、代理判断を求められた際に父親は同席していなかったものと思われる）。

しかし反対に、母親が青年Aの最善の利益を代弁する適切な代理判断者であったと主張するならば、同意書の有効性の判断においては、母親自身の思いの表出である付記の内容は考慮されるべきではなく、あくまでもAにとっての最善の利益を代弁するであろう行為（書面へ署名・日付を記載して同意書を提出したこと）によってその有効性が判断されるべきである、ということになるだろう。

このように、代理判断者がその立場に立つ適切な資格を有しているかどうか、すなわち、当該被験者にとっての最善の利益は何か、という観点から合理的な判断がなされているかどうか、ということの見極めは、被験者と研究者のいずれの側にとっても現実には極めて難しい作業である。しかし、例えそうではあっても、小児や自律性が不十分な者を対象とする研究において代理判断を採用することは現実的に回避できない場合が多いし、また回避すべきことでもない。この点で本事案は、研究参加についての代理判断はどうあるべきか、誰を代理判断者にすべきか、という問題を提起しているといえる。

(2) 自由意思（任意性）とは何か

同意が有効であるためには、研究参加に同意するという意思決定に際して

---

[17] 松井健志ほか「小児を対象とする臨床研究において求められる倫理的配慮の原則」日本小児科学会雑誌120巻8号1195-1205頁（2016）。

自由意思、すなわち任意性（voluntariness）が担保されていなければならない[18]。本事案の場合、蘇生後脳症に陥ったままエヴァハートを装着する青年Aに残された選択肢は、①そのままエヴァハート装着を継続する、②東洋紡製LVASに変更する、又は③エヴァハートを外して自然経過に任せる、のいずれかであった。しかし、心移植の適応を失った段階で②の選択肢は厳密には有り得ず、また、生命維持治療の中止が未だ困難なわが国においては③の選択も取り難いため、実際には①しか残されていなかったといえる。

　ただし、①の選択においては、治験への継続参加の他にも、治験は中止のうえ治験補償制度の下で診療として装着を継続する、という方法があり得た（destination therapy：心臓移植を目的としない在宅での循環補助を目的とする長期在宅治療）[19]。しかし、体内植込型治験機器であって取外しは困難であり、また、治験中止後も機器の安全性の評価はいずれ必要となることから、以下の説明が当初よりなされていた。

> 　治験を中止するという場合……装置を体内から取り出すことは、患者さまの生命や身体にとって危険な状態を招くおそれが高いため、本装置……が植込まれた状態のままで治療を継続することが予想されます。この場合、本装置……の装着使用を継続するのに必要となるすべての機器は、この治験を依頼している企業から無償で提供されます……お亡くなりになった場合には、その原因がこの治験に起因しているものであったかどうかを調べ、また、本装置……の医療機器としての安全性について詳しく評価する必要があります。そのため……治験機器はすべて回収させていただきます。……健康被害に……かかる医療費については……補償制度により一定の範囲で……最終的に患者さまのご負担となった金額の範囲で、治験依頼者である企業が全額もしくは一部を補償します[20]。

---

18) Ezekiel J. Emanuel et al, What Makes Clinical Research Ethical?, *JAMA*. 2000: 283; 2701-2711.

19) 許俊鋭ほか「補助人工心臓による長期在宅治療」日本心臓病学会誌5巻2号75-84頁（2010）。

20) 国立循環器病センター植込み型補助人工心臓治験症例に関する事故調査委員会・前掲注4）別添資料1-1）q植込み型補助人工心臓LVAS-C01ピボタルスタディ同意説明文書（患者さま用）第2版（作成年月日：2007年1月9日）18-19頁。

すなわち、本事案では、例え治験参加を中止したとしても、機器装着は継続され、死亡時には安全性評価も実施されるため、実際には治験参加と状況はほとんど変わらない。むしろ、機器のメンテナンス費用等が補償範囲に入るかが不明であったことから、治験参加を中止する方が患者の負担やコストが増える可能性が高かった。そのため、実質上は治験参加を継続する他ない状況であった。この状況の中で、Aの母親は、わが子の死を願わない自分としては、不本意ではあっても治験への継続参加に「否」と言うことはできない。しかし、その状況で自らが示す意思表示は任意とはいえず、「同意」を示す同意書への署名はできない、あるいはもしも署名したとしても、それは自由意思に基づく「同意」を示したものではない、と主張した。

　この主張を一般化すると、実質的に他の選択肢が無い状況下では任意の意思決定は成立し得ず、従って有効な同意も成立しない、ということになるだろう。しかし、この主張には大きな難点がある。一般に、任意性（voluntariness）とは、他者による強要（coercion）と不当な影響（undue influence）から自由な状態での選択又は行動のことであるとされる[21]。例えばナチスの人体実験が非倫理的とされる一つの理由は、「ナチス」という他者が、強制収容者や捕虜等をその意思に反して被験者として使ったためである。しかし、本事案では、医師らは、期限は特に決めずに、決心がついたら自発的に署名して同意書を提出するよう求めた他、署名時にも臨席していないため、治験継続に同意するよう強要あるいは不当な影響を医師らが及ぼしたと主張することは困難であるだろう。ましてや、治験参加に同意せざるを得ないよう、青年Aの病状を医師らが意図的に引き起こしたと主張することは不合理である。

　すなわち、合理的に考える限り、治験に継続参加せざるを得ない状況を生んだ直接の原因は青年Aの病状であり、また、心移植・LVAS装着を含めたわが国の保険医療制度や社会状況あるいは植込型治験機器の特殊な性質それ自体であった、ということになる。したがって、本事案は、仮に治験への継続参加以外の他の選択肢が残されていなかったとしても、少なくともその

---

21) Bernard Lo. *Ethical Issues in Clinical Research: A Practical Guide* LWW; 2009: 51-66. Robert M. Nelson & Jon F. Merz, Voluntariness of Consent for Research: An Empirical and Conceptual Review. *Med Care*. 2002: 40; V69-80.

ことと任意性の成立自体は無関係な問題であるとして[22]、感情論を抜きにして議論・検証されるべきであったと思われる。一方で、他者による強要・不当な影響以外の何らかの外的状況までもが任意性の成立を左右し得るのか、という本質的な問いは依然残される。この点については、今後の精緻な理論的検討が必要であろう。

(3) 必要な説明・理解とは何か、どうあるべきか

　任意性の他に、同意が有効であるためには、研究の説明を受けて、被験者が当該研究について十分に理解している必要がある[23]。本事案では、母親の同意書への付記（「手術する前に説明された内容と大きく異なります。今回のこの文書に記された内容を理解（納得）することは出来ません。」）の内容から、「理解できない」とある同意書は無効であり[24]、そうした無効な同意のままで治験への組み入れを継続したことは非倫理的である、という論理を基に批難された。しかし、この批難の合理性についても冷静な検討が必要であろう。

　報告書から読み取り得る限り、青年Ａの母親は、追補版説明書によって新たに説明された治験継続の同意時点までに発生した有害事象情報については「内容は分かった」と述べている。一方で、その情報が「手術する前に説明された内容と大きく異な」ることについて理解（納得）できない、と述べていることから、継続治験の内容や追補版で説明された有害事象の内容それ自体を理解できていない訳では無い、と考えることには一定の合理性がある。だからこそ、母親自身も「(納得)」という括弧書きを付したものと思われる。本事案は、国内での心移植がほとんど進まない社会状況でのFirst-in-Human（FIH）試験で生じたものであり、Ａが参加した時点では、先行するわずか8症例のうち死亡は1名（脳出血）のみで、国循内2症例はともに生存しているという状況であった[25]。その中で、治験参加前の時点で把握され

---

22) Manish Agrawal, Voluntariness in Clinical Research at the End of Life. *Pain Sympt Manage*. 2003; 25(4); S25-32.
23) Emanuel et al.・前掲注18）。
24) 前掲注15）MSN産経ニュース。
25) 山嵜・前掲注1）237頁。

ていた期待される利益・リスクとして以下の情報が与えられている[26]。

　　　治験は一般的な治療と異なり、研究的な側面があります……パイロット治験（ママ）では、3名とも植込み後17ヶ月以上を経過し、いずれの方も退院して在宅療養……うち1名は、就労復帰……ピボタルスタディ（ママ）……に参加された患者さんは現時点で5名……うち1名……が退院して自宅療養し、2名……は、退院準備……1名……が脳出血により死亡……最後の1名……は、脳出血により意識障害・構音障害が発症しましたが、現在では会話ができるようになり、自立歩行も可能になりました。……期待されるメリットとしては、心不全の症状の改善……在宅療養や就労復帰の可能性等……心臓移植待機中にドナーが現れた場合に心臓移植を受ける機会が得られることなど……リスクないし不具合としては、以下のようなものがあります。1）機器関連の右心不全……6）一過性脳虚血発作・脳梗塞・脳出血……11）機器の動作不良・故障……血液ポンプが停止すると……非常に危険な状態にさらされることになります……ポンプが復旧するのに時間がかかった場合には、生命に危険が生じることがあります。装置の不具合または故障については……生命に危険を及ぼすような重篤なもの……中等度のもの、それ以外の軽微なものがあります。

　この説明は、治験当初の時点での被験者に必要な情報に言及しており、研究の利益・リスクの説明としては標準的なものといえる。また、治験当初のこれらの説明内容が、後で振り返った場合に、より後のフェーズである継続治験の時点までに蓄積されたリスク情報に比べて圧倒的に不足することは必然なことであった。更に、治験参加の継続意思に影響を及ぼす可能性のある重篤な有害事象が生じた場合には、そのことを速やかにすべての被験者に説明することは法令手続き上も必須であることから、青年Aの事象を含めた追補版での説明は必要かつ適切であったといえる。では、一体何が問題であ

---

[26] 国立循環器病センター植込み型補助人工心臓治験症例に関する事故調査委員会・前掲注12）2頁、8頁、13-15頁。

ったのか。

　この問題の根底には、研究倫理において有効な同意のための要素とされる「理解」と、我々が一般的に思う"理解"あるいは"納得"との間の埋め難い溝に起因する問題がある。研究倫理の理論では、通常、研究者が説明をし、その内容を「理解」して任意の承諾を与えた場合に、被験者は同意したとされる。そのため、研究倫理上の「理解」は、説明によって与えられた情報を覚えているか否か、という記憶あるいは知識の問題に必然的にすり替わることになる。一方、被験者の側がいう"理解"とは往々にして、青年Aの母親がまさに記載した通り"納得"のことであり、研究参加の決断にあたってどれほどの覚悟と危険の自覚をもって臨む必要があるか、ということが「腑に落ちている状態」のことである[27]。

　青年Aのように、特に重篤な疾患や絶望的な病状にある患者は、「治療」のための最後の手段として、「研究」段階である未確立・不確実な実験療法に参加することがあるが、そうした被験者の多くは、「治療との誤解（therapeutic misconception）」[28]あるいは「非現実的な楽観（unrealistic optimism）」[29]という心理的陥穽に陥りがちである。もちろん、理論的あるいは理想的には、これらの心理的陥穽に被験者が陥らないような適切な説明を行うことが研究者の義務として求められる。しかし一方で、本事例でもそうであったような標準的な説明によって、これら心理的陥穽を回避することは現実には困難であるとされる[30]。これらのことを考えると、被験者の側の"納得"を得るために必要な説明は、上述のような知識・事実としての客観的、平板なリスク情報の提供ではなく、「〜といった有害事象が、他でもな

---

27)　松井健志「臨床試験におけるインフォームド・コンセント」薬理と治療39巻7号639頁、640頁（2011）、砂原茂一『臨床医学の論理と倫理』22-33頁（東京大学出版会、1974）。

28)　Paul S. Appelbaum, et al, Voluntariness of consent to research: A Conceptual Model. *Hast Cent Rep*. 2009: 39; 30-39. 丸祐一「臨床研究におけるインフォームドコンセントと"治療との誤解"」医学のあゆみ246号537頁（2013）。本書 **Case 1** も参照。

29)　Neil D. Weinstein, Unrealistic Optimism About Future Life Events. *J Pers Soc Psychol*. 1980: 39; 806-820. Lynn A. Jansen, et al., Unrealistic Optimism in Early-Phase Oncology Trials. *IRB: Ethics & Human Research*. 2011: 33(1); 1-8.

30)　嶋崎太一「医学的臨床研究における『治療であるという誤解』をめぐる倫理学的考察」HABITUS 16号92-94頁（2012）。

い『あなた』の身に起こることが常にあり得るので、その覚悟の下で研究にご参加ください」といった、少なくとも被験者の楽観的期待を打ち消すような説明ということになるだろう。本事案は、「理解」とは何か、「納得」とは何か、被験者が陥りやすい過剰な期待に伴う心理的陥穽をどう回避するか、という臨床研究における同意の本質に拘わる課題を改めて提起したといえる[31]。

(4) 植込型の機器研究に特有の論点

最後に、本事案が提示する別のユニークな論点の一つに、「後戻りできない」という、生命維持に直結する植込型機器の研究に特有の問題があったことを指摘しておく。本事案はその後結果的に、医療機器産業連合会での同意撤回の在り方の検討作業を促しただけでなく[32]、平成25年の医療機器GCP改正に際して、同意撤回の際の機器の取扱いに関する記載を説明文書に記載する規定[33]を追加することに繋がっており、その意味でも社会的に大きな影響を与えた事案であった。同様の問題は、機器研究に留まらず、再生医療研究等においても生じ得るものであり、今後ますます重要な論点になるだろう。

---

31) 後日談であるが、エヴァハートの製造販売承認可否の審議において、日本医薬品医療機器総合機構としては当該付記によって「同意の効力を生じているとは認められない」と判断し、継続の同意をとるための説明文書が国循の治験審査委員会で承認された日付以降のデータはGCP不適合であるとして、承認申請資料中から削除することが適当という判断を行ったことが報告されている。薬事・食品衛生審議会医療機器・体外診断薬部会「平成22年11月19日 薬事・食品衛生審議会医療機器・体外診断薬部会議事録」〔信頼性保証部長発言〕2010年11月19日（http://www.mhlw.go.jp/stf/shingi/2r985200000160h3.html 2018年4月18日最終閲覧）。

32) 医機連GCP委員会WG3「平成23年度医機連GCP委員会WG報告書（案）」6頁（2012年3月13日）、一般社団法人日本医療機器産業連合会臨床評価委員会「医療機器治験の同意撤回に関するガイダンス」第1版、2018年1月1日（http://www.jfmda.gr.jp/wp-content/uploads/2017/12/4caf8b311d0823cb3da79e806672e1d1.pdf 2018年4月18日最終閲覧）。

33) 厚生労働省医薬食品局審査管理課医療機器審査管理室「（別添）『医療機器の臨床試験の実施の基準に関する省令』のガイダンス」（改正：2013年2月8日）98頁（2013）〔薬食機発0208第1号平成25年2月8日厚生労働省医薬食品局審査管理課医療機器審査管理室通知『『医療機器の臨床試験の実施の基準に関する省令』のガイダンスについて」所収〕（https://www.pmda.go.jp/files/000159686.pdf 2018年4月18日最終閲覧）。

また別の論点としては、機器研究において、機器自体に不具合や問題点が生じても試験を行う医師らには殆どの場合に対応能力や原因解明能力がないこと、及び、特に植込機器の場合には、手術・手技と術者のスキルに伴う複雑な問題も生じる、という点で、薬物試験とは異なる特有の問題があることも指摘しておく[34]。

参考文献

砂原茂一『臨床医学の論理と倫理』（東京大学出版会、1974）。

東嶋和子『よみがえる心臓——人工臓器と再生医療』（オーム社、2007）。

香川知晶『生命倫理の成立——人体実験・臓器移植・治療停止』（勁草書房、2007）。

久坂部羊『大学病院のウラは墓場——医学部が患者を殺す』（幻冬舎、2010）。

田山輝明編著『成年後見人の医療代諾権と法定代理権——障害者権利条約下の成年後見制度』（三省堂、2015）。

---

[34] 中田はる佳ほか「医療機器臨床試験に関する倫理的課題」医薬ジャーナル50巻8号81-85頁（2014）。

Plus One 1 　研究と診療の境界を考える
―「革新的治療」の許容条件

田代志門

腹腔鏡手術事故が問いかけるもの

　2014年に発覚した腹腔鏡手術による一連の死亡事故報道以降、新規性のある手術手技の導入のあり方が大きな議論になっている。問題の中心は医療安全に関わるものだが、倫理審査委員会の承認を得ないままに新規性の高い手術が実施されていた点など、倫理的手続にも瑕疵があったとされる。例えば、群馬大学の報告書はこの点に関して、「本来であれば、安全性が確認されていない保険適用外の医療行為を行う場合には、倫理審査を必ず受けなければならない」と指摘する[1]。また、千葉県がんセンターでは事故後の対応として、研究を審査する委員会とは別に「未実証医療審査委員会」を新設し、「新規かつ高度な術式を導入しようとする際には、本委員会で審査する」としている[2]。

　これに対し、国レベルでも2016年に特定機能病院に関して「医療法施行規則の一部を改正する省令」が定められ、新規性のある医療行為を導入するプロセスが明確化された[3]。本省令では、新たに「高難度新規医療技術」及び「未承認新規医薬品等」というカテゴリーが設けられ、その導入に際しては医療機関内部での事前審査を必須としている。具体的には、「高難度新規医療技術」とは、「当該病院で実施したことのない医療技術（軽微な術式変更等を除く。）であってその実施により患者の死亡その他の重大な影響が想定されるもの」と定義され、概ね新規性があり、一定のリスクを伴う手術手技が想定されている。これに対して、「未承認新規医薬品等」とは「当該病院で使用したことのない医薬品医療機器等法第14条第1項に規定する医薬品又は高度管理医療機器であって、医薬品医療機器等法……の承認又は……認証を受けていないもの」と定義される。

この両者のいずれかに該当する場合、医療者は複数診療科の医師や医療安全管理部門に所属する医師や薬剤師からなる評価委員会による事前審査を受けなければならない。とりわけ、「高難度新規医療技術」に対するルールは、研究ではなく診療として実施される手術手技に対して初めて定められた公的規制として注目される。

研究と診療のグレーゾーン

　ところで、英語圏ではこうした研究の外で実施される新規性の高い医療技術は「革新的治療（innovative therapy）」「医療革新（medical innovation）」等の名称で呼ばれ、典型的な研究と診療の「グレーゾーン」に位置するものと考えられてきた。すなわち、一般的には研究と診療の区別は、「目の前の患者の最善か知識の獲得か」という「目的（意図）に関する基準と「医学的に確立した方法か否か」という「手段」に関する基準によって判断される[4]。この2つの判断基準が揃う場合は判断に迷わないが、揃わない場合は判断に迷いが生じることになる。特にしばしば議論が紛糾するのが、「目的」は「目の前の患者の最善」にあるものの、「医学的には確立していない方法」を用いる場合である。

　なかでも外科の領域は、必ずしも研究ではなく診療の一環として新規の手技が実施されることが多く、国内外を問わず必ずしも公的な規制の対象とはなってこなかった。実際、2000年代初頭にアメリカで実施された外科医に対する全国調査においても、新規性のある手術手技を論文化した医師のうち、当該行為を「研究」と認識していたのは6割程度であり、手術の実施に先立って倫理審査を受けていたのはその半数以下だった[5]。この背景には、アメリカにおいても、医療として実施される手術手技一般についての事前規制は存在せず、研究目的が明確でない場合には必ずしも倫理審査が義務づけられていないという事情がある。

　加えて、そもそも外科の「文化」は革新と創造性を尊び、標準化への懐疑が強いため、こうした事前規制に馴染まないという見解もある[6]。実際、医薬品とは異なり、手術手技の有効性・安全性は個々の医師や医療チームの技術や経験と強く関係しており、手技のみを切り出して評価する

ことは難しい。また、新しい医療技術が確立していく過程も、医薬品のような薬事制度と結びついた定型的なルートは存在せず、「いきあたりばったり（haphazard）」な側面があるという。このため、極めて例外的な場合を除き、新規性の高い手術手技全般を全般的に監視するような規制は通常設けられていない。

「革新的治療」の許容条件

それでは、研究倫理の観点からはこれらの新規性の高い手術手技をどのように扱うべきなのだろうか。既に Case 3 でも確認したように、現時点での標準的な考え方は「可能であれば『研究』として行うことを推奨するが、条件を定めて例外的に『診療』として実施できる余地を残す」というものである。この際特に重要なのが、例外を認める「要件」をどう具体的に定めるか、という点である。例えば、世界医師会ヘルシンキ宣言が現在定めている要件は、「他に手段が無いこと」「適切なインフォームドコンセントの確保」「他の専門家への相談」「患者に利益をもたらす見込みがある」といったものである[7]（第37項「臨床における未実証の治療」）。この他にも、例えば国際幹細胞学会のガイドラインでは、「実施計画書の作成」「既存の臨床試験の適格規準に該当しない患者を対象とすること」「有害事象への対応」「機関の長の許可」などの要件を追加したうえで、少数の重篤な患者を対象とする場合に限定して、研究外部での新規性のある幹細胞治療の実施を許容している[8]（3.4 幹細胞を用いた医療革新）。

これに対して、日本で新たに導入された「高難度新規医療技術」に関する制度が定めている要件は、「既存治療と比較した場合の優位性」、「必要な設備・体制の整備状況」、「医療者の経験」、「患者に対する説明及び同意の取得の方法」の4点である。これらはいずれも新規性の高い手術を実施する上では必ず確認すべき点であるが、その一方で国際的な研究倫理の視点からは、2つの視点が欠けている点に注意が必要である。

1つ目は、ヘルシンキ宣言でも前提となっている「他に手段がないこと」という要件である。日本の要件では既存の治療法との「優位性」のみが問題とされており、これは「現在の標準治療が有効ではない又は標準治

療がないこと」という要件よりも緩やかである（他に治療法があっても新たな手技の方が「優位」であると主張すれば足りる）。しかしあくまでも研究外の革新的治療の実施は「例外」であると考えるのであれば、この要件はやや許容的すぎるのではないだろうか。もう1つは「研究としての実施を推奨する」という要件の欠落である。国際的なガイドラインは、仮に診療として革新的治療を実施した場合でも、速やかな結果の公表と研究への移行を定めているが、日本ではこの点が不明確である。本来的には、真に新規性の高い手技であれば、そもそも「研究として実施しない合理的な理由があること」を確認した上で、「適切な時期に研究に移行すること」を促すことが必要であろう。

　いずれにしても、革新的治療をどのように管理することが望ましいのか、という点は未だに国際的にも結論は出ていない。この点で、国内では新たな制度が導入されたばかりであり、今後各病院での試行錯誤が続くことが予想される。この過程を経て、将来的には国際的にも共有できるような革新的治療の許容条件に関するコンセンサスが得られることを期待したい。

1) 「群馬大学医学部附属病院医療事故調査委員会報告書」2016年7月27日（http://www.gunma-u.ac.jp/wp-content/uploads/2015/08/H280730jikocho-saishu-a.pdf　2018年5月25日最終閲覧、以下同じ）。
2) 千葉県がんセンター「千葉県がんセンターの改革について」2015年7月15日（https://www.pref.chiba.lg.jp/byouin/kenritsubyouin/joukyou/documents/kaikaku_gan.pdf）。
3) 平成28年厚生労働省令第110号（平成28年6月10日）。
4) 田代志門『研究倫理とは何か——臨床医学研究と生命倫理』93-99頁（勁草書房、2011）。
5) Angelique M Reitsma & Jonathan D Moreno, Ethical Regulations for Innovative Surgery: the Last Frontier?, *Journal of the American College of Surgeons*. 2002: 194(6); 793-795.
6) Anna C. Mastroianni, Liability, Regulation and Policy in Surgical Innovation: the Cutting Edge of Research and Therapy. *Health Matrix*. 2006: 16; 363-370.

7) 世界医師会（日本医師会訳）「ヘルシンキ宣言 人間を対象とする医学研究の倫理的原則」2013年10月（http://www.med.or.jp/wma/helsinki.html）。
8) International Society for Stem Cell Research (ISSCR). *Guidelines for Stem Cell Research and Clinical Translation*. ISSCR; 2016. http://www.isscr.org/guidelines 2016.

第2部

事案の解説

Part 2
配慮を要する対象・状況

Case 5 戦中の反人道的軍事医学研究
——駐蒙軍冬季衛生研究

土屋貴志

キーワード：駐蒙軍冬季衛生研究、反人道的医学研究、医学犯罪、七三一部隊、ニュルンベルク綱領

ねらい

　本章で取り上げる「駐蒙軍冬季衛生研究」は、15年戦争期に日本が、医学の名の下に医師の手によって行った反人道的研究のひとつである。今日の世界の医学研究倫理がナチス・ドイツの反人道的研究への反省を源流とするように、日本に医学研究倫理を真に根付かせるには、日本が国を挙げて行った反人道的研究の事実にしっかり向き合う必要がある。特殊な状況下で行われた異常な出来事として取り扱うのではなく、人を実験や観察の対象にせざるをえない医学の倫理はどうあるべきか、研究者は軍や国の要請にどこまで、どのように応えるべきか、など、本質的な問いを投げかける事例として、正面から取り上げなければならない。

1　事案の概要

　今日の世界の医学研究倫理の源流は、ナチス・ドイツの反人道的研究を裁いたニュルンベルク医師裁判の判決文の一部である「ニュルンベルク綱領」にある。一方、同時期に関東軍七三一部隊で行われていた反人道的医学研究は、米軍との取引により東京裁判でも裁かれることなく隠蔽され、日本国政府および日本の医学界にとってなおタブーとなっている[1]。しかし、日本が国を挙げて行った反人道的医学研究の事実にしっかり向き合わなければ、日

---

1) 末尾の参考文献のほか、次の文献を参照されたい。土屋貴志「15年戦争期における日本の医学犯罪」日本の科学者43巻2号10(66)-15(71)頁（2008）。

本において「被験者保護」という根本理念は理解されず、研究倫理が真に根付くこともありえない。

本章では、15年戦争期（1931〜45）の日本による反人道的医学研究のうち、報告書が発見され最も詳しく知ることができる「駐蒙軍冬季衛生研究」を取り上げる。それ以外の、七三一部隊での致死的人体実験等の反人道的研究については、文書で確認でき時期を特定できる事例と、その時代背景となる出来事を、本稿末にまとめておく（→**年表：七三一部隊等の動向およびその背景と「人体実験」**）。これらの事例は全体のごく一部にすぎず、未だに闇に埋もれたままになっているものが多数あると推定される。

(1) 「駐蒙軍冬季衛生研究」

1941年、内モンゴル方面に展開していた日本陸軍の駐蒙軍は、「冬季衛生研究班」を組織し、1月31日から2月11日にかけて「錫林郭勒盟西蘇尼特」（現在の内モンゴル自治区シリンゴル盟ソニド右旗）付近で、凍傷、テントでの手術、止血、輸血などについて研究する野外研究を行った[2]。

---

2) 1941年に作成された報告書が、1970年代に東京・神田の古書店で発見され、復刻出版されている（冬季衛生研究班『極秘 駐蒙軍冬季衛生研究成績』現代書館、1995）。写真や図版も含め400頁近くに上る詳細なものである。以下、『成績』と略記し、引用箇所は【復刻版の頁等】として記す。原文はすべて旧字体カタカナ遣いだが、本稿では原則として新字体ひらがな遣いに、漢数字は必要に応じて算用数字に、それぞれ直す。また、引用文等の〔 〕内は土屋による補足であり、強調も土屋による。
　その真正性については、第一に、「NHKは、三浦、吉村、島田、栗林、斉藤の5人に取材し、4人から証言を取っています。4人全員が、実験を認め、自ら銃殺を認めている人もいます。／ただしこの取材は、結局陽の目を見ることなく、中止となりました」（常石敬一氏から土屋宛メール、2004年2月24日）。
　第二に、『成績』「結言」冒頭に「駐蒙軍冬季衛生研究は夙に昨〔1940〕年〔中略〕実施の処宛も後套作戦開始せられ〔中略〕実戦場埋〔裡？〕に其の一部は体験済みとなり残部を本年に持越され」【336頁】とあるが、「生体を以てする試験」を含む1940年の「駐蒙軍冬季試験衛生研究班計画」は、駐蒙軍の『戦時月報』の一部として防衛研究所が所蔵し、アジア歴史資料センターのウェブ上で公開されている。
　第三に、研究班員として人名が記載されている軍医が1980年に自費出版した書簡集に、戦時中に妻に宛てた、冬季研究への出張に関する記述と写真を含む手紙がある。致死的人体実験についての記述はないものの、日程や担架実験、帰途の難行への言及が『成績』の内容に符合している（Yama「極寒の内モンゴルで行われた人体実験──駐蒙軍冬季衛生研究の闇」(http://shanxi.nekoyamada.com/?p=143　2018年6月22日最終閲覧））。

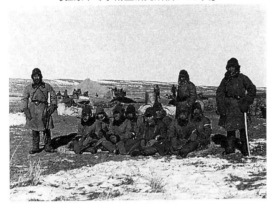

テント設営中の「生体監視」
［駐蒙軍冬季衛生研究成績、45頁］

研究班の携行品目表
［駐蒙軍冬季衛生研究成績、352頁］

参加したのは、駐蒙軍の上級部隊である北支那方面軍の司令部から軍医少佐1名（および下士官1名？）、駐蒙軍司令部から軍医中佐や衛生曹長等6名、大同陸軍病院から軍医少佐等5名、北支那防疫給水部張家口支部から軍医少佐・軍属等18名、張家口陸軍病院から軍医大尉等8名、駐蒙軍に属する第26師団から軍医中尉等6名、同じく独立混成第二旅団から軍医中尉等7名、北支那野戦貨物廠大同支廠から衛生曹長等4名、計55名に上る[3]。研究班長には大同陸軍病院の谷村一治軍医少佐が任命された。駐蒙軍司令部の軍医中佐や北支那方面軍司令部の軍医少佐等3名が指導部、谷村班長や北支那防疫給水部張家口支部の軍医少佐等7名が本部を統括し、その下に第一部から第三部までの作業班が置かれた。

研究班員は全員 1 月 31 日に張家口の駐蒙軍司令部に集合して編成命令を受け、糧食・物品・輸送の準備をする。2 月 2 日朝に張家口を出発、夕方に徳化（現在の化徳県）に到着。「直ちに特務機関に連絡」、研究材料とされた「生体」を受け渡されたと思われる（「行動概況（陣中日誌）」には、同日夜間の「警戒」として「携行生体の監視を厳ならしむ」【18 頁】とある）。2 月 3 日朝に徳化を出発し午後 2 時西蘇尼特に到着、研究実施地点を選定しテントを設営。以後 2 月 8 日まで現地で「研究」を行う。2 月 9 日に西蘇尼特を出発、徳化を経由して、2 月 11 日に張家口に帰還、編成を解かれている。

(2) **野外研究の内容と「生体」**

　研究内容は、『成績』の「第一編　研究要領」に「第五　研究項目」として、以下のとおり記されている【10-12 頁】。なお、この中の「生体」とは、生きた人間である。研究班の「携行品目表」の末尾に「生體〔体〕」として、中国人男性と思われる 8 名の氏名と年齢が、番号を付して記載されている【352 頁】。これらは、①劉春（27 歳）、②潘春（22 歳）、③楊副（33 歳）、④下関（15 歳）、⑤高有（49 歳）、⑥郝貴（35 歳）、⑦張義（21 歳）、⑧陳運（38 歳）と読み取れる[4]。彼らは上記「研究項目」中の「B　生体を以てする試験」の実験材料にされ、最後には、7 人が銃殺、1 人は「全麻〔全身麻酔〕の元に生体解剖を行う」【30 頁】ことによって殺された。

(3) **「生体を以てする試験」の詳細**

　『成績』の第三編「研究成績」の第二章では「生体を以てする試験」の詳細な報告がなされている。
　例えば、「第一　野外に於ける試験」の「其の三　胸部穿透性貫通銃創患者観察」には次のようにある。2 月 7 日 11 時 50 分、「生体 8 号」〔陳運〕を

---

3) 『成績』「結言」には「計 54 名に北支那方面軍軍医部及駐蒙軍軍医部部員各 1 名下士官を加え」【336 頁】とあるので計 56 名になるはずだが、「人名表」【348 頁、付録其ノ二ノ 1、付表第一】には北支那方面軍軍医部の下士官は見当たらず、55 名分の記載しかない。

4) ただし、氏名の中に丸囲みの番号が打たれているので、3 字氏名の 2 字目を伏せ字にしている可能性もある。『成績』の本文中には氏名の記載は一切ないが、以下、生体番号に氏名を補って記載する。

野外研究の研究項目（『成績』第一編「研究要領」の第五「研究項目」より）

A　第一線傷者の処置 　　第一線より救護運搬予備試験	（一）現制完全防寒具装着のまま担送患者の運搬 　イ　担架兵の耐寒体力検査 　ロ　患者の観察 　　1　第一線処置 　　2　健康者を患者に仮想す（兵の場合と生体の場合） 　　3　保温法を講じたる場合と防寒具の場合との比較 　　4　試作患者袋の使用 　　5　運搬距離を変更し都度検査す 　　6　各種運搬法の研究 （二）担架及車両に対する防寒装備を如何にすべきや （三）現制輸送具に対する実験及考案
B　生体を以てする試験	（一）野外に於ける試験 　イ　止血帯と気温並に時間の関係の研究 　　止血帯の装着法 　　止血帯装着時の凍傷予防法 　ロ　創の開放治療の能否及程度 　　止血を如何にすべきや 　　器械類の使用法、使用可能範囲 　ハ　凍傷発生の時間的関係 　　諸種要約の下に実験す （二）天幕内に於ける生体試験 　　天幕内傷者収容 　　手術創の観察 　　開腹術経過観察 　　生理的食塩水、輸血法の実施研究
C　手術用天幕の蒙古風に対する抵抗	
D　衛生濾水機に関する事項	（一）水質検査操作の可能範囲 （二）衛生濾水機の使用法並に搬水法の研究 （三）試作濾水機の使用法
E　毒物検知器	
F　蒙古包の衛生機関としての利用価値	
G　薬物携行法の研究	

「坐位　距離約25米　小銃射撃処分す／発砲と同時に向かって右に倒れ動かず呻吟せず直ちに創を開放点検並処置を行う」【120頁】。「カンフル油一筒」で脈拍は回復し、「処置後直ちに200米を搬送手術用天幕内に搬入約12分〔経過?〕」【以上122頁】。52分後、O型の陳にA型の異型輸血を行う。1時間22分後「練習の為に行いしなり」気管切開。12時間後の24時「皮下気腫は右陰嚢に及ぶ　処分す（頭部拳銃射撃）」【以上123頁】。2月8日午前

10時、死体血輸血実験用に「心臓穿刺により血液60mlを採取す」【124頁】。午前10時30分から剖検が行われた。

「第二 凍傷発生の時間的観察」は、2月6日朝、第一部と第二部合同で、零下24-27度風速約5m/秒の野外において、防寒具を着せ担架に横たわらせた「素手及湿潤靴下着用生体（15歳）」〔4号、下関〕「湿潤手袋及過小なる軍靴着用生体（21歳）」〔7号、張義〕「酒精飲用生体（35歳）」〔6号、郝貴〕「空腹時の生体（22歳）」〔2号、潘春〕「素手及湿潤靴下着用生体（38歳）」〔8号、陳運〕の手足に、左右で条件を変え

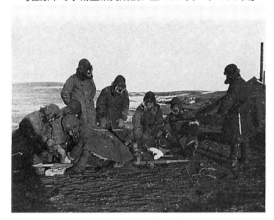

「凍傷実施」「凍傷発生（24時間後）」
〔駐蒙軍冬季衛生研究成績、上167頁・下168頁〕

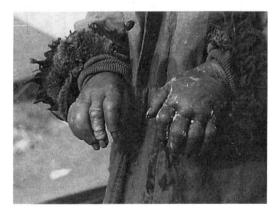

て凍傷を発生させ観察したものである。120-180分後にテント内に移し乾布摩擦等で患部の回復を試みている【133-163頁】。2月8日朝には第一部が「生体（5号）」〔高有〕にアトロピンを服用させ、30分後、零下14度風速0.8m/秒の野外で90分間素手素足をさらしている【30頁および164-166頁】。

「第三 天幕内に於ける生体試験」の「其の二 天幕内手術」では、2月4日15時、第二部が「手術用天幕内部の応急装備を施し開腹術（腸切除側々吻合術）を生体（第1号）〔劉春〕に施す」【22頁および189-196頁に詳しい

テント内での「腸切除吻合術」、「切断術」
〔駐蒙軍冬季衛生研究成績、上224頁・下226頁〕

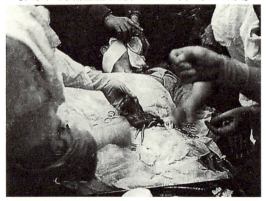

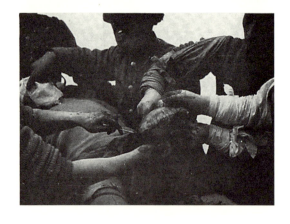

報告】。2月7日まで経過観察及び白血球算定、傷口分泌液のブイヨン培養、切片標本作成、血沈測定、肉芽の組織検査等を行う。「死亡後は解剖手術創部を10%フォルマリン水に保存す（生体及び死体解剖部）」【付表第三、其ノ二ノ3「研究項目区分表第二」】。

2月5日、第二部が「手術創の経過観察の為生体3号〔楊副〕を使用し左大腿切断手術創、〔軍刀で作った〕右大腿切創〔を〕第一期縫合創、左下腹部皮膚切除開放創を作る」【24-25頁および197-206頁に詳しい報告】。2月8日朝まで経過観察や「各創の創液ブイオン培養」「白血球算定」「塗抹標本製作」「血沈測定」「肉芽の組織検査」【27頁および29頁】。「解剖時肝、腎、脾、膵各臓器の保存」【付表第三其ノ二ノ3「研究項目区分表第二」二、（ホ）】。

同「其の三　輸血」も第二部が実施した。2月5日、前日に開腹術を受けた「1号」〔劉春〕と大腿切断術等を受けた直後の「3号」〔楊副〕に「輸血並に常温リンゲル液静脈注射」【25頁】。2月7日、「3号」〔楊副〕に、血液200ml・10%クエン酸ソーダ10ml・20%ブドウ糖液40ml・リンゲル液160mlを混合し魔法瓶に入れ2日間保存した「保存血」を250ml「輸血」【213-216頁】。日付不明だが「大腿切断術を実施患者」〔楊〕には冷却リン

ゲル液 220ml も静脈注射【223 頁】。

2月7日、開腹術を受けた「生体1号」〔劉春〕に、同型血液 100ml・生理食塩水 80ml・20%ブドウ糖液 20ml を混合し、外気中 24 時間放置して凍結させた「凍結血」を、30-33 度の温湯で解凍して「輸血」【216-218 頁】。同日、異型輸血も実施。「生体（B型）血液型患者に生体（A型）血液 150ml を輸血せるに著変なし」「総頸動脈よりA型血液約 50ml を採取しB型患者に輸血せるに認むべき変化なし」【218 頁】。2月7日、「羊の血液 50ml を採取し大腿切断術を行えるB型患者〔3号、楊副〕に輸血せるに特

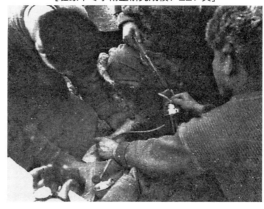

「保存血輸血（魔法瓶）」
〔駐蒙軍冬季衛生研究成績、227 頁〕

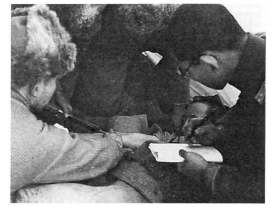

「凍血血輸血」〔駐蒙軍冬季衛生研究成績、226 頁〕

記すべき変化なし」。ただしラクダ・牛・馬などは「極寒不毛に於ては病馬廠等のなき限り〔中略〕自隊に於ては動物固定困難なるに依り〔中略〕採血甚だ困難なり」。「止むを得ざる際のみ利用価値あるものと認む」【以上 219頁】。2月8日、前日深夜に銃殺した「8号」〔陳運、「O型生体」〕の遺体から死後 10 時間後に採取した「屍体心臓血」60ml を、開腹術を受けた「1号生体A型」〔劉春〕に輸血。「冷感あるも著変なし」。続けて、死後約2時間経過した「2号〔潘春〕死体（B型）より 30ml」及び「7号〔張義〕死体（型

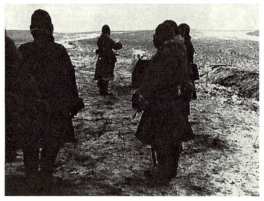

「班長弔詞朗読（生体慰霊祭）」
［駐蒙軍冬季衛生研究成績、47頁］

不明）より100ml」採取した死体血を、やはり「1号生体」〔劉春〕に静脈注射。「胸内苦悶悪寒ある他特記すべき変化なし」【以上219-220頁】。

(4) 慰霊と埋葬

　研究班は撤収前日の夕方、虐殺した8人のために「生体慰霊祭」を行い、谷村班長が次のような「弔辞」【368頁】を捧げて、遺体を埋葬した。

「野外研究」後の慰霊祭で読みあげられた弔辞

弔　辞
惟時皇紀2601年2月8日
研究班生体の霊に告ぐ
御身等は生国生年月日は異なれども東亜の一角中華民国に生を受け不幸にして誤れる思想行動をなし蔣介石の走狗となり公明正大の正義の皇軍に不利なる対敵行動をなすに至る
捕えられて獄舎にあり死刑を宣告せらる
時に当研究班編成せられ内蒙古の地に皇軍幾百万の否全世界人類のため医学術研究を担当す
御身等は選ばれて既定の死を尊き研究実験に捧げ本日終焉す
其の世界人類に貢献せる所大なり
以て瞑すべし
茲に祭壇を設け霊を慰む
在天の霊来り饗けよ
　　2月8日　　研究班長　谷村少佐

2 論点の整理と解説

『成績』は極秘とされた報告書であり、復刻された今日でも、古書店で発見されたという由来の不確実性ゆえか、新聞報道がなされてもほとんど注目されず、議論も巻き起こしていない。ここでは、検討すべきと思われる点を取り上げておく。

(1) 軍の正式な活動
軍の命令

「駐蒙軍冬季衛生研究」は軍の正式の活動である。研究班長は1月15日に命令を受けて細部の計画を立てている【13頁】。編成を完結し、駐蒙軍軍医部長から訓示を受けて出発し、帰還すると駐蒙軍軍医部長に申告し再び訓示を受けて編成を解いたのは、いずれも駐蒙軍司令部においてである。班員の人名表や業務分担表が明示され、道中の行動も逐一、研究班長から「研究班命令」が下された。これらは第1号から第10号までの「研作命」（研究作戦命令の略か？）として、指導部と第一部から第三部までの各部長に、口達および印刷配布されている【370-377頁】。

細大漏らさぬ報告書

研究班長からは「研究完了後の報告は最〔細？〕大漏らさず班長の許に提出せられ度」【362頁】と下達されている。この命に従い、研究日誌やデータはもちろん、写真、携行品、訓示、命令、弔辞に至るまで、活動のすべてを記録として残そうとした几帳面さは、医学者としてよりも軍人としての、官僚的性向の表れと見ることもできよう。

研究の必要性

研究班の出発時に駐蒙軍軍医部長は「蒙疆楽土建設の基礎たる衛生関係事項の確立並治安の維持に必須なる討伐作戦に直面し完全なる傷病者の収療に躍進的方策の要ある時<u>之が研究は皇軍の為実に欠くべからざる喫緊事項たり</u>然して之が研究は諸種の状況に妨げられその実施常に必ずしも容易ならず。／今や其の機熟しここに之が決行を見るに至れるは<u>実に欣快に堪えず軍の本研究に期待する所極めて大なり</u>」【365頁】と訓示し、「この歴史的壮

挙」【366頁】と述べて班員を鼓舞している。冬は酷寒となる中国北部に展開する日本軍にとって、凍傷や戦傷の前線における治療は非常に大きな課題であった。とくに、前年の1940年1月末から3月にかけて行われた「後套作戦（五原作戦、巴号作戦）」では、零下20度を割る厳しい寒さの中、凍傷患者数は戦死傷者数を上回った。「冬季衛生研究」はもともとこの1940年に計画されたが、後套作戦の開始により延期されていた。実戦で「其の一部は体験済みとなり残部を本年に持越され」【336頁】たというが、多くの凍傷患者や戦傷者を実際に出し、前線での治療に追われたことで、研究の必要性はより高まっていたと考えられる。

秘密保持の徹底

軍の正式な活動ゆえに秘密保持も徹底された。研究班長は出発前に班員に対し「防諜に関しては至厳の注意を要す本研究は次期作戦資料蒐集研究なるに付特に最近徳化付近に外蒙よりスパイ相当入込みありとの報あるに付且つ生体を以て実験する関係上特に部外は勿論部内のものにも漏洩せしめざる様注意を喚起す」【362頁】と言い渡しており、「生体慰霊祭」終了直後にも「全員に対し今回の研究班の行動、研究作業の防諜（漏洩防止）に関する注意あり」【30-31頁】と念を入れている。もちろん『成績』の表紙にも「極秘」の文字が打たれている。

(2) 医学的な綿密さ

軍の正式な活動であり、期待も大きいゆえ、実験も科学的に綿密なものでなければならない。上述したように、実験の条件は細かく統制されており、手順や結果の記録も非常に詳しい。

もっとも、設備の整った施設で行われる今日の医療の水準からすれば、「駐蒙軍冬季衛生研究」で試みられている治療は粗雑かもしれない。また、通常の医療では患者の生命を損なわないよう細心の注意を要するが、被験者を死なせても構わない実験はそうした慎重さが求められないので医学的意義がない、という見方もある。しかし、酷寒の野外で医療資源も乏しい環境において、凍傷にかかったり戦傷を負ったりした患者を治療する研究は、そのような極限状況に置かれる可能性のある軍事医療にとっては意義のあることだろう。

(3) 被験者（「生体」）の扱い
「生体」にされた経緯

　研究材料とされた「生体」は、2月2日夕方に徳化に到着し、特務機関から引き渡しを受けた。『成績』の「弔辞」は「生体」について「誤れる思想行動をなし蒋介石の走狗となり公明正大の正義の皇軍に不利なる対敵行動をなす」に至ったので「捕えられて獄舎にあり死刑を宣告せらる」【368頁】という。一方、「結言」には「一瞬の監視を怠るべからざる主として通敵匪よりなる生体」【336頁】とあるが、「生体4号」とされた15歳の「下関」少年も「通敵匪」なのだろうか。彼が「主として」の中に含まれないなら、どんな容疑で特務機関に拘束されていたのか。

厳重な監視

　彼らは引き渡された直後から厳重な監視下に置かれる。『成績』に収録された2月2日の「会報」は、「生体逃亡予防に関して別に示指する不寝番は特に至厳なる注意を要す生体小便に際しては看守を起し之が用を達せしむること」【380頁】と指示している。班員の4つの居住テントと手術用テントは「生体」のテントを取り囲むように配置された【41頁、天幕配置図】。「結言」は「常に生体の監視に気を配り殆ど無眠無休」【338頁】と記している。

徹底的な利用

　「生体」は複数の実験の材料となり、徹底的に利用される。班員を被験者にした実験も行われたが、研究班長は出発前の「細部の注意」で、「特に健康兵を患者と仮想し実験研究をなすに依り必ず一歩手前迄の実験に止め細心注意を払い不慮の災害の発生を予防するに務められ度」と述べる一方で、「但し生体実験に於ては研究上徹底的に実験を希望す」【以上356頁】と指示している。

　例えば、凍傷実験には計6人が用いられているが、「生体6号」〔郝貴〕と「生体7号」〔張義〕はその前に止血実験、「生体3号」〔楊副〕はその後輸血実験、「生体8号」〔陳運〕はその後貫通銃創実験に、それぞれ用いられている。また、銃殺や生体解剖によって殺された後も、「生体7号」〔張義〕と「生体8号」〔陳運〕は輸血実験のため死体血を採られ、解剖は全員に対し行

われている。

匿名化

班員が被験者である体力試験などでは、被験者の氏名は明記されている。しかし「生体」については、報告書本文中ではすべて「〜号」と匿名化されており、氏名は一切記されていない。

氏名がわかる唯一の資料は、付録として添付された「携行品目表」である。あるいは、ここにだけ氏名を記したのは、誰を引き渡したのか、「調達」先の特務機関と照合する必要があったためかもしれない。

虐殺と「慰霊祭」

研究班は「生体」を虐殺し解剖した後、「慰霊祭」を行い、弔辞と焼香を捧げて、遺体を埋葬している。『成績』も「擱筆に当り再び生体の霊に黙祷を捧ぐ」【339頁】という言葉で結ばれている。被験者を虐殺したという意識はあり、後ろめたさが残っていることがうかがわれる。

この後ろめたさは、七三一部隊で流行性出血熱の人体実験を行っていた笠原四郎が1985年、インタビューに「私は、私のしたことを非常に心苦しく思います。私は間違ったことをやったと思います。わずか数回のことではありましたが、人体実験の結果スパイが死んでしまった時……私は非常に悲しかった。それでいつも私は石井部隊の講堂で供養祭をやっていました」[5]と答えていることや、陸軍登戸研究所の技術少佐であった伴繁雄が、一六四四部隊で毒物の人体実験を行ったことについて「いまは、歴史の空白を埋め、実験の対象となった人々の冥福を祈り、平和を心から願う気持ちである」[6]と書き遺したことにも通じる。

虐殺を正当化する論理

だが、こうした後ろめたさは、研究の必要性や重要性の主張によってかき

---

[5] Peter Williams & David Wallace. *Unit 731: The Japanese Army's Secret of Secrets*. Hodder & Stoughton Ltd; 1989: 40. ピーター・ウィリアムズ＝デヴィド・ウォーレス（西里扶甬子編訳）『七三一部隊の生物兵器とアメリカ――バイオテロの系譜』38頁（かもがわ出版、2003）。

[6] 伴繁雄『陸軍登戸研究所の真実』82頁（芙蓉書房出版、2001）。

消される。「弔辞」は「皇軍幾百万の否全世界人類のため」「世界人類に貢献せる所大なり」【368 頁】と、自国民のみに貢献する軍事医学にとどまらない、「世界人類」に貢献するという医学そのものの目的に訴えている。

また「弔辞」は、「選ばれて既定の死を尊き研究実験に捧げ」【368 頁】とも述べる。これは、いずれ死刑に処して殺すのなら、実験材料として利用して医学に貢献してもらおうという、いわば「資源を有効活用する思想」を反映している。それは、医学の実験材料になって「世界人類に貢献」するのならば虐殺される本人も浮かばれるだろうという、医学者の一方的な理屈にもつながっている。

3 教訓と課題

ところで、「駐蒙軍冬季衛生研究」をはじめとする、15 年戦争期に日本が行った反人道的医学研究は、戦争という特殊な状況の下で、自国軍の勝利という特殊な目的のために行われたものであり、今日の通常の医学にとっては起こりえないことだ、といえるだろうか。こうした残虐な医学研究は、過去の戦時下の狂気の産物であり、平時にいる私たちには全く関係のないものだろうか。

もしこれらの反人道的医学研究が、もっぱら戦争によって引き起こされたのだとしたら、医学が戦争や軍に協力しさえしなければ、このような残虐な事件は起こりえないことになる。医学は本質的に善であり、本質的に悪である戦争や軍に利用されたからこそ、「駐蒙軍冬季衛生研究」や七三一部隊や九州帝国大学「生体解剖」事件（**第３部の事案の要約２番**を参照）のような、残虐な人体実験が行われてしまった。だからこれらは「医学犯罪」というよりも、「軍の犯罪」であり「戦争犯罪」なのだ、というわけである。今日「軍学共同反対」を唱えている人々の中にも、そのような考えが少なからず見受けられる。

だが、程度の差はあれ、平時でも、被験者の人権を侵害する医学研究が行われてきたことは、本書の各章によって証拠立てられている。軍と無関係なところでも、被験者の人権を侵害する研究は行われてきた。これは、医学は完全に善なる存在なのではなく、むしろ、被験者の人権を侵害する契機を本質的に抱え持っている、倫理的な警戒を忘れない存在である、ということを示している。

もちろん、そうだとしても、例えば、いずれ殺害する被抑留者（「死刑囚」）を調達できなければ、被験者を死なせるような《致死的研究》を行うことはできない。しかし、逆に言えば、《いずれ死ぬ人》を被験者とすることができ、研究によって被験者が死んでも罪に問われない状況があれば、たとえ平時であっても、致死的な研究が行われる可能性はある。

　行える条件さえ整えば、研究の必要性や重要性を理由にして、致死的研究を行いかねないのが、医学の本質的な性格である、と考えておいたほうがよい。過去において戦時下の状況が、致死的研究を行える条件を整えたことはあった。しかし、《行える》からといって《行ってよい》わけではない。たとえ《いずれ死ぬ人》や《いずれ殺す人》を被験者とすることができたとしても、医学研究によって死なせたり殺したりしてよいわけではない。にもかかわらず、戦争や軍が整えた条件を、利用したのは医学であった。

　それゆえ、「駐蒙軍冬季衛生研究」をはじめとする、15年戦争期の日本による反人道的軍事医学研究は、「戦争犯罪」というよりは「医学犯罪」と位置づけるべきである。そして、医学の本質的問題を露呈する出来事として、目を背けずに正面から取り上げ、慎重に詳しく検討する必要がある。

参考文献

常石敬一『医学者たちの組織犯罪──関東軍第七三一部隊』（朝日出版社、1994）（朝日文庫、1999）。

15年戦争と日本の医学医療研究会編『戦争・731と大学・医科大学』（文理閣、2016）。

土屋貴志「15年戦争期の日本の医学犯罪の証拠──医学研究倫理教育の教材として」第2回研究倫理を語る会ポスター演題、2017年2月11日（http://www.lit.osaka-cu.ac.jp/user/tsuchiya/gyoseki/presentation/170211KenkyuRinriKataruKai.pdf　2018年6月22日最終閲覧）。

アレクサンダー・ミッチャーリッヒ＝フレート・ミールケ編・解説（金森誠也＝安藤勉訳）『人間性なき医学──ナチスと人体実験』（ビイング・ネット・プレス、2001）。

年表：七三一部隊等の動向およびその背景と「人体実験」

西暦年	起こった出来事
1925	ジュネーヴ議定書締結（生物・化学兵器の使用を禁止）
1925	石井四郎（以下、石井）、生物兵器開発を軍上層部に働きかけ始める
1930	石井、陸軍軍医学校防疫部・防疫学教室教官となる
1931.9	満州事変。関東軍が「満州」（現在の中国東北部）を支配下に収める
1932	「満州国」建国
1932	陸軍軍医学校が防疫研究室（石井機関の中枢）を新設。石井、部員となる
1932	背陰河に「東郷部隊」発足
1933 秋	東郷部隊で致死的人体実験が開始される
1934.9	東郷部隊で捕虜16人が脱走
1935	ハルビン郊外の平房で基地建設が始まる
1935 頃	東郷部隊の菅原敏、中国人捕虜に、水だけ飲ませる実験を実施
1936	東郷部隊、陸軍の正式部隊となる（関東軍防疫部、1940〜関東軍防疫給水部、通称・関東軍七三一部隊）
1936	満州医科大学の田崎亀夫、死刑前の「匪賊」に行った鼠蹊淋巴肉芽種症の接種実験を論文で発表
1937	日中戦争始まる。日本、中国全土への侵攻開始
1938 頃	七三一部隊、平房への移転を開始
1938	陸軍、石井式濾水機を正式に採用。北京に一八五五部隊、南京に一六四四部隊、広東に 八六〇四部隊が新設される
1939.9	ナチス・ドイツがポーランドに侵攻、第2次世界大戦始まる
1939	七三一部隊、陸軍科学研究所・関東軍技術部化学兵器班と合同で化学兵器の人体実験
1939.8	ノモンハン事件。七三一部隊、生物兵器を使用
1940.5	山内豊紀ら、七三一部隊にて20人の中国人捕虜にコレラワクチン投与実験を実施
1940.6	七三一部隊、農安で生物兵器を使用[7]
1940.9	七三一部隊、大規模なイペリット（マスタード）ガス人体実験を実施
1940.10-11	日本軍、寧波を生物兵器で攻撃
1941	吉村寿人、ハルビンで「凍傷ニ就テ」講演
1941.5	登戸研究所の伴繁雄技術少佐ら、一六四四部隊で約15人の捕虜を毒物実験で殺害
1941(?).6	谷村一治軍医少佐・三浦理平軍医中尉、大同陸軍病院で6人の捕虜を用い「軍陣外科学集合教育」を実施
1941.6	七三一部隊の安達実験場でペストノミ爆弾の人体実験が行われる
1941.11	日本軍、常徳を生物兵器で攻撃
1941.12	日本軍、真珠湾・コタバル・香港を攻撃。太平洋戦争始まる
1942.4.18	米空母より発進した爆撃機が東京を空襲、中国浙江省に着陸
1942.5-8	日本軍、浙贛［せっかん］作戦で生物兵器を使用
1942.8	七三一部隊長が石井から北野政次に交代

1942	シンガポールに九四二〇部隊が設置される
1942	池田苗夫軍医少佐、黒河陸軍病院で流行性出血熱の接種実験
1942	青酸ガスの人体実験で捕虜を虐殺
1942-43	満州医科大学解剖学教室で「最も新鮮にして健康なる北支那人成人男性脳」を用いた人類学的研究を実施
1943末	七三一部隊で50人の中国人捕虜にチフスワクチン実験
1943末	七三一部隊安達実験場で炭疽爆弾人体実験
1944	笠原四郎、北野政次ら、「猿」を用いた流行性出血熱の病原体確定を論文として発表
1944.8-9	一〇〇部隊の松井経孝、毒物実験により捕虜を殺害
1944-45	第二四野戦防疫給水部の平野英之助軍医大尉、ラバウルで米国・オーストラリア・ニュージーランドの捕虜を用いて実験
1945.1	七三一部隊の安達実験場でガス壊疽榴散爆弾の人体実験
1945.1	七三一部隊の武藤技師、食塩大量摂取の基礎代謝への影響について人体実験
1945.3	米軍、東京・大阪・神戸・名古屋を大規模空襲
1945.3	石井、七三一部隊長に復帰
1945.5-6	九州帝国大学医学部の石山福二郎教授ら、8人の米軍捕虜に実験手術を行い殺害
1945.8.6	米軍、広島に原爆投下
1945.8.8	ソ連、日本に宣戦布告。日本軍、七三一部隊等で生き残っていた捕虜を全員殺害し施設を破壊、撤退
1945.8.9	米軍、長崎に原爆投下
1945.8.15	日本、連合国に無条件降伏、終戦
1945.9-10	米陸軍化学戦部隊のマレー・サンダース軍医中佐、来日し日本軍の生物兵器開発について調査。GHQ、石井とその研究者たちに戦犯免責を保証
1946.1-3	米陸軍化学戦部隊のA. T. トンプソン獣医中佐が石井とその研究者たちを調査。致死的人体実験の証拠はつかめず
1946.12	ニュルンベルク国際軍事法廷で「医師裁判」始まる
1947.1	ソ連、石井とその研究者たちの致死的人体実験に関する尋問を要求
1947.4-6	米陸軍化学戦部隊のN. H. フェル主任、致死的人体実験に関して石井とその研究者たちを調査
1947.8	米三省調整委員会極東小委員会が石井とその研究者たちの戦犯免責を容認
1947.8	ニュルンベルク「医師裁判」判決（米国判事団による。→「ニュルンベルク綱領」）
1949.12	ソ連、関東軍・七三一部隊・一〇〇部隊の将校・下士官らをハバロフスクで軍事裁判にかける（ハバロフスク裁判）。米国、共産主義者の宣伝にすぎないと非難
1956	中華人民共和国、日本人戦犯を軍事裁判にかける（七三一部隊幹部の被告は1人のみ）
1959	石井四郎、喉頭癌で死去（享年67歳）

7）　金子順一「PXノ効果略算法」『陸軍軍医学校防疫研究報告』第一部第60号（1943）。その他の事項に関する典拠は、土屋貴志「15年戦争期における日本の医学犯罪」日本の科学者43巻2号10(66)-15(71)頁（2008）、を参照のこと。

Case 6 | 精神疾患と被験者研究
―― ツツガムシ病感染実験事案

中澤栄輔

キーワード：介入研究、精神疾患、同意能力、代諾

> **ねらい**
>
> 　人を対象とする研究を進めるうえで、参加する個人の自己決定を尊重することは重要な原則である。しかし、自分自身で意思表明をすることに不自由のある人々を対象にした研究が行われることもある。こうした研究はどのような場面で正当化され、また被験者にどのような配慮が必要であろうか。本事案は、大学の研究者が指導し、入院中の 150 名の精神疾患患者に対して、研究目的でツツガムシ病の病原体であるリケッチアが接種されたという事案である。精神疾患患者を中心に社会的弱者を被験者とすることが正当化される研究や害の範囲、説明と同意のあり方などについて考えたい。

1　事案の概要[1]

(1)　研究の概要

　本事案の中心となった新潟大学医学部のある内科系の研究室（以下、新潟大学内科研究室という。）では、かねてからツツガムシ病の治療法（抗生物質の少量投与法）に関する研究を行っていた。その研究を進捗させるため、新潟大学内科研究室は医療法人青山信愛会新潟精神病院（以下、新潟精神病院）の副院長に対し、入院中の精神疾患患者を対象とした研究計画をもちか

---

[1]　主に、日本弁護士連合会「人権白書　昭和 43 年度版」126-134 頁（1968）、第 26 回国会衆議院文教委員会「議事録第三十号」1957 年 7 月 11 日（http://kokkai.ndl.go.jp/SENTAKU/syugiin/026/0462/02607110462030.pdf　2018 年 2 月 25 日最終閲覧、以下同じ）、昭和 32 年 11 月 4 日厚生省医務・公衆衛生局長連名通知（各都道府県知事あて）医発第 963 号「新潟精神病院における恙虫病原体接種事件について」に依拠した。

けた。精神疾患患者にツツガムシ・リケッチアを接種して発熱させ、それによって精神症状を改善させる「発熱療法」を行いつつ（後述するように、これは患者の治療のためというより、むしろツツガムシ病の治療実験の準備処置であった可能性が高い）、抗生物質の投与法についての実験を行うという計画であった。新潟精神病院はその要請に応じ、1952年11月から1956年1月の3年2か月にわたって、新潟大学内科研究室の指導のもとで、150名の精神疾患患者（主に統合失調症患者であった）に対してツツガムシ・リケッチアを接種した。患者からこの研究協力に関する同意が得られていたかどうかは不明であり、家族の承諾もなかったとされる。

ツツガムシ・リケッチアを接種された患者の大部分は予想された通り、39度程度の高熱を発した。その後、患者には抗生物質が投与され、解熱された[2]。150名の患者のうち11名は、ツツガムシ・リケッチアの接種部分の皮膚を広さ1cm^{2}程度、深さ3mm程度にわたって切除された。その皮膚の切除はリケッチアの接種後、1時間以内に実施された。

ツツガムシ病

病因

　河川敷の草むらなどに生息するツツガムシの幼虫に刺されることで、ツツガムシの幼虫が持つリケッチアという微生物（細菌とウィルスの中間の大きさである）の感染を受けて発病する。

臨床症状

　発熱：刺されてから2〜3日して、39〜40℃に上昇し、1週間から10日間ほど持続したのち、3〜4日で下熱する。

　発疹：第3病日頃より、体幹部および上肢から発疹がはじまり、全身に及ぶ。

　刺口：初期はごく小さな刺口が水疱となり、その後、小豆大から小指

---

[2] クロルテトラサイクリン（商品名オーレオマイシン）、オキシテトラサイクリン（商品名テラマイシン）、クロラムフェニコール（商品名クロロマイセチン）が使用されたと推測される。本事案が起こった1952年当時、これらの薬剤がツツガムシ病の治療に有効であるとは示されていたものの、ツツガムシ病の特効薬というまでに完全に確立された医療とはなっていなかった。第26回国会衆議院文教委員会・前掲注1）1頁。

大になって潰瘍となる。

治療

テトラサイクリン系抗菌薬が第一選択肢となる。

疫学

もともとは日本海側の北部、新潟県、山形県、秋田県の三県に限局的に見られた風土病であった。たびたび洪水の起こる河川の流域がその中心地で、信濃川流域の長岡、阿賀野川流域の新津、最上川流域の谷地、秋田県は湯沢から大曲に至る雄物川流域に限られていた。戦後、新型ツツガムシ病が出現し、全国で発生がみられるようになった。新潟県の調査によると、新潟県内では明治期から大正期にかけて年間200名程度の感染者がおり、死亡率は30％程度だった。昭和期になって、感染者は年間50名程度に抑えられ、抗生剤の開発により死亡率はほぼ0となった。

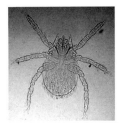 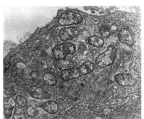

ツツガムシ（写真提供：富山県衛生研究所）と
リケッチア（オリエンティア・ツツガムシ）。

（これらの記載は次の文献を参考にした。緒方規雄『日本恙虫病——パラ恙虫病』（医歯薬出版、1958）、佐々木学『恙虫と恙虫病』（医学書院、1956）、宮村定男『恙虫研究夜話』（考古堂書店、1988））

(2) 問題の発覚

ことが露見した発端は、偶然だった。1956年9月1日、新潟精神病院の従業員組合および併設施設の社会福祉法人新潟県更生慈仁会の労働組合幹部3名の解雇の不当性をめぐって開催された新潟県地方労働委員会において、新潟精神病院の副院長が、ツツガムシ・リケッチアを患者に接種したと、本事案について言及したのである。この問題については9月20日にも審問が行われ、このとき、委員会に居合わせた渡辺喜八、坂上富男両弁護士が労働問題とは別に調査を開始し、同年11月28日に日本弁護士連合会人権擁護委員会に重大な人権侵犯事件であるとする申立を行った。

(3) 研究者側の主張の変遷

　申立では、新潟大学内科研究室が新潟精神病院の入院患者に対して「発熱療法」と称してツツガムシ病の治療法の実験を行ったことは疑い得ない事実と主張された。また、「幼児に等しい精神病患者に人体実験を行なったことは、如何に相手が精神病患者と謂(いえ)ども、人権上、黙視し難いことである」[3](下線部強調・振り仮名は著者による)とし、本事案が精神疾患患者の人権に関する問題であることに言及された[4]。

　それに対して、当初、新潟精神病院および新潟大学内科研究室側は、ツツガムシ・リケッチアの接種は精神疾患に対する発熱療法であると主張した。以下は、新潟大学内科研究室の助手の証言である。

　　「ツツガ虫病の特効薬ができたので精神病の発熱療法にツツガムシ病原菌を注射して発熱させてはと話したところ××副院長も了解した。病院側としては、これに便乗してこの注射でツツガムシ病にかかった精神病患者につき、いわゆる×方式の効果を確めたわけだ。これは確信もあり実験といわれるものではない。精神病患者の発熱療法が一定の期間をへて解熱させるときには、われわれの研究室の全員が集まって間違いのないようにした。われわれの研究の関心の一つは、この解熱方法にもあったが、これは独特のものだが絶対に間違いのないもので人体実験とはいえないと思う[5]。」(文中の伏せ字は著者による)。

　この発熱療法の実体について、特に次の点は注記される。①発熱療法は感

---

[3] 日本弁護士連合会・前掲注1) 129頁。
[4] しかし、この申立についても、「如何に相手が精神病患者と謂ども」という言明において、精神疾患患者の人権擁護という観点から問題があろう。実際、同書123頁にこの点についての指摘もあり、「相手が幼児に等しい精神病患者であるからこそ、問題は重大」であり、「特に事理を弁別することの出来ない精神病患者を、医学研究の美名のもとに、人体実験の対象にするが如きは、重大な基本的人権の侵犯」と付言されている。しかしさらに、本事案の対象となった精神疾患患者を十把一絡げに「幼児に等しい」あるいは「事理を弁別することが出来ない」と括ることの正当性が問われなければならない。
[5] 「ツツガムシ病の人体実験―患者に病原菌注射―新潟精神病院不当労働行為審問会で重大発言」読売新聞朝刊新潟読売B版1956年9月2日8頁。

染症性（神経梅毒など）の精神病に対する治療法[6]であり、本事案で主な被験者とされた統合失調症の治療法として確立されていたとは言い難いどころか、むしろ当時においてすら有効性を否定する見解が流布していた点[7]、②治療としてのツツガムシ・リケッチアの接種について、そしてその後の解熱の処置についてカルテ本文に記載がなく、カルテの末尾に附された表に、患者の発熱の状況が記録されていたのみであった点、③発熱治療や精神疾患患者の治療とは無関係に皮膚切除が行われていた点である。皮膚切除はリケッチアの接種後すぐ（1時間以内）に行われており、それにより発熱が抑えられたあるいは軽く済んだ可能性もあるが、発熱療法であればそもそもより発熱させる方途を選ぶべきである。したがって、この発熱療法は、①より医学的適応がなく、②より手続き的にも治療とは認められず、③より精神疾患の治療という目的とは矛盾する行為を行ったことが問題になる。

そして、日本弁護士連合会人権擁護委員会における検討が進む中、この接種が精神疾患に対する発熱療法のために行われたという当初の研究者側の主張は、大幅に修正された。研究室の教授は取材に対して次のように述べている。

> 「注射の本当の目的はツツガムシ病の研究だった。これ〔抗生剤の新規投与法によるツツガムシ病の治療法開発〕を精神病の発熱療法に便乗

---

[6] ここでいう発熱療法とは、体温を高くすることで精神疾患を治療しようというものである。オーストリアの医師、ユリウス・ワーグナー＝ヤウレックが1917年にマラリア寄生虫の摂取による発熱を利用して神経梅毒による精神疾患の病状回復に成功し、その後ノーベル生理学賞を受賞した。しかし、これは発熱が梅毒スピロヘータに有効であったにすぎず、他の精神疾患を発熱療法で治療することはできない。神経梅毒に対する発熱療法も、抗生剤が開発されて以降、リスクの高さから治療として用いられることはなくなった。

[7] 衆議院文教委員会において、法務省人権擁護局長の鈴木才蔵は「先ほど申しましたようにこのツツガムシ・リケッチャーの接種というものは発熱療法をかねてやろうという話し合いがあったことは認められるのであります。けれども実際にツツガムシ・リケッチャーの接種後の実情、それに対する関係者の態度等を調査いたしますと、先ほど申しましたリケッチャーを接種した××××等の患者の大半は、最近の医学上発熱療法がほとんど効を奏しないといわれております〔慢性的な統合失調症の〕患者でありまして、適応患者の選択について良心的な配慮がなされたと認めがたい点があるのであります」と述べている（第26回国会衆議院文教委員会・前掲注1）6頁。伏せ字と〔　〕による言い換えは著者による）。

してやろうと思い、これを必要とする患者を選んでもらってやった。皮膚を切取ったということは、たとえば血液を取り腹を切って肝臓を治療すると同じように治療のため安全が保証されれば同じだという解釈だ。<u>医療というものはどこかである程度の犠牲があるわけでそれは生命の保証ということで許してもらえると思う</u>。それがなければ医学の進歩はむずかしい。ただ人道に反するというものではなく、提訴という形で取り上げてほしくない。時間をかけてはっきりさせていただきたい。」[8]（下線部強調は筆者による）。

(4) 顛　末

　1956年11月28日の申立を受けた日本弁護士連合会人権擁護委員会は「恙虫病人体実験特別委員会」（振り仮名は著者）を設置し、調査を実施した。この特別委員会は、上記の教授を含む関係者に対して聴取を行い、それを踏まえて結論をまとめ、翌1957年2月9日に人権擁護委員会の委員長に報告した。その結論は、医学研究の重要性を認めつつも、「法令を無視して他人の身体を医学上の研究資料とすることは許容できない」とし、本事案を「国民の基本的人権の侵犯で傷害罪構成の虞れある事件」と位置づけるものであった[9]。本事案については、1957年7月に国会（衆議院・文教委員会）でも議論された。新潟大学内科研究室の教授をはじめ関係者の刑事的責任を追求すべしとの意見も出されたが、最終的には、法務省から新潟精神病院長および新潟大学学長宛に勧告[10]が出されるに留まった。

2　論点の整理と解説

　新潟大学内科研究室の教授が表明していたように、本事案に関する大学研究者側の主張の背景には、「医療即実験」という価値観の存在がうかがわれ

---

[8]　「患者50人に人体実験——二弁護士新潟精神病院訴える」読売新聞朝刊新潟読売B版1956年11月29日7頁。
[9]　日本弁護士連合会・前掲注1) 131-132頁。
[10]　昭和32年8月30日法務省人権擁護局長通知（新潟大学学長あて）、発出号数不明、「精神病患者に対する恙虫リケッチヤ接種事件について（勧告）」。当通知は前掲注1)の厚生省局長通知にも「別紙4」として添付されている。

る。すなわち「医学の進歩」のためであれば、「生命の保証」がある範囲で一定の犠牲を伴う人体実験も許容されうる（＝「人道」に反しない）という価値観である。

　医学研究において基本的人権を尊重するということは、生物学的なヒトとして観察や実験の素材つまり研究のための手段として扱うのではなく、対象者を１人の人格を持った存在として尊重することである。医学研究にはその目的に応じた様々な対象者がありうる。中でも、精神疾患の患者は、自分の意思を自ら表明することに不自由があったり、また本事案のように近親者から離れ、医療者の強い影響下で生活したりしている場合もあり、社会的に脆弱な立場にあるとも言いうる存在である。したがって、こうした人々を対象とする研究を行う際には、より一層、人格を持った人間として尊重する態度と具体的な配慮が求められるはずである。

　先述のように、日本弁護士連合会は「基本的人権の侵犯」という文言を用い、精神疾患患者の人格を尊重せずに行われた本事案を厳しく非難した。以下では、主たる倫理的な課題として、「研究と治療の関係」「被験者の自発的同意」「研究において許容される害」の３点に絞って吟味する。

(1) 研究か治療か、どちらでもないのか

　本事案を検討する際にまず注目されるのが、精神疾患患者の治療における、リケッチア接種の位置づけである。理論的な可能性として３つの場合に分けて検討する。

　第一に、仮に、患者にツツガムシ・リケッチアを投与する発熱療法が、精神疾患の治療のみを目的とするのであれば、本事案は治療の経過を記録した「観察研究」と位置付けられる可能性がある。こうした発熱療法後には、それらを解熱する処置が続くことになる。この場合、発熱療法が治療法として医学的に妥当であったか否かは、医療としての適応の問題となる。

　第二に、発熱療法が、精神疾患患者の治療を目的とした行為にとどまらず、引き続いて行われるツツガムシ病の治療法開発と連動していたならばどうであろう。言い換えれば、発熱療法の実施がその後のツツガムシ病の解熱療法の検討と、計画的に連携している場合である。この場合、患者の心身状態を意図的に改変した「介入研究」としての要素を持つことになる。理論上は、精神疾患の治療という目的と、ツツガムシ病の治療法の開発という目的

が両立する可能性も皆無ではないだろう。ただ、そうした場合であっても、治療である以上は患者にとっての最善の利益の追求が主眼にならなければならない。すなわち、個々の患者にとっての最善の利益とは限らない治療法を、研究対象者となる患者集団全員に対して一律に計画的に展開することは、治療の範囲を超えた活動であり、介入研究として位置づけられることになる。

　第三に、「発熱療法」とは名ばかりであり、ツツガムシ病の治療法を試したいがために発熱患者を研究素材として「調達」するための方便であったとしたらどうであろうか。ある疾患の治療法を検討するために、意図的に疾患に罹患させた患者を創出し、それをもって対象者とするものである。これは被験者になる患者にとっては危害行為でしかなく、研究として許容される「介入」「侵襲」の域を超えるだろう。

　当初、大学研究者側は、発熱療法は当該精神疾患患者の治療のために行われたものであった（＝上記第一に該当する）と主張していた。ただ、その主張には疑問点が多く、のちに説明を大きく変更した経緯は上述したとおりである。リケッチアによる発熱療法の医学的適応自体が疑わしく、ツツガムシ病の治療法の検討を行った可能性（＝上記第二・第三に該当する）が高く、またそれにもかかわらずツツガムシ病の治療法に関することについては記録に残されていないなど、研究計画自体が杜撰なままに展開されていた疑いも残る。

(2)　被験者の自発的同意

　本事案が、ツツガムシ病の治療法の開発を目的とした介入研究の一環であると仮定すると、これは患者すなわち被験者の健康状態の改善のみを目指したものではなかったことになる。むしろ、精神疾患患者という社会的弱者を利用し、その者に（発熱療法や治療法の試行などを含めた）リスクを押し付ける形で、ツツガムシ病の治療法の開発という、一般化されうる知識を得ようとしていた（あるいは、その検討材料を得ようとしていた）可能性すらある。

　一般的に、医学研究における被験者は、自分の健康に利さないかもしれない医療行為を受けることがある。それを正当化する重要な要素の一つが、被験者による自発的同意である。本研究に関して、本人からの同意取得がなされたかどうかは定かではない。本事案の被験者となったのは、精神科に入院

している（入院させられている）患者であった。その閉鎖的な環境のなかで、患者に対してどのような説明がなされたか、またそもそも説明自体がなされたか、そしてそれについて患者が理解し、また研究参加について判断することができる状況であったかどうかも明らかではない。ただ、先述のような「幼児に等しい」患者などとの描写があるように、この患者らの自己決定が顧みられない形で研究が進行したことは想像に難くない。

　一般に、研究についての説明を理解し、研究への参加について判断して同意する能力が被験者本人に不足又は欠如している場合、現在では、家族などから代諾（研究参加者本人に代わる研究参加の承諾）を得て研究が実施される（なお、1(1)にも記したように本事案では、家族からの承諾は得られていなかったようである）。この場合、患者本人の同意能力が本当に不足しているのか、本当に代諾が必要なのかということは、研究に関係のない第三者の意見も踏まえつつ慎重に吟味されなければならない。代諾する際、研究に参加するか否かの判断は、患者本人の価値観を反映し、本人にとっての最善となるように配慮されなければならない。逆に言えば、こうした判断を担えるような代諾者を選定する必要があり、単純に家族ならば誰でも良いというわけでもない。

(3)　代諾の限界と被験者の害・利益

　仮に上記のように代諾の仕組みがあるとはいえ、患者を医学研究に参加させることについて、代諾者の判断は常に有効足りうるだろうか。例えば、その患者が苦しむ疾患とは、まるで関係のない研究に参加させて、負担や侵襲を経験するようなことまでも、他者が判断できてよいのだろうか。

　世界医師会のヘルシンキ宣言（フォルタレザ改訂版）は、「インフォームド・コンセントを与える能力がない被験者候補」を研究に組み込む際、法的代理人からその承諾を得ることとしつつ（第29項）、そうした研究は①「被験者候補の利益になる可能性」がある場合、あるいは②「被験者候補に代表されるような疾患集団の健康増進のための研究」「インフォームド・コンセントを与える能力がある人々では代替して行うことができない研究」「最小限のリスクと負担のみ伴う研究」をすべて満たす場合のいずれかに限るべき（第28項）、とする。意思能力に欠ける個人の研究参加について、それが被験者候補となる患者の一方的な搾取につながることがないよう、自身で意思

表明できない者を対象とすることが正当化できる研究には一定の限界があるという主張が、国際的に支持がされてきたことは認識されるべきであろう。

　この点について、本事案では、患者個人への利益、あるいは疾患集団の健康増進のために行うとは言えず、また精神疾患患者を対象としない限りは可能でない研究とも言い難い。精神疾患患者が対象とされた点を好意的に解釈すれば、当初の研究者側の主張のように、精神疾患に対する発熱療法とその事後策というストーリーもありえようが、これについて後に研究者自らが修正している。今となっては推測するしかないが、意思の表明に不自由がある人を対象として、また医師患者関係という特殊な関係を利用して、さらに精神科病棟という閉鎖的な環境も影響して、一連の活動の是非を医師の判断のみで強行した可能性が否定できない。

　また、研究によって生じるリスクも最小限のものであったとは言い難い。現代の感覚や研究規制の枠組みを 1950 年代にそのまま当てはめることは妥当ではないが、ツツガムシ病を発症させて、それを当時においては確立した手法ではなかった抗生剤投与によって解熱すること、併せて治療上の必要性もなく皮膚を切除することは、治療上の必要性から著しく逸脱した侵襲行為であって正当化されず、最小限のリスクとは到底いえないだろう。

(4)　論点の総括

　以上の論点に沿って本事案を考察すると、社会から隔離された環境におかれ、また同意能力の不確かな精神疾患患者に対し、精神疾患を改善する発熱療法と偽ってツツガムシ病の治療法の開発を目的とし、許容可能なリスクを大幅に超えた介入研究が実施された事案であると考えられる。現在では、日本において倫理審査委員会の制度が一般化し、リスクの高い介入研究はより注意深く第三者の目で吟味される体制が導入されている。しかし、本事案が発生した 1952 年当時、医学研究を規制する明示的な法律ないしガイドラインも、研究倫理審査の仕組みも存在しなかった。ヘルシンキ宣言が最初に発表されたのも 1964 年である。つまり本事案が起きた 1950 年代当時は、医学研究が医師の裁量のもとで実施されていた時代だった。そういった時代背景のもとで、精神疾患患者の人格が尊重されずに実験が行われたのが本事案だった[11]。

3 教訓と課題

(1) 精神科医療と医学研究──日本精神神経学会の倫理綱領

1997年、精神科領域における主要な学会の一つである日本精神神経学会は「臨床研究における倫理綱領」[12]を発表した。2003年に厚生労働省が定めた「臨床研究に関する倫理指針」[13]に先行するものであった。この宣言は、臨床研究を「治療的臨床研究」と「非治療的臨床研究」に分類するなど、全体として世界医師会のヘルシンキ宣言の規定（時期的に1996年のサマーセットウェスト改訂版）の考え方を踏襲している。一方、精神疾患患者を「社会的に弱い立場」に置かれた人々と明確に位置付けたうえで、以下のように研究テーマに応じた優先度や必要となる手続きを示している点に特徴がある。

具体的には、(1)当該の臨床研究が非精神疾患患者でも可能な場合には、非精神疾患患者によってその臨床研究が実施されなければならず、したがって、精神疾患患者を対象とした研究は精神疾患に関する研究のみに限定されること、(2)強制入院下にある患者よりも自発的入院下にある患者が被験者として優先されるべきこと、(3)閉鎖的環境にあるよりも開放的環境にある患者が被験者として優先されるべきこと、(4)隔離や身体拘束を受けている患者に対する研究は治療的研究のみに限られること等の被験者選定に関する事項である。この倫理綱領に照らして考えても、本事案は、精神疾患患者を対象にして閉鎖的環境において為された非治療的研究であるにもかかわらず、これを実施するための事前の検討が尽くされていた形跡もうかがえない。むしろ最も配慮すべき患者をあえて対象として、適切でない研究テーマでの医療行為が不透明な流れで展開された点など、二重三重に非難されるべき問題点を有していたといえる。

このように、判断能力に不自由のある個人が研究参加する場合、本人にとって治療上の利益が見込まれることは、被験者への配慮を考えるうえで重要な要素となる。前述の通り、ヘルシンキ宣言でも「本人の利益になる可能性

---

11) わが国には本事案以外にも精神疾患の患者を対象にした問題事案が複数件あるようである。
例えば、**第3部の事案の要約の5番、14番、28番、40番**の事案を参照されたい。
12) 日本精神神経学会「臨床研究における倫理綱領」精神神経学雑誌99巻7号525頁（1997）。
13) 平成15年厚生労働省告示第255号（2003年7月30日施行）。

のある研究」であることは、判断能力に不自由がある人への研究を正当化する重要な要素と位置付けられている。

　ただ、本人にとって治療的な効果が期待される研究であっても、留意すべき点がある。例えば、仮に治療上の利益が見込まれるからといっても、それが研究計画全体の問題を許容する理由にはならない。患者側からすれば、研究者と治療者の役割の違いが見分けにくく、一方で自身の治療にもかかわる分、意思決定が一層難しくなる可能性がある。研究者側としても、治療上の効果のみを強調し、患者側の誤解のもとに意思決定を誘導することがあってはならない[14]。また、治療的研究といっても、やはりそれが「研究」である以上、治療としての効果は確実でない。治療的効果が期待ほどにはないかもしれず、あるいはそうした治療の効果を上回るような害に見舞われる可能性もある。治療的研究が患者の健康上の直接的利益を目的とした行為であったとしても、その目的のみでは、リスクのある医療行為を患者に行うことは正当化されない可能性はある。先述の日本精神神経学会の倫理綱領は、こうした治療的研究について倫理審査委員会による事前の審査を要件としていなかったし、ヘルシンキ宣言も過去においては、医師に強い裁量を認め、非治療的研究に比べて同意取得の要件を軽減してきた経緯がある。今日では、研究について、研究計画の事前審査が求められ、第三者的立場の専門家たちにより研究の害と利益とが検討されるうえ、患者の自由な意思決定に医師患者関係が影響しないよう、第三者の代行や立ち合いが求められることが多い。

> **精神疾患と入院形態——精神保健福祉法**
> 　精神科病棟に患者が入院する場合、入院について患者本人が同意することが基本とされ、それを任意入院と呼ぶ（第20条）。しばしば問題になるのは、それができないときである。そうした入院形態はさらに二つに分かれる。ひとつは患者ではなく家族らの同意によって行われる入院であり、医療保護入院と呼ばれる（第33条）。もう一つは強制的な入院である措置入院である（第29条）。措置入院は自傷他害の恐れがある場合などに限り取られる措置であり、通報に基づいて都道府県知事の責任

---

14) このような「治療との誤解（therapeutic misconception）」については、本書 **Case 1** を参照。

のもと、精神保健指定医2名以上の診察を経て強制的に入院となる。病棟が施錠されるものを閉鎖病棟、施錠されないものを開放病棟と呼ぶが、任意入院の場合は基本的には開放病棟への入院となる。一方、医療保護入院や措置入院の場合は、閉鎖病棟への入院となる。精神保健福祉法ではその他、患者の隔離や身体拘束などについても定められている。

(2) 同意と代諾

　臨床研究全般に関して、被験者の自発的同意が重要であることは疑い得ないが、精神疾患患者を対象とする場合には、とりわけ個々人の同意能力について慎重に判断し、必要に応じてこれを支援したり、あるいは代行者を選任したりするなど、保護措置が講じられなければならない。とりわけ、一時的にせよ自発的同意を行うことができない状態にある精神疾患患者を対象として、その患者本人にとって利益のない研究が実施される場合が問題になる。この点についてはすでに述べた通りである。

　上記の日本精神神経学会による倫理綱領では、被験者からの直接の同意を取得できない場合は、そうした自発的同意ができない状況にある患者を対象にしないと成り立たない研究であり、かつ、患者への利益を目的としている研究に限られるという規定があった。その上で、当該被験者の利益を代表する代諾者の同意が必要とされる。

　こうした患者の「利益を代表する」者というのは、実際には、患者の家族が担うことが多い。患者と家族の関係は多様であるために、中には、患者家族からごく形式的に代諾を得て実施される場合も少なくないと予想される。そのとき、本当に家族が患者の利益を代表する者であるのか、それを第三者が判別することは時として困難である。また、代諾という仕組みは、患者の諸々の権利を代諾者に、あるいは代諾者を通じて医療者側に白紙委任してしまう危険性をはらむ。(**Case 7** の「**3　教訓と課題**」も参考にされたい。)

　また、精神疾患だからといって、それが直ちに「意思能力に不自由がある」＝「代諾を検討すべき」とはならない。統合失調症の患者であっても、病状によっては研究を（少なくとも部分的には説明を）理解し、自分の意思を表明することが可能な場合もあるはずである。しかし、精神疾患患者を対象とする研究となれば、患者がどういった状態であれ、「念のため」という配慮

で患者の保護者に同意が求められ、結局その保護者の同意がすべてであるような、そして患者本人の同意が得られても保護者の同意がなければ研究に組み入れないといった、保護者の意向の尊重（「濫用」といっても良いかもしれない）が少なからずある。すなわち、本来、患者の希望や意向を踏まえて研究参加が検討されるべきところ、患者本人の判断能力に関係なく、保護者の意向が自動的に上位にあるものとして運用され、患者の自己決定が妨げられている可能性はないだろうか。また、家族以外に代諾をする者が指名されていたり、特別に任じられていたりする場合は、こうした者の意見も踏まえる必要がある。他にも、研究者としては、研究デザインに応じつつも、まずは可能な限り被験者の意思の所在を探ること、研究の最中でも適宜説明を行って意思を確認すること、被験者の自発性が最大限発揮されるようにサポートすること、そうした姿勢が求められることになるだろう。

　精神疾患患者にとって、親身にサポートしてくれる家族は代えがたい存在である。その家族もまた、患者と同じく社会的に弱い立場に置かれているということは、認識を新たにしなければならない。家族にのしかかる看護・介護の負担は深刻でもあり、社会的経済的なものばかりではなく精神的なものも含めて、家族へのサポートの重要性が指摘されている[15]。一方で、病状を一番良く把握し、患者のアドボケイトとしての役割をも担う医療者の存在も、患者にとって重要である。そうすると、総じて精神疾患研究に関与するキーパーソンは、「患者本人」「家族」「医療者」「研究者」の四者である。ときに「医療者」は「研究者」を兼ねて、三者の関係になるが、そのときはもちろん、アドボケイトとしての「医療者」と科学的事実を探求する「研究者」としての役割の違いを明確に意識する必要がある。四者の関係をより良いものにしていくために、その四者を取り巻く社会的な施策を講じることが求められていると考えられる。

参考文献

Rosenstein DL & Miller FG, Research Involving Those at Risk for Impaired Decision-Making Capacity. In: Emanuel EJ, et al, eds. *The Oxford Textbook of*

---

[15] 髙見国生「介護家族を支える」上野千鶴子他編『家族のケア家族へのケア（ケア　その思想と実践4）』113-134頁（岩波書店、2008）。

Clinical Research Ethics. Oxford University Press; 2008: 437-445.
井上悠輔「世界医師会ヘルシンキ宣言と 2013 年のフォルタレザ改訂」医薬ジャーナル 50 巻 8 号 1945-1952 頁（2014）。
小林照幸『死の虫――ツツガムシ病との闘い』（中央公論新社、2016）。
佐々木学『恙虫と恙虫病』（医学書院、1956）。
中谷陽二＝岡田幸之編『精神科医療（シリーズ生命倫理学第 9 巻）』（丸善出版、2013）。

Case 7 子どもを対象とする研究
―― 名古屋市立乳児院・神戸医科大学事案

永水裕子

キーワード：子ども、保護者、乳児院、同意能力、社会的弱者

> **ねらい**
>
> 本単元においては、1950年代に起こった、乳児を対象とした2つの医学研究に関する事件の概要を紹介し、両者を比較しながら問題点を分析することにより、当時の事情のもとで医学研究の必要性・目的や研究デザイン・方法にどのような問題があったか、とりわけ施設収容児を被験者にすることの問題点を指摘する。その上で、それらの問題に対する反省から導き出され、現在に生かされるべき留意点としての被験者選択の公正、親の同意取得方法に倫理的な問題がある場合もあること、そして子どもを対象とする医学研究における安全弁の確保について解説を行う。

1 事案の概要

(1) 名古屋市立乳児院事案（以下、名古屋事案）[1]

名古屋市立乳児院は、1952年2月10日に名古屋市立医科大学附属病院内に設置され、同乳児院の院長は、同大学附属病院小児科部長のA医師（A

---

1) 特に別途断る部分を除いて、本事案の記述は、日本弁護士連合会（以下、日弁連とする。）の『人権白書』（昭和43年度版）134-36頁に基づく。なお、本件特殊大腸菌の実験は、他の施設も巻き込んでの壮大な研究の一環であり、しかも二番煎じであったという指摘もなされているが、その事実が本項目で取り上げる「子どもを対象とする医学研究」における問題点との関連性をどの程度有しているのかについては明らかではないため、ここではその点については取り上げないが、そのような事実について調査を行った文献として、高杉晋吾『七三一部隊細菌戦の医師を追え』（徳間書店、1982）の第4章「乳児実験とナゾの細菌戦軍医」を挙げておく。ただし、「二番煎じ」という指摘については論点の一つとしたい。

院長）が兼務していた。乳児院に入院するのは、①親のわからない、身寄りのない乳児、②親が死亡した、または病気のため育てられない乳児、③親が生活困難なため育てられない乳児、④早産だったため親の力だけでは育てられない乳児、⑤その他に養育環境に問題があるなどの理由により児童相談所が入院させることを適当だと判断した乳児、のいずれかに該当する乳児である。これらの乳児に対する養育が乳児院の重要な機能であり、病気の際には同大学附属病院への入院治療が認められていた。

さて、当時の同大学附属病院小児科においては「特殊大腸菌の研究」を研究課題としており、1952年以来、A院長の指揮のもとに医師らが看護師らに指示して、乳児院入院児に特殊大腸菌（アルファー・ベータ大腸菌）を服用させた。同年11月中旬には、当該大腸菌を服用した子およびその子から感染した子も下痢がはなはだしく、重体に陥った者もいた。中には、静脈切開点滴輸液の非常処置を必要とした者もおり、当日は看護師全員が徹夜で、看護に当たったという。

同月25日には、一人の子が死亡した[2]。この子の死因は肺炎であると診断されていたが、関係者の供述および解剖の結果を総合すると、服用児の菌が感染したものと認めざるを得ない。当該特殊大腸菌は、当時有害か無害か、その程度のことすら分かっていなかったので、「その試験のため、収容児を人体実験に供したものである」と日弁連人権委員会は激しく非難している。ちなみにこの大腸菌は、現在は有害であると断定されている（なお、有害であることは、その前に行われた研究により明らかとなっており、今回の研究はその二番煎じに過ぎなかったと述べる文献もある[3]）。なお、この実験に関して子どもの親に対する説明はなく、その同意は得られていない。

特殊大腸菌投与は、最初は乳児院内でなされていたが、胸腺注射、バルーン等の処置について、乳児が泣き叫ぶので、同大学附属病院の処置室においてこれを行った[4]。なお、胸腺注射とは、「前縦隔洞充気術」のことで、乳児の胸部に気胸の針より若干細い注射器を差し入れ、胸部に空気を注入して、

---

2) 死亡した乳児は、母親が腎臓病の手術を受けるにあたり入院したことから一時的に乳児院に預けられたが、入院後まもなく乳児下痢症に感染したそうである（高杉・前掲注1）97頁）。
3) 高杉・前掲注1）103-105頁。

胸腺のレントゲン写真を撮るもので、治療目的はなかった。A院長の指揮の下、医師らが泣き叫ぶ子を押さえつけて、1953年4月から翌年3月までにわたり相当な回数の実施をしている。バルーンとは、乳児の肛門にゴム管の先にサックを結びつけたものを差し込み、これに空気を入れて腸の動きを調べる方法のことである。健康児に対して行っており、治療目的があるとは認めがたい。1952年4月から翌年3月までA院長の指揮の下、医師らが相当数実施していた。

　日弁連はこのような調査に基づき、法務大臣、厚生大臣、検事総長、衆参両院議長、愛知県知事、名古屋高等検察庁検事長、名古屋市長、日本医師会長等各方面に警告を発し、各機関の善処を求めた。愛知県警察本部では、業務上過失傷害の容疑で事情聴取を行うなど捜査をしたが[5]、結局、医師らの刑事訴追はなされていない。

　なお、本事案は、同大学に関係のある一医師の告発に端緒を得て、名古屋弁護士会人権委員会が調査を行ったが、重大事案として日弁連人権委員会で調査をすることが提案され、それが了承されたものである。

(2)　神戸医科大学事案（以下、神戸事案）

　神戸医科大学（神戸大学医学部の前身）附属病院小児科が、日本小児科学会が学会をあげて取り組んだ「できるだけ母乳に近い、理想的な人工乳を作る」という課題に取り組むため、同大附属病院に入院している乳児を対象として、学会報告の行われる1958年4月の2年前の秋から実験を行った。その研究目的は、人工栄養を摂取している児の腸内で、母乳によって栄養摂取する児にしか見られない良性の乳酸菌「ビフィズス菌」を培養すること、および人工ミルクの適切な乳糖濃度について調べることである。そのために、

---

4)　なお、特殊大腸菌投与という実験と、前縦隔洞充気術施行およびバルーン方法との関係が日弁連の人権白書からは明らかではないが、特殊大腸菌投与実験に付随する検査であるように読める（「乳児院で赤ん坊に実験」読売新聞朝刊1955年8月4日7頁も両者の関係を明確にしていない）。これに対し、「研究を逸脱し遺憾」毎日新聞1955年8月4日7頁においては、前縦隔洞充気術施行は「胸腺の研究」、バルーン方法は「腸の動きの研究」であり、特殊大腸菌実験とは年度の異なる別々の研究として提示している。

5)　「小児科部長らから聴取」毎日新聞夕刊1955年8月4日3頁。

直径1ミリの細いビニール管を乳児の鼻から肛門まで通し、管に穴をあけて、腸の一定の部分からその内容物を取り出して調査するという「神戸チュービング法」を実施した。これは、「医師たちが乳児栄養、特に乳糖代謝とビフィズス菌について研究しているので、腸管内部の液を自在に吸収採取し消化状態を観察するため」にとられた方法である[6]。この方法は、専門医の間では、従来の方法に比べ危害は少ないだろうという評判だったそうであるが、神戸地方法務局人権擁護課が調査を行ったところ、乳児はひどく苦しみ、40度以上発熱の場合もあったこと、管を通して乳糖を強制的に入れるので、乳糖濃度が濃い場合には、乳児が消化不良から下痢や血便を出し、一日で100グラム近く体重が減少する例もあったこと、出生児体重2.5kg未満の未熟児まで対象にしたことから、危険であることを理由に反対する意見も内部にあった[7]。

　実験の対象となったのは、乳児院に入院中に病気になった子や生活に困窮している親の乳児であるが、乳児院から病気でない子をこっそり連れてきて実験に使っていたこともあったという。実験は、親に説明されることなく行われ、その同意は取られていなかった。判明している限りでは、名古屋事案と同様、本事案についても医師らの刑事訴追はなされていない。

2　論点の整理と解説

(1)　当時の「乳児院」という環境

　乳児院に預けられていたのは、前述の通り、親のいない乳児や親が育てることのできない乳児であるが、当時（1950年頃）の記録によると、当時存在した乳児院の収容能力は、収容を必要とする乳児の推定数に及ばないため、「保護者のない乳児又は保護者に監護させることが不適切な乳児」が優先的に入院させられ養育されていた[8]。また、「乳児についてはその生活のめんどうをみるということが、乳児の生命に直接影響をあたえることが多く、その

---

[6]　清水昭美『増補　生体実験』13頁（三一新書、1979）。
[7]　「法務局、神戸医大を調査」神戸新聞朝刊1958年4月26日9頁。なお、本事案の記述は別途断る部分を除いて、この記事に基づく。
[8]　『児童福祉基本法制第5巻』204-205頁（日本図書センター、2005）（この本の底本は、川嶋三郎『児童福祉法の解説』（中央社会福祉協議会、1951）である）。

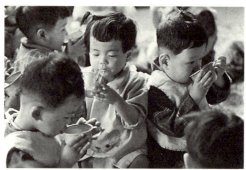

写真：乳児院内の様子の一例（本記事に登場する乳児院とは異なります。提供朝日新聞社）。

ゆえに医学的見地にたった特別の注意をたえずなす必要がある」[9]ので、養護施設とは別な施設として乳児院が設置されており（児童福祉法37条1項）、当時は養育上必要があるときは満2歳まで入院が可能であった[10]。また、乳児の死亡率が一般人口の死亡率と比べて著しく高いことから（1950年において、人口一千人に対し、一般人口の死亡率は10.9なのに対し、乳児死亡率は59.8であった。）、乳児預り所（乳児院のうち乳児10人未満を入院させるもの）を除き、「乳児院には小児科の診療に相当の経験がある医師、看護婦、栄養士……が置かれ」ていた[11]。

名古屋事案を見ると、乳児院が大学附属病院内に設置され、院長が当該大学小児科部長であったという点が現在からすると極めて奇異に思われるが、戦後の財政困難な中、上記のような医学的考察が必要なためもあり、そのようにされていたのであろう。しかし、実験の中心人物である小児科部長と乳児院入院児を保護する責任を有する院長が同一人物である場合には、当該人物の中で利益相反が生じ、乳児の保護よりも自分の本分である医師・医学研

---

9) 『児童福祉基本法制第8巻』272頁（日本図書センター、2005）（この本の底本は、高田正巳『児童福祉法の解説と運用』（時事通信社、1951）である）。
10) 現在は、児童福祉法37条に、乳児院に入院できる者は、「乳児（保健上、安定した生活環境の確保その他の理由により特に必要のある場合には、幼児を含む。）」と規定され、小学校就学の始期に達するまでの者（「幼児」の定義（同法4条1項2号））まで含まれている。
11) 川島・前掲注8) 133-34頁、高田・前掲注9) 272頁。

究者としての利益を優先し、人権侵害が生じたことが指摘できる。

さらに、乳児院入院児を対象として実験が行われた理由の一つに、閉鎖された環境であることから、管理・観察が容易であるという点が挙げられるが、逆にいうと、これは外部からのチェックが入りにくく、人権侵害が起こりやすいということである。日弁連の人権白書は、施設入所という状況一般について、このような一種の閉鎖された環境においては、内部規律や慣行が重視され、それに慣れ切ってしまうと、人権侵害が人権侵害として自覚されることが遅れ、またこれが外部の批判にさらされることが少ない場合が多いことを指摘している[12]。

(2) 親の同意を得ていないこと

名古屋事案のA院長は、「こういう実験をする場合保護者の承諾を得るのが当然だが、当乳児院の収容児は親のないものやわからないものが多く、それができなかったのは遺憾だったと思っている」と弁明した[13]。しかし、乳児院入院児を対象として実験が行われたのは、前述の通り、彼らは親のいない乳児や親が育てることのできない乳児であり、親が彼らを保護することができなかった、または、親が常時彼らのそばにいないので、親の目をごまかして実験をすることが可能であったからだという疑いがある。この点につき、同事案の告発者である医師は、「最後に乳児院を利用しての医学的研究が単に人体に無害であろうとの判断によってなされることなく両親に恵まれた一般家庭児に行い得る範囲に留めるべきであるという小生の持論を強調する。」と述べているが[14]、これは今回の実験が、一般家庭の乳児と異なり親への説明や同意取得なしに行われたことを非難するだけでなく、親の同意・監視のない実験は、物を言わぬ乳児に対して過酷になりやすいことをも含意しているのだろう。神戸事案についても同様に、親の同意を得ていないことが大きな問題であると考えられる。

後述のように、親の同意を得ればどのような医学研究でも許されるわけではないが、親への説明をする場合には、少なくとも当該医学研究に伴うリス

---

12) 日弁連・前掲注1) 124-125頁。
13) 「入院児で人体実験」朝日新聞朝刊1955年8月4日7頁。
14) 奥田赳「乳児院児哺育の概要」名古屋市立大学医学会雑誌5巻4号204頁 (1955)。

クおよびベネフィットについての説明が不可欠である。仮に、これら2つの事案について、その研究内容の正確な説明がなされたならば、親が2つの研究にわが子を参加させるとは通常考えられない。ただし、次の「**3 教訓と課題**」で述べるような親に対する誘因や、「実験に参加しない場合には入院を継続させない」などの強制があった場合には、親の同意が得られる可能性もあるため、注意が必要である。そのように取得された同意が自由な意思、本当の意思に基づくものとはいえない場合には、無効だと判断される。

(3) 乳児院の長としての責任

ところで、よく考えてみると、事件当時においても現在と同様に、昭和22年12月に公布され翌23年1月1日から施行された児童福祉法の47条に基づき、乳児院の院長は、入院中の児童で親権を行う者又は未成年後見人のない者に対して、親権を行う者又は未成年後見人があるに至るまでの間、親権を行う責任があるとされていた（同条1項本文）。親権を行う者も未成年後見人もいないときは、「児童福祉施設の長は、かならずその児童につき親権をおこなう義務を有し、親権行使にともなういっさいの権利と義務を、忠実に遂行する責任を持つ。」というのがこの規定の意味するところである[15]。これは、児童福祉法の第五次改正（昭和26年6月6日（法律第202号））により、施設長が親権を行う場合を明確にするために[16]、従来は、「児童福祉施設の長は、『必要があると認めるときは』……親権を行う」としていたものを改正したのである[17]。そうすると、乳児院の長が、常に乳児を監護する義務を負うことにより、乳児は親権を行う乳児院の長の庇護と生活の保障によって、健やかに育成してゆくことが予定されていると考えられることから、乳児院長は、「児童の福祉の保障のために」信義に従い、誠実に親権という権利及び義務を行使しなければならず、権利の濫用は許されない[18]。

さらに、入所中の児童で親権を行う者又は未成年後見人のいる者についても、児童福祉施設の長は、監護、教育、懲戒に関し、その児童の福祉のため

---

15) 髙田、前掲注9) 314頁。
16) 同上、16頁。
17) 同上、314頁。
18) 同上、229頁。

必要な措置をとることができる（同条2項（現在の同条3項））と規定されている。これは、児童福祉法27条1項3号の措置に基づいて、都道府県知事から委託を受けて児童の保護にあたる任務を有する乳児院の長には、乳児院において、善良な管理者の注意（物または事務を管理する場合に、その職業または地位にある人に要求される程度の注意のことで、民法644条等に定められている）をもって、乳児の監護にあたる責任があることを意味する規定である[19]。

そうすると、名古屋事案のA院長については、乳児を保護する責任を懈怠するだけでなく、あえて彼らを危険にさらしたという点において、実験の対象とされた乳児に親権者がいない場合には、親権濫用に該当し、親権者がいる場合には、乳児の監護にあたり善良な管理者の注意義務に違反していたということができるだろう。その法的責任をどのように問うことが可能かを考えれば、まず、乳児院の運営が当時の厚生大臣の制定する最低基準（児童福祉法45条（なお、現在は、厚生労働省令に基づき、都道府県が条例で基準を定めている。）に達していないとして、監督機関である行政庁（都道府県知事と当時の厚生大臣を指す[20]。）から改善命令または（当該行政庁の諮問機関である児童福祉審議会の意見を聞いたうえでの）事業の停止命令を受ける可能性がある（同法46条2項、現在の同法46条3項、4項に該当するが、現在の監督機関は「都道府県知事」のみである。）。さらに、都道府県知事から乳児院の認可取消し処分を受ける可能性があるし（同法58条1項）、その運営が児童の福祉に著しく有害な場合には、施設の閉鎖または事業の停止命令もありうる（同条2項、多少文言の違いはあるが、現在の同法59条3項、5項、6項に相当）。そして、事業の停止命令または施設の閉鎖命令に違反した施設の設置者は刑罰の対象となりうる（同法62条の2（6か月以下の懲役もしくは禁固、または一万円以下の罰金）、これに相当する現在の同法61条の4では罰金刑のみに変更があり、50万円以下と規定されている。））。

次に、親権濫用に該当する場合でも、善管注意義務に反する場合でも、乳児の福祉に反して大腸菌を服用させて下痢をさせ健康を害していることか

---

[19] 同上、315頁。
[20] 高田・前掲注9) 311頁。

ら、違法な権利侵害に該当し、A院長は民事上の責任として被害者およびその親権者から損害賠償義務を追及される可能性がある。さらに、同様のことから、刑法上の傷害罪に該当する可能性もあるが、これらの責任を追及しうるかは、当時の行政庁の監督がきちんと行われていたのか、被害者の社会的立場、被害者を代弁してくれる専門家がいたかどうか、被害者と大学病院との力関係や医療関係の事件に関する検察の捜査能力・捜査方針にもよることから、乳児院の長が法的責任を全く問われなかったとしても、その行為が法的に問題なかったわけではないことは記しておきたい。

(4) 当時の乳児院の状況——衛生状態、人工栄養（乳）の必要な乳児 医学研究の必要性・目的、被験者の選択の公正

　名古屋事案では、仮に「二番煎じ」という批判が事実であれば、必要のない実験をして被験者の人権侵害をしたという批判が当てはまる。さらに、判断能力のある成人で行うことのできる実験について「乳児」しかも「乳児院入院児」を対象に選んだとすれば、被験者の選択の公正という点からも間違っている。名古屋事案の実験目的については明らかではないが、仮に乳児院における乳児性大腸炎の蔓延を防ぐ目的があるならば、特殊大腸菌を投与する必要はないのではないだろうか。

　この点につき、アメリカのニューヨーク州のウィローブルック州立施設に入所していた発達遅滞の3歳から11歳の子どもに対して、1956年から1971年にかけて、肝炎ウイルスを投与し感染させる実験が行われた、いわゆるウィローブルック事件において、研究者は感染ウイルスを投与しなくてもいずれは入所児が肝炎に感染するとして自らの実験を正当化していたが、これに対しては、社会的環境を変えることにより施設内での感染を防ぐことができるのではないか、すなわち、施設における環境を清潔にするよう当局に働きかけさえすれば肝炎感染を防止できたと考えられるのだから、実験の正当化理由にはならないという批判がなされているが[21]、同じ批判が当てはまる。これは、名古屋事案と近い時期に行われたわが国における東京都内の乳児院

---

21) David J. Rothman & Sheila M. Rothman. *The Willowbrook Wars*. Routledge; 2004: 266. 及び R. フェイドン／T. ビーチャム『インフォームド・コンセント——患者の選択』130-132頁（みすず書房、1994）。

を対象とした調査において、乳児院児の疾病罹患、死亡率を直接に左右するものは、予防医学的健康管理を含む広い意味での養護であると指摘されている通りである[22]。

　名古屋事案とは異なり、神戸事案では、母乳で育てることのできない乳児院の乳児にとって、より質の高い乳児人工栄養の開発は利益になることから、医学研究の必要性・目的には特に問題がないと思われる[23]。このことは、同年の兵庫県科学技術賞受賞者として、神戸事案の教授ら三名の研究を以下のように紹介した報道にも表れている。すなわち、「三氏は乳児栄養の研究に専念し、とくに人工栄養児が母乳栄養児と同じように健全な発育をとげ、また強い抗病、抵抗性を持たせるため、牛乳成分を母乳成分に近づける生化学研究と同時に、乳児腸管内の生物学研究を行なった。この結果、これまで不可能といわれた乳児の消化器管内の消化機序が明らかになり、いくたの新事実が発見され、乳児栄養生理学が飛躍的な発展をとげている[24]」。ただし、より質の高い乳児人工栄養の開発は、乳児院入院児だけでなく、乳児一般にとっての利益になることを考えると、親に保護されていない入院児を

---

[22] 中山健太郎「東京都内乳児院の医学的観察（昭和25年度の調査による）」小児科臨床5巻7号39-43頁（1952）。この調査によると、調査を行った乳児院における1949年度の乳児死亡率が平均55％であったのに対して、1950年度のそれが平均20％となり、死亡率が低下した背景には感染性疾患の減少が挙げられている。死亡原因として多かった順に人数を述べると、「肺炎」は46人から32人、「下痢及び腸炎」は24人から20人、そして「麻疹」が18人から1人に減少している。そして、それは、各施設の物的設備のかなりの改善、および保育者の質や収容数などの養護内容の改善によるものであるとされる（その証拠に、養護の質の低い施設では依然として死亡率が高いことが挙げられる。）。

[23] 昭和23年10月4日厚生省発児第50号「里親等家庭養育の運営にかんして」（家庭裁判資料第7号113-150頁（1950）収載）の乳児を委託する里親の認定基準に「乳児の養育を希望する者にあっては、適切な母乳が豊富にあることがのぞましい。（第三（五）6)」とされていることや、第六（二）に、母乳が少ないかまたはないときには、「児童に適する牛乳、山羊乳、その他人工栄養品等」を適切に与えなければならないとされていることを見ると、より母乳に近い人工栄養乳の開発は喫緊の課題であっただろうことが読み取れる。ちなみに、戦後における乳児院設立およびその増加の背景には、乳児人工栄養の開発と普及があるとされている（吉田一史美「1950年代の日本における乳児の人体実験」生命倫理26巻1号154頁（2016））。

[24] 兵庫県科学技術者受賞者「乳児栄養学の発展を導く——平田美穂氏、近藤光雄氏、志水敏氏」神戸新聞朝刊1959年10月29日8面。

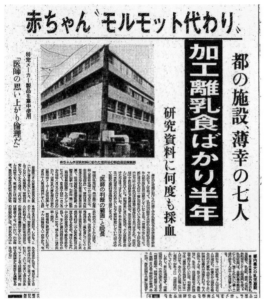

本事案以外にも、乳児院を舞台とした研究活動に関する問題事案は以降も報じられている。写真は読売新聞朝刊1973年4月3日23頁（第3部の事案の要約17番を参照のこと）。

被験者として選択したことについては問題があるため、この点に関して被験者選択の公正という問題については、改めて3(1)にて詳述する。

医学研究のデザイン・方法の問題

神戸事案では、医学研究の必要性・目的の点では問題がなかったとしても、被験者への侵襲が大きく、被験者の健康状態を害した場合にどのような処置をとり、その被害を最小限にとどめるかという視点に欠けていた点には問題がある。つまり、実験結果を出すために、被験者である乳児の苦痛や健康被害に対して適切に対処していないということ、そしてそもそも被験者に対するリスクや負担を最小限にするという視点がないことは、倫理的に問題があり、乳児を実験道具として利用するつもりであったと批判されてもやむをえないだろう。

3 教訓と課題

(1) 医学研究における被験者選択の公正——いわゆる「社会的弱者」について

ベルモント・リポートは、正義の原則から、手続及び結果の上での公正さが被験者の選択において必要であると述べる[25]。これは、個人的レベルにおいて、研究者の選好で被験者を選んではならないというだけでなく、社会的レベルにおいて、医学研究の負担およびベネフィットの公平な負担というこ

Case 7　子どもを対象とする研究

とを考えたときに、社会における何らかの偏見（例えば、社会的、人種的、性的、文化的偏見など）により、負担を多く強いられる危険性のある人々がいる可能性がないかを確認することの重要性を説くものである[26]。さらに、そのような負担を強いられる危険性のある人々のうち、いわゆる「社会的弱者」を被験者として選択する場合には、判断能力のある成人を被験者とするのでは不可能な、（乳児など）当該カテゴリーに属する人々に固有の病状等に直接関連する研究であるのかなど、より慎重な検討が必要である。ベルモント・リポートは、人種的少数派、経済的に不利な立場に置かれている者、重い病気の者、施設入所者などは、研究が行われる環境において利用しやすいことから、被験者として選択されやすいが、彼らが要保護の状態にあることや自由な同意能力が欠けていることがしばしばみられることを考えると、研究実施の便宜のみで被験者として選択される危険性から保護されるべきであるし、病気や社会経済的状況の結果として研究者に丸め込まれやすいこともまた保護されるべき理由となると述べる[27]。

　本稿で問題となった乳児院および親があまり見舞いに来ない状態で病院に入院している乳児については、判断能力がなく、かつ、自立していない状態で施設に入所していることから、二重の意味において「社会的弱者」と位置付けられる。名古屋事案においては、乳児を被験者として選択した点で明らかに倫理的問題があった。神戸事案においては、人工乳の開発という「乳児」というカテゴリーの人々に直接関連する、成人を被験者としたのでは研究できない医学研究が行われた。しかし、人工乳を必要としていたのは乳児院や病院へ入院している乳児だけではないことを考えると、彼らに保護者が

---

25) National Commission for the Protection of Human Subjects of Biomedical and Behavioral Research. *The Belmont Report: Ethical Principles and Guidelines for the Protection of Human Subjects of Research*. Washington, D.C.: U.S. Printing Office; 1978（Reprinted in Federal Register 44, 1979）. DHEW Publication No.（OS）78-0012. https://videocast.nih.gov/pdf/ohrp_belmont_report.pdf. また、National Commission for the Protection of Human Subjects of Biomedical and Behavioral Research. *Research Involving Children*. Washington, D.C.: U.S. Printing Office; 1977. 4-5（Recommendation（2））. DHEW Publication No.（OS）77-0004. https://videocast.nih.gov/pdf/ohrp_research_involving_children.pdf. も被験者選択を公平に行うべきであると述べる。
26) 同上 19 頁。
27) 同上 19-20 頁。

いない状況であることをいいことに、研究者が乳児たちを都合よく被験者として利用していたと考えられることから、やはり倫理的に問題があったといえる。いずれの事案においても、親の同意を取得していないことは、当時から大きな問題とされたが、次に医学研究において親の同意を取得する意義について次に述べる。

(2) 親の同意を取得すればよいというわけではないこと
親が子どもの利益を判断するということ

　判断能力を有する成人の場合には、本人から研究参加への積極的な同意を得ることが医学研究の正当化の一つの要件とされているが、「子ども」は、法的には自分で意思決定をできず、親権者または未成年後見人（以下、親とする。）がこれに代わり同意することが必要である。親は、「子の利益」にかなうように親の権利・義務を行使しなければならないが（民法820条）、医学研究の場面において、何が「子の利益」になり、親の権利行使として適切だろうか。一般的には、負担がどの程度のものであるか、およびリスクとベネフィットの衡量により、それが「子の利益」となるかどうかを判断することができると考えられるが、これをより分析的に考察し、調査に基づく具体的な要素を挙げているのが、ナフィールド生命倫理カウンシル報告書である。

　同報告書によると[28]、医学研究の被験者となるか否かが問題となっている場合において親が考えるべき倫理的事項とは、(a)年齢や能力にかかわらず、子どもを個人として尊重すること、(b)子どもには自律した存在へと発達する能力があることの認識、および彼らの発達や意思決定技術・自信をつけるための練習を手助けするという親の支援的・教育的役割、(c)子どもの現在の、および長期的な福祉への関心、である。そして、調査に回答した親および子どもや若者は、研究参加に伴う現在の関心事として、侵襲性の高い処置の負担や不快さ、より恒常的な身体的および情緒的障害が発生するリスクやプライバシーの侵害を挙げ、ベネフィットとしては、子ども自身の健康への寄与、新しいことに参加する楽しみ、他者のためになるという価値観を教えら

---

28) Nuffield Council on Bioethics. *Children and Clinical Research: Ethical Issues.* London: Nuffield Council on Bioethics; 2015. 98-125（Chapter 4）. http://nuffieldbioethics.org/wp-content/uploads/Children-and-clinical-research-full-report.pdf.

れるということを挙げているという。ただし、長期的な福祉とは何かについては明らかではなく、(b)と結びついて、社会的存在として行動することや社会的善に貢献することなどが挙げられている。

　このように、親の同意は、「子の利益」を考えたうえで与えられるものであることから、研究者にとって当然取得しなければならないものであるが、親の同意があっても子どもにとって安全とはいいきれないことにも注意を払う必要がある。前述のウィローブルック事件においては、医学研究に対する親の同意を得ているものの、その取り方に問題があったとされている。すなわち、この研究に関連して、ウィローブルックの施設長から入所を希望し、数年かかるかもしれない空きを待っている親に以下のような手紙が送られたというのである[29]。

> 「　〇〇様　　　　　　　　　　　　　　1958年11月15日
> 　私たちは、新しい理論に基づき肝炎の伝染を予防する可能性について調査を行っています。ウイルスを導入し、一定数の人々にはのちにガンマグロブリンを与え、それにより肝炎にかからないか、軽くかかるだけになることが期待されます。これにより、子どもたちはこの病気に対する免疫を一生得ることができる可能性があります。私たちは、あなたのお子さんに対して、この新しい予防法を提供したいと考えておりますが、これにより保護を与えることができるのではないかと希望しております。
> 　許可書を同封いたしましたのでご考慮の程よろしくお願いします。この新しい予防法による利益を子どもに与えたいとお考えの場合には、この書面にご署名ください。」

　この文書には、医学研究であることがはっきりと示されておらず、「一定数の人々」以外の人々には軽くない肝炎が発症することについて触れないことにより、リスクについて曖昧にしているだけでなく、「新しい予防法」という言葉を二度使用しているが、肝炎ウイルスを投与することは予防にはな

---

29) Rothman & Rothman・前掲注21) 265-66頁。

らないなど虚偽の内容が述べられている点で非常に問題が大きい[30]。さらに、施設長の名前でこのような手紙を送ることは強制とも誘因とも言えるのではないか。つまり、子を入所させたい親からすれば、施設入所許可の権限を有する人間を喜ばせようとするだろうし、通常の入所待ちをしていたのでは数年かかるが、この研究に子どもを被験者として参加させるならば入所できることを考えると、同意せざるを得ないのである[31]。これは、施設入所だけでなく、有名な医師に子どもを診てもらいたいとか、有名な施設の医師にこれからも診てもらいたいので、その先生が関わっている医学研究には参加するという形で表れることもある可能性があることに、医師でもある研究者は気づく必要がある。

　わが国においても、「保護者の同意がえられればよいという常識的な考え方は危険を伴う。親ですら常に子どもの人権をわが人権と同程度に尊重するとは限らぬ。ことに患者が精神障害者とか重症肢体不自由者である場合、保護者はこれを意識的あるいは無意識的に邪魔ものとみなしていることが少なくない」ことから、乳児院などでは、非人道的な生体実験が行われやすいという指摘がなされている[32]。

　上記のような誘因や強制により、親が「子の利益」にならない選択をしないよう、研究者個人の倫理的廉潔性が求められるとともに、そのような研究を許容しないという研究者共同体の高い倫理意識が必要である。さらに、倫理審査委員会においてこの点に関して意識的に審査を行うことが求められる。

子どものカテゴリー分け

　ところで、「子の利益」を考える前提として、「子ども」には、赤ん坊[33]から青年まで含まれ、その発達段階や意思決定能力も異なることから、子ども

---

30) 同上。
31) 同上。
32) 日比逸郎「臨床研究と生体実験」ジュリスト548号22頁（1973）。
33) 1970年ごろに同じく名古屋市立大学医学部小児科学教室で新生児を対象に行われた研究「早期新生児の連続血管撮影による脳循環時間」に批判が生じた。詳細は**第３部の事案の要約18番**を参照。

をカテゴリーに分けて、それぞれの特徴に基づいて検討することが適切である。前述のナフィールド報告書は、子どもを①研究に参加するか否かについて、それを決定すべき時点において自らの意見を述べることができない子ども（承諾能力の全くない幼い子どもなど）、②研究に参加するか否かについて、それを決定すべき時点において自らの見解を形成し、希望を述べることができるが、手助けなしに自らの意思決定をすることができない子ども（承諾能力まではないがある程度研究について理解できる子ども）、③特定の医学研究に参加することに関して、自ら意思決定できる知的能力および成熟性を有しているが、法的に「未成年者」のカテゴリーに属する子ども（事実上、承諾能力のある子ども）の三つに分類している。

承諾能力の全くない幼い子どもに関しては、親は子を個人として尊重しつつ、子どもの現在および長期的な福祉を考慮、すなわち医学研究参加に伴う負担、リスク、およびベネフィットを比較衡量したうえで医学研究への参加の有無を決めることとなる。医学研究参加により、研究参加者である子どもの権利・利益を侵害しないために、研究を実施する研究者、および研究計画の審査を行う研究倫理審査委員会の責任および監視機能は重要である。

次に、承諾能力まではないが、ある程度研究について理解できる子どもに関しては、彼らが望むとおりに研究参加の決定プロセスに参加させ、親の同意の他に、本人の「アセント（賛意）」を取得することが望ましい。そして、そのプロセスにおいて、研究者は、どのようにして子どもと信頼関係を築くか、研究全体を通じてどのように適切に情報をコミュニケートするかということに注意を払わなければならない。「アセント」がなくても研究に参加させることは可能であるが、仮に本人が研究参加を拒否している場合には、なぜ拒否しているのかについて話を聞き、きちんと話し合ったうえで、本人に直接の利益が見込めるという例外的な場合を除き、原則として不参加の意思を尊重するという結論になるだろう。

第三に、承諾能力のある子どもの場合については、子どもの保護と子の自己決定権とのバランスを図り、医学研究の侵襲性やリスクが高い場合には、子の利益や長期的福祉を保護するという役割・義務を親が果たすことが優先されると考えられるので、研究参加への同意は、子だけでなく親からも取得する必要がある。これは、親の権利・義務というのは、子の能力不足を補うためだけにあるのではなく、子の自律性の尊重と子の身体・精神の保護・育

成を図るという、親に子への権利・義務を与えた意義との調和を図るという立場から導き出される。つまり、前述のナフィールド報告書にもあるように、親の責任は、子どもが発達するということから導き出され、子どもを個人として尊重すること、独立した意思決定者へと発達するのを助けること、そして現在および長期的な福祉を促進することという三重の責任から成り立っているため、子が承諾能力を有するに至ったからといって消滅するようなものではないのである。

(3) 子どもを対象とする医学研究の必要性とその安全弁確保

名古屋・神戸の両事案の問題に着目すると、子どもを対象とした医学研究はなるべく行わない方がいいと考えてしまいそうだが、子どもは小さな大人ではなく、体の作りや薬剤への反応等が大人とは異なることから、小児の病気について理解し、できる限り最善の証拠に基づく医療を提供するためには、子どもを対象とした医学研究が必要である[34]。だからこそ、上記のような倫理的妥当性を確保したうえで慎重に医学研究を行っていくべきであるという現在の研究体制が出来上がってきたのである。すなわち、子どもを対象とした医学研究を行わなければ、リスクを負う被験児はおらず、危害を被る者はいなくなるが、「その必然の結果として、すべての児が社会制度的に不安定な治療を余儀なくされるだけでなく、承認された使用の場合には保障されているはずの制度的補償の網の目から漏れてしまう」結果になってしまうため、私たちの社会は、「個々の被験児を研究に伴う危害・リスクから守ると同時に、こうした小児全体を取り巻く社会的不公正を是正して、社会的危害・リスクから小児を守る責任も同時に負うことが求められている」のである[35]。

さらに、「小児疾患の多くが該当する希少・難治性疾患への対応が医療研究政策上の焦眉の課題となる中で、治験・臨床試験をはじめとする、小児を対象とする臨床研究を積極的に促進していくことの重要性と必要性が改めて

---

34) National Commission for the Protection of Human Subjects of Biomedical and Behavioral Research (1977)・前掲注 25) 21-26.
35) 松井健志「小児を対象とする臨床研究で追加的に求められる倫理的配慮」医薬ジャーナル 50 巻 8 号 71 頁（2014）。

認識される」ようになってきている[36]。こうした小児を対象とする研究に関して、松井らは8つの原則を示している[37]。すなわち原則1（被験児の特性の把握と協同の促進）、原則2（研究の学術的価値・社会的意義の確保）、原則3（研究方法の科学的妥当性と実現可能性の確保）、原則4（被験児の公正な選択と除外）、原則5（負担・リスクの最小化および利益との比較考量）、原則6（被験児の意思の尊重と代諾の扱い）、原則7（被験児の親・保護者・家族等に対する配慮）、原則8（研究期間から終了後までの被験児の保護と尊重）である。本稿が指摘した問題のほかに、原則7における「7.1　研究者は、被験児の親・保護者及び兄弟姉妹等の家族に対しても、適切な配慮を行わなければならない。」という点や、原則8における「8.2　被験児のプライバシーに係る機微情報については、たとえ児の親や保護者などの代弁者に対してであってもみだりに開示してはならない。」「8.3　研究者は、被験児個人に対して、当該児が参加した臨床研究から得られた研究結果や成果を、その学術的価値や社会的意義をも含めて情報提供しなければならない。」ことがコメンタリーとともに適示されており、子どもを対象とした医学研究を検討する際には一読を勧める。

(4) 医学の発展のためには多少の犠牲はやむを得ない？

　神戸の事案における実験により乳児栄養生理学が発展し、多くの乳児に対する福音となったのであろうが、だからといって、「みんな」の利益のために誰かが人権侵害をされてよいわけではない。「医学研究の主な目的は新しい知識を得ることであるが、この目標は個々の被験者の権利および利益に優先することがあってはならない。」（ヘルシンキ宣言8）ということを再確認しておきたい。

参考文献
甲斐克則『被験者保護と刑法』（成文堂、2005）。
玉井真理子・永水裕子・横野恵編著『子どもの医療と生命倫理〔第2版〕』（法政

---

[36]　松井健志他「小児を対象とする臨床研究において求められる倫理的配慮の原則」日本小児科学会雑誌120巻8号1195頁（2016）。
[37]　同上。

大学出版局、2012)。
甲斐克則編『小児医療と医事法』(信山社、2016)。
永水裕子「未成年者の医学研究への参加」桃山法学 23 号 17 頁 (2014)。
土屋敦『はじき出された子どもたち』137-45 頁 (勁草書房、2014)。
永水裕子「医学研究において子どもの声を反映させることの重要性——ナフィールド生命倫理カウンシル報告書の検討」桃山法学 26 号 313 頁 (2017)。
Henry K. Beecher. *Research and the Individual: Human Studies.* Little Brown and Company: 1970.
David J. Rothman. *Strangers at the Bedside: A History of How Law and Bioethics Transformed Medical Decision Making.* Basic Books; 1991.
ディヴィッド・ロスマン (酒井忠昭監訳)『医療倫理の夜明け——臓器移植・延命治療・死ぬ権利をめぐって』(晶文社、2000)。

Case 8 製薬企業の従業員を対象とした研究
——社員へのキセナラミン投与事案

横野　恵

キーワード：被験者選択、研究参加意思の任意性、プロトコル、健常者対象研究、モニタリング、研究開始後の管理、研究ガバナンス

> **ねらい**
>
> 　本稿では、1960年代に行われたキセナラミンの臨床実験を取り上げる。同実験は製薬企業の従業員らを対象に実施され、多数の被験者に健康被害が生じた。今日の制度や規範の多くが存在する前の事案であるが、企業の依頼を受けた学術研究者の研究運営、製薬企業と従業員という関係下での研究参加など、多くの論点は今日においても重要である。「被験者保護」が、研究に参加する被験者に関する議論にとどまらず、その候補となる個人への配慮のあり方、研究開始前および開始後の研究のガバナンスのあり方とも深く関わっていることを学ぶことができるだろう。

1　事案の概要

(1)　背景

　キセナラミン（Xenalamine：キセナゾ酸とも）は1959年ごろイタリアで開発された化合物である。1961年頃にはMagrassi、Cavalliniら主としてイタリアの研究者から臨床試験によりキセナラミンに抗ウイルス作用が認められたとする報告が散見されるようになり[1]、インフルエンザ、麻疹、水痘等のウイルス性疾患の予防や治療の効果を期待して、各地で臨床試験が行われつつあった[2]。一方で、イタリア国外からは抗ウイルス作用を確認できないと

---

[1] F. Magrassi「合成薬剤による抗ウイルス性化学療法の現実の可能性について」ウイルス11巻2号145-158頁（1961）等。イタリアでは1200例の臨床試験によって良好な成績が得られたとされていた。

いう報告が出つつあり[3]、本件実験が行われた1963年秋の時点ではキセナラミンの抗ウイルス薬としての人における効果や安全性は確立されていなかったといえる。

(2) 本事案に至る経緯[4]

当時、製薬業界では抗ウイルス剤開発の機運が高まっていた[5]。名古屋市に本社を置く興和株式会社（以下、興和）はキセナラミンに着目して研究を進め、1962年に独自の方法で合成に成功して大量生産を可能とした。

興和はキセナラミンを用いた新薬開発を企図して、臨床データの収集をN教授（東北大学内科学）に依頼した。これを契機に翌1963年3月に発足した「ウィルス病化学療法研究班」（以下、「研究班」という。）はN教授を班長とし、全国13の大学・研究機関の20名の研究者（班員14名、秘書部員3名、協力者3名）により構成された。研究班はキセナラミンに限定せず広く抗ウイルス剤開発の素地を作ることを目的とするものとされ、N教授と興和の間では「研究班はまずキセナラミンをとりあげ、興和より研究費の提供を受けて二年間の開発研究を行ない、キセナラミン臨床報告の義務を負う。しかし、班の運営、研究については一切干渉されない」との約束が交わされていた[6]。

---

2) これらの感染症の性格から、小児を対象とする臨床試験も少なくなかった。
3) 一例として、Cobban KM et al., A trial of XENALAMINE. *Br Med J.* 1963: 1 (5333); 794-796. がある。
4) 本稿の記述はその多くを東京法務局長「新薬開発のための人体実験について（勧告）」日本弁護士連合会『第二三回人権擁護大会シンポジウム第一分科会「医療と人権」資料集』51頁（1980）に拠り、本稿本文中の〔　頁〕の表記は同資料の頁数を指す。なお、同勧告は「新薬開発のための人体実験」法務省人権擁護局編『人権擁護関係法令事例集　事例編』1405-1417頁（第一法規、1966）にも掲載されている。また、光石忠敬「被験者の法的保護——キセナラミン事件を手がかりに」伊藤隆太ほか編『新医薬品開発要覧臨床編』27-37頁（R＆Dプランニング、1986）も参照した。
5) Prospects for a Viral Antibiotic. *Lancet.* 1961: 277 (7167); 36.
6) 興和から研究班に対して年間250万円の研究費の提供が予定されていた。光石・前掲注4) 33頁。

(3) キセナラミンの安全性

　研究班関係者の中には研究班成立前に他社の依頼でキセナラミンの基礎実験を手がけた者もいたが、実験の結果「おおむね効果なし」「毒性が強い」とされ、他社では開発を断念していた。

　N教授は、研究班発足の直前である1963年1月から3月にかけて、「若干のデータを収集する必要」があるとして、患者16名を対象に「臨床投与」を行った。この際患者1名に肝障害発生が観察されたが、患者の「ハイパーセンシティビティ（過敏性）」によるものと結論された。同3月に発足した研究班では、計画の方向性について検討が行われた。同年6月の会議では班員から人体応用につき慎重な措置を取るべき旨の発言があり、上記のN教授の実験の結果も共有された。毒性試験の実施についても検討され、10月まで基礎実験のデータを待ち、再度検討を行うべきとする方針が示されるなど〔60頁〕、この時点では、臨床実験に着手する前に、基礎実験や毒性試験が予定されていたとみられる。

　ただ、結果的には、このような展開を経ないまま、本件実験（同年10月配布開始）が実施されることになる。研究班関係者によって他に実施されたキセナラミンの実験としては、人への投与が本件実験前に秘書部に報告されたもの21例、本件実験後に報告されたがそれ以前に行われたもの40例の計61例があったほか、基礎実験のデータがあった（後掲の**表1**を参照）。これらが一定の方針のもとに展開されていたかどうか、本件実験の立案や管理において活用されたかどうかについては不明な点が多い[7]。毒性の検討のための基礎実験が必要であるとの認識から、その作業を担う予定の協力者を交えた協議が進められていたが、これも実施されなかった。

　結局のところ、事前の検討段階で得られていた情報は十分に生かされず、あるいは当初の計画自体が取りやめになるなどして、人体実験を行う前提と

---

7)　この点について中村班長は「こんな大きな障害が出るなどということは、動物実験や病院での臨床試験の結果からみて、全く予測外のことだった」（日本経済新聞朝刊1964年3月7日15頁）、「私としては当初からイタリアのマグラッシ氏の研究成果に信頼をおいていた。（中略）千二百例もの臨床実験を行ない、結果が非常によかったときいている。そしてなによりもわれわれの六十一例の診療実験結果に自信をもっていた」と述べている（『製薬会社の社員はモルモットか：新薬開発と人体実験の限界」サンデー毎日44巻16号12-17頁（1965））。

表1　研究班関係者による本件実験以外のキセナラミン研究

研究班秘書部への結果報告時期	実施した研究者	対象	結果など
本件実験前	N教授 （東北大学内科学）	患者61名	1名に肝障害発生
	K講師 （九州大学内科学）	医学生ボランティア5名	「若干の自覚症が認められたが軽度であった」
	M助手 （東北大学内科学）	マウスなどによる基礎実験	不明
本件実験後	F助教授 （東京大学小児科学）	乳幼児40名[8]	不明
	T教授 （信州大学細菌学）	基礎実験	不明

しての毒性の検討は十分に行われなかった〔60頁〕。多くの研究班員がキセナラミン実験に対して概して消極的な態度であったにも関わらず、計画は「突然理由なく変更」〔60頁〕され、班の活動はそのまま、興和従業員らを対象とする本件実験へと進むことになる。

(4) 実験に至る経緯

興和との約束であったキセナラミン研究の具体的な立案は、主に3名の秘書部員によって行われた。その協議の結果、1963年8月には、インフルエンザの予防・治療薬としてのキセナラミンの開発には、大規模な臨床実験が必要であること、その前提として100名程度を対象とした自覚症調査[9]が必要であるとの結論に達した。併せて、こうした規模の調査について、依頼元の興和に協力を求めることとされた[10]。その後、秘書部員らはキセナラミン

---

[8] 対象になったのは種痘接種児とはしか患児であったとされる（げんだい旗編集部編『人体実験　私たちはモルモットじゃない！　人権侵害とたたかった婦人労働者の記録』10頁（プルナの会本部、1966））。この点につき、光石・前掲注4) 34頁は、健康人に使用する前に患者に使用することを重大な問題と指摘する。

[9] 「自覚症調査」の目的を研究班がどのように定義していたかは、諸資料からは明らかでない。

の臨床実験に関する研究計画案を作成し、N教授の承認を得た上で、興和に送付して実験への協力を依頼するとともに、各班員に送付して実験の可否についての意見を求めた。その結果、7名の班員から賛成の回答があったものの、反対や異論を表明した班員はいなかった。また興和は、社員を実験の対象とすることを了承した。

これを受けてN教授から、班員であるH教授（名古屋大学内科学）に実験への協力が依頼され、H教授から医局員D医師に協力させる旨の回答があった。興和では、薬品学術部長が総括的な責任者となり、学術部第二課長が実施面を担当して実験を行うこととなった。

(5) 実験の実施

実験では二重盲検法が採用され、キセナラミン投与群104名、プラセボ投与群103名、計207名を被験者とし、2週間の服用期間が設定された（実際に被験者となったのは計187名とされる[11]）。服用量は実験要項では1日1グラム（4錠）とされていたが、実際には連絡の不備により誤って倍の2グラム（8錠）が被験者に配布されている。

被験者として当初は名古屋工場寮生（工員）が予定されていたが、実験開始3日前に急遽、工場の社員と興和および関連会社の薬品関係業務に従事する社員に変更された[12]。結果的に、被験者の3分の2は東京在勤者（残る3分の1は名古屋在勤者）となったが、このことは研究班には通知されなかった。

実験対象者はボランティアを募る形ではなく、興和の担当者が一方的に対象者を予定し、集合させ、職場の上司を通じて協力要請や薬の配布がなされた。そのため実験の実施を業務の一種のように印象付けた可能性がある。実

---

10) 当初は自衛隊に依頼して2000名程度のデータを収集しようという計画もあったとされる（第48回国会参議院予算委員会第一分科会「会議録第一号」18頁〔熊崎正夫政府委員発言〕（1965年3月26日）（http://kokkai.ndl.go.jp/SENTAKU/sangiin/048/0520/04803260520001.pdf 最終閲覧2018年6月20日、以下同じ））。

11) げんだい旗編集部・前掲注8) 25頁。

12) 対象者変更の理由は明らかでないが、本事案を告発した中村晴子は、労働組合が組織されている名古屋工場の工員を避けるためであったと主張している（中村晴子「ひとり人体実験に抗して」婦人公論51巻3号262-267頁（1966））。

験開始に先立ち、学術部第二課長が各職場責任者に対して口頭で実験の趣旨・経緯を説明してその了解を得たが、事前に対象者全員に対しては、説明をしてその承諾を得るという方法はとられなかった。また、対象者の事前の健康診断は、いずれの職場においても行われていない。

実験は1963年10月に開始され、職場ごとに調査票および実験薬が被験者に配布された。その際、いずれの職場においても医師の立会いはなく、実験に関する説明および実験薬の配布は、興和の担当者または各職場の上司により行われた。法務局の認定によれば、とくに強制や圧迫の事実は認められていないが、「少なくとも積極的な協力意志をもたない者が存在したことは事実である」[13]。

被験者の臨床的観察はD医師が担当し、名古屋工場で3回、東京地区で2回の問診を実施したが、名古屋本社では実施されなかった。また、D医師自身がキセナラミンの効果や副作用について十分な理解を欠き、さらにはN教授からH教授への依頼は自覚症調査への協力に留まり、D医師は「対象社員の健康管理については念頭になかった。これは当然興和がやるものと思っていた」との認識を持っていた。結果的に被験者の健康管理についての責任の所在が十分に検討されないまま実験が開始されたと思われる。

実験開始後、2週間の服用期間の前半から、服用者の中には頭重感、頭痛、食欲不振、全身倦怠感、肩こり等の症状を訴える者が出たが、D医師は問診の際に一部の服用中止を認めたほかは服用続行を指示した。また、学術部第二課長には胃痛の訴えが寄せられたが、胃腸剤と併用して服用を続けるよう指示された[14]。期間後半には東京地区で3名が発熱のため欠勤、2名が胃痛、発疹等のため入院するに至ったが、服薬中止等の措置は取られなかった。

---

13) 報道によれば、実験参加を拒否したのは男性社員1名のみであった（読売新聞1965年3月25日朝刊15頁）。しかしながら、被害者の一部は、「強制はなかったが、その場の雰囲気としては飲まざるを得ないと思った」「あまり飲みたくはなかったが、会社にいる以上は協力しなければならないだろうとも思った」「上司に変な感じをもたれたりすると困ると感じた」「同意を求めるというが、承諾を得るような方法ではなく、飲んでいただきたいと思いますといわれただけであった」「自分一人だけ反対する勇気がなく、いやいやながら服用することにした」と供述した（東京法務局長・前掲注4）54頁）。

服用期間終了後に東京地区で行われた問診においてD医師は黄疸症状を呈する被験者を発見するとともに、入院中の被験者2名について薬物による肝炎の疑いがもたれていることを知り、はじめてキセナラミンの副作用と判断した。被験者らに対する検査の結果、11月19日までに東京地区・名古屋地区で合

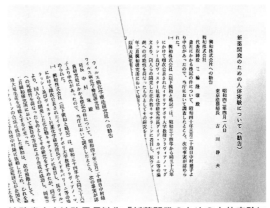

法務省東京法務局長勧告「新薬開発のための人体実験について」(1967年)
(左は「ウィルス病化学療法研究班」の班長宛、右は興和株式会社代表取締役宛)

計17名が入院するに至った。被験者らの入院期間は最短1か月から最長12か月以上におよび、死亡した1名を除き[15]、いずれも肝臓障害と診断されている。このほか4名が6か月に渡り通院を続けたほか、結果的に、キセナラミン服用者（104名）のうち服用期間中もしくは終了直後までに、何らかの症状を訴えた者は76名に達した。これらの疾病とキセナラミン服用との関連については、多くの医師が因果関係を肯定している。また、興和はその後キセナラミンの新薬としての許可申請を断念しており、このことから、当時の厚生省薬務局長は国会答弁で、副作用について「この許可申請前の薬による事故ではなかろうかという、そういう客観的な事実に基づいた推定を下さざるを得ない」と述べている[16]。

---

14) 頭痛の訴えに対して「頭が痛いぐらいならのめますね。続けてのんで下さい」と答え、車酔いの訴えに対して「それじゃ、もう一度のんでから車にのってみて下さい」と答えたとのことである。また、この診察時には学術部第二課長が医師の隣に座っていたともいう（げんだい旗編集部・前掲注8) 6頁）。

15) 1964年2月に入院中の女性1名が死亡している。死因は癌の骨転移による骨硬化症と急性気管支肺炎と診断された。法務局の調査を受けた医師はいずれも、キセナラミン服用との因果関係については有無を断定できないと供述している。

(6) 法務局への申し立てと勧告

1964年3月、日本経済新聞が「社員使って新薬をためす」「二十六人が肝臓障害」との見出しで本事案を大きく取り上げ、興和より厚生省（当時）に口頭で本件が報告された。厚生省は興和に厳重注意を行うとともに、各製薬会社にも本事案を伝え、社員を対象として新薬の実験を行わないよう注意を与えた[17]。

実験から1年半後の1965年3月、興和社員であり被験者となった中村晴子（薬剤師）が本件実験について「キセナラミンの副作用を秘して従業員に服用させ、肝臓障害等の

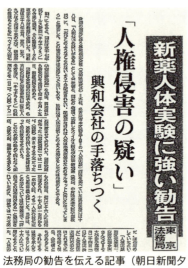

法務局の勧告を伝える記事（朝日新聞夕刊東京本社版1967年4月18日11頁）

障害を与えるなどの人権侵害事実があると思料される」[18]とし、興和を被申立人として法務省東京法務局人権擁護部に人権侵害事実の調査を申し立てた[19]。これを機に本件は新聞[20]や国会審議でも取り上げられ、広く注目を集めることとなった[21]。

1967年4月、東京法務局は調査結果に基づき、興和および研究班に対し

---

16) 第48回国会参議院予算委員会第一分科会・前掲注10) 18頁〔熊崎正夫政府委員発言〕。

17) 同上。

18) 「人権侵害事実調査申立書」げんだい旗編集部・前掲注8) 24-29頁。

19) この申立ては法務省「人権侵犯事件調査処理規程」に基づく調査の開始を要請するものと位置づけられる。同規程は法務省設置法3条に基づき法務省の人権擁護機関が人権侵犯事件を調査および処理する手続を定めたもので、この手続の下で行われる処理（勧告等）は行政指導に該当する。そのため法的拘束力はもたない。1950-60年代には、本件のほか、ツツガムシ病感染実験（本書 Case 6）や広島大学がん免疫療法人体実験（**第3部の事案の要約16番**を参照）などの人体実験の事案や、医療過誤事案においてもこの手続に基づいて処理されたものが散見される（法務省人権擁護局『人権擁護の20年』(1965)）。

20) 毎日新聞朝刊1965年3月25日15頁、朝日新聞朝刊1965年3月25日15頁など。

21) 日本経済新聞・前掲注7)。

て「新薬開発のための人体実験について（勧告）」を行って人権尊重の徹底と不祥事の再発を求めるとともに、厚生省に通知した[22]。

なお、補償とその額については争いがあったが、最終的には興和が死亡・発病した社員らに総額にしておよそ1000万円の補償金を支払った[23]。興和ないしは研究班関係者の法的責任については、刑事事件としても民事事件としても処理されていない[24]。

2　論点の整理と解説

上記の法務局勧告は、「人体実験の本質は、ひっきょう人体をかりて薬剤そのものの効果、副作用を調査することにあるから、その方法、手段によっては、人権上黙過し得ない問題が発生することは論をまたない」とした上で、興和・研究班においては多くの問題点（後掲の**表2**を参照）があり、「医療を目的としない人体実験の特殊性に対する認識を欠き、被験者の生命、身体を尊重する配慮が十分でなかった」と結論づけた。

本事案が発生した1960年代前半には、サイドマイド、スモン、クロロキンなど承認薬による薬害事件が多発していた。1960年に薬事法が制定されていたものの、事件当時、新薬の臨床試験は一部を除き法的規制がなく、医師の責任のもとに実施することとされており、行政の介入は困難であると考えられていた[25]。実験が行われた1963年の時点では、ヘルシンキ宣言（1964年）も未採択であった。国内はもちろん、国際的にも被験者保護に関する倫理規範が確立しているとはいいがたい時期であったといえる。しかし、規制

---

22)　読売新聞夕刊1967年4月18日11頁。
23)　同上。また、1965年5月に被害者と興和の間で①現疾患の治療及び補償、②現疾患が完全に治療した後の保証という2点について念書が交わされた（片平洌彦「新薬の研究開発と人権」ジュリスト増刊総合特集44号182頁（1986））。その際、被害者側の希望により、本件実験が効果と副作用をみるためのものであった旨の記述が入れられた（中村晴子「人体実験をされて――製薬企業の中の人権」人権新聞121号249-250頁（1965））。
24)　甲斐克則「人体実験と日本刑法」同『被験者保護と刑法』37-73頁（成文堂、2005）。ただし、法務局の勧告では関係法条として、憲法13条（個人の尊重・幸福追求権）のほか、刑法204条（傷害）、209条（過失傷害）、211条（業務上過失致死）が挙げられている。
25)　第48回国会衆議院社会労働委員会「会議録第十一号」15頁、18頁〔熊崎政府委員発言〕（1965年3月25日）。http://kokkai.ndl.go.jp/SENTAKU/syugiin/048/0188/04803250188011.pdf

表2　法務局勧告が指摘した本件の問題点

興和に対する指摘	研究班に対する指摘
一　被験者の服薬意思に関する任意性の確保についての配慮を欠いた 二　専門的知識を有する医師の十分な管理の下で実験が行われるべきであるにもかかわらず、対応する配慮が不十分であった ①計画変更に関する不十分な情報共有 ②医師の監督のないままの薬の配布 ③実験開始前の被験者の健康診断の不実施 ④杜撰な投与管理（誤った投与量） ⑤実験開始後の杜撰な研究管理	一　人体実験の前提としての毒性の検討が不十分であった 二　被験者の選定を興和に委ね、方法について指示を与えていなかった 三　医師の十分な管理の下で人体実験が行われるべきであるにもかかわらず、この点についての配慮が不十分であった ①医師の監督のないままの薬の配布 ②実験開始前の被験者の健康診断の不実施 ③実験開始後の不十分な健康管理

や倫理基準の不在は被験者保護に対する医師の責任を免除するわけではない。制度的なコントロールがないからこそ、とりわけ被験者の安全・健康の管理については「医師が人権上の配慮をしなければ、何人もそれに代わる配慮をなし得ない」〔62頁〕のであり、医師の責任はより重大であったといえる。

(1) 研究計画の妥当性に関する問題

個々の被験者への対応の問題に進む前に、まず指摘しうるのが、一連の研究班の活動方針の合理性のなさであろう。法務局勧告は基本的には後半の「社員投与」の部分を中心に検討しているが、この投与へと至る流れ自体に不自然な部分が多い。

今日の基準から一方的に論じることは控えるべきであろうが、班が発足した前後の試み、その後の社員投与への展開の経緯については、一定の方針があったとも、またそのために情報の精査や議論が尽くされたともいえない。例えば、人への投与が「患者」「学生」「乳児」などという具合に並行して展開していたが、これらの結果の多くは班員間で共有されなかった。また、それらが次の段階を踏まえ、計画全体の中で位置づけられていたとも思えない。興和の社員を対象とした「自覚症」の検討（この検討の意義に関する議論は措くとして）において、これらの対象や数が有用なものでなかったこと

は、研究班関係者も認めているところである。また、キセナラミンの安全性への懸念がある中、基礎実験を行い直す計画があるにもかかわらず、一方でこうした人への投与がそれぞれに展開していたこと、また結果的に計画されていた基礎実験自体が行われず、社員への投与に展開したことは、当時の基準でも問題視すべきことであっただろう。研究班としての目的・問題意識の共有の仕方、意思決定のあり方に問題があったといえる。

当時は、それが制度化されたものでなかったとはいえ、人を対象とする研究において満たされるべき条件について、一定の議論がなかったわけではない。例えば、ニュルンベルク綱領（1947年）は、後述するような同意の問題に加え、人を対象とする実験の計画・準備に関する内容を有している[26]。すなわち、人を対象とする実験は、他の代替手段がないか慎重に計画されたものであること、基礎実験の知識を踏まえたものでなければならない、という指摘である。また、世界医師会が1954年に採択した原則（ヘルシンキ宣言の前身となったPrinciples for Those in Research and Experimentation）においても、人を対象とする実験・研究は、まず何よりもその科学的な質が十分に検討され、また尊重されなければならない、としていた[27]。のちにエマニュエルらは、科学活動としての妥当性の要件を満たさない研究は、科学的に資源の浪費であり、また当てもない研究に被験者を動員する（それゆえ負担の「搾取」でしかない）点から、正当化されないと整理している[28]。人を対象とする研究は、基礎実験の成果を含め、科学的根拠に基づいて行われるべきとする原則は、今日では一般的なものとして広く認知されている。

---

26) 「2. 実験は、社会の福利のために実り多い結果を生むとともに、他の方法や手段では行えないものであるべきであり、無計画あるいは無駄に行うべきではない。3. 予想される結果によって実験の遂行が正当化されるように、実験は念入りに計画され、動物実験の結果および研究中の疾患やその他の問題に関する基本的な知識に基づいて行われるべきである。」福岡臨床研究倫理審査委員会ネットワーク（RecNet Fukuoka）「ニュルンベルク綱領（1947年）」（http://www.med.kyushu-u.ac.jp/recnet_fukuoka/houki-rinri/nuremberg.html）。

27) Richard E. Ashcroft. The Declaration of Helsinki. In: Emanuel EJ, et al, eds. *The Oxford Textbook of Clinical Research Ethics*. Oxford University Press; 2008: 142.

28) Emanuel EJ, et al. What makes clinical research ethical. *JAMA*. 2000; 283; 2701-2711.

(2) 被験者の意思の任意性

本事案の特徴は、自社の製品開発に関する実験の実施において、当該製薬会社の社内でその従業員を被験者として実験が行われた点にある。このような状況下では、被験者の意思の任意性が問題となり得る。法務省勧告では、「治療を目的としない人体実験を行うにあたっては、被験者をして、全くその自由意思に基づき服薬させなければならない」としたうえで、「雇用関係にある従業員をして服薬に協力させることは、その方法いかんによっては強制にわたるおそれがある」にもかかわらず、興和は自主的な協力を待つ方法を採らず、実験を業務の一種として印象づけた可能性があり、研究班においても雇用関係を利用した強制的な被験者の選定がなされないように、ボランティアの募集によるべき等の具体的な指導をなすべきであったと指摘している〔61頁〕。

(3) 被験者の vulnerability

本事案のように製薬会社の従業員が新薬研究の被験者となることはかつては珍しくなかったようである[29]。こうした関係下で人を対象とする研究が行われる場合、従業員を特別な配慮を要する被験者(いわゆる vulnerable な集団)ととらえるべきだという指摘もある[30]。今日では例えば、CIOMS ガイドライン(2002)では、「階層的な集団における下位の構成員」を vulnerable な集団の一類型とし、その一例として、製薬企業の従業員を挙げる[31]。

一方、製薬企業の従業員を被験者とすることにはメリットもないわけでは

---

29) 砂原茂一「新薬開発と人権」ジュリスト574号38-42頁(1973)。

30) Rose SL, Pietri CE., Workers as research subjects: a vulnerable population. *J Occup Environ Med.* 2002: 44(9); 801-805.

31) Council for International Organizations of Medical Sciences (CIOMS). *International Ethical Guidelines for Biomedical Research Involving Human Subjects.* Geneva: CIOMS; 2002. 42-44 (Guideline 13: Research involving vulnerable persons). https://cioms.ch/wp-content/uploads/2016/08/International_Ethical_Guidelines_for_Biomedical_Research_Involving_Human_Subjects.pdf. なお、同じく CIOMS による 2016 年のガイドライン(以下、CIOMS ガイドライン 2016 年版)である International Ethical Guidelines for Health-related Research Involving Humans (https://cioms.ch/wp-content/uploads/2017/01/WEB-CIOMS-EthicalGuidelines.pdf) では、「研究実施場所の労働者」に変更されている(Guideline 15参照)。

ない。例えば、研究についての十分な理解や、プロトコルの遵守を期待できる可能性が高いといった指摘もある[32]。また、従業員を対象とする場合であってもボランティアを公募するという形であれば、任意性を確保できると考えることもできる。

問題は、vulnerability をどのような観点からとらえ、被験者保護における意義をどこに見出だすかである。ベルモント・レポートなどに見られる伝統的な理解では、vulnerability は、人格／自律性の尊重原則の観点から、つまり被験者の自律性の不十分さ（不十分な同意能力や任意性）の観点からとらえられてきた。しかし、近年では、被験者個人の自律性だけではなく、研究が行われる社会的文脈や要因を考慮して vulnerability をとらえることが重要であると考えられている[33]。例えば、製薬企業の従業員等が研究実施者と近い関係にあることで研究対象者になるよう求められることが他の人々よりも多くなるとすると、同意の任意性とは別の倫理的問題をはらむと指摘されている。すなわち、一部の人々が被験者としての負担を多く引き受けることは、正義原則（ベルモントレポート、CIOMS）の下で要請される研究の負担と利益の公平な分配を損なうという問題である[34]。

3 教訓と課題

(1) 被験者の選択と支払い

本事案と同様、医学研究では、健常者を対象とした試験が行われることがある。新薬の臨床試験における第一相は、その典型である。第一相試験は被験薬の安全性と体内動態を確認することを目的とし、患者を対象として行わ

---

32) Meyers, K., Drug Company Employees as Research Subjects: Programs, Problems, and Ethics. *IRB: Ethics and Human Research*. 1979: 1(8); 5.
33) Elma Lourdes Campos Pavone Zoboli. Vulnerability in Biomedical Research: A Framework for Analysis. In: Matti Hayry, et al, eds. *Ethics in Biomedical Research*. Rodpi; 2007: 167-179.
34) なお、従業員を動員する形で展開したわが国の事案として、製薬会社の従業員のほか、公務員を対象とするものがあった。例えば、1970年代に秋田で、県の職員（およびその家族）を対象としたカドミウム汚染米の摂食実験が行われ、報道のほか、国会でも論点となった。「汚染米人体実験　好ましくない　厚生政務次官が答弁」朝日新聞朝刊1970年12月18日23頁、第64回国会参議院公害対策特別委員会「会議録第6号」20頁（http://kokkai.ndl.go.jp/SENTAKU/sangiin/064/1575/06412171575006.pdf）。

れる第二相以降とは異なり、一般的に健康な成人（おもに男性）を対象として行われる[35]。人における安全性が確認されていない段階で行われるため、第二相以降よりも大きなリスクを伴うと考えられる[36]。その一方、健常人である被験者にとっての医学的な利益はない。そのため、かつては囚人を対象として行われることも多かった[37]。本件では、製薬企業の従業員が被験者とされた。仮に、前節の議論から従業員を被験者とすることに倫理上問題があるとするならば、こうした健常者のボランティアを誰に求めるべきかが論点となるだろう。

現状では、健康な被験者を一般から募って、第一相試験を行うことが選択肢の一つとなっている。彼ら彼女らは、その研究開発について特別な利益関係にないため、自由な意思決定が可能といえるのかもしれない。一方、参加するためのインセンティブもないことになる。そこで参加に対する金銭の支払いのあり方が問題として浮上する。彼ら（彼女ら）は「治験ボランティア」「被験者ボランティア」と呼ばれることもある一方、その参加に応じて「負担軽減費」、「協力費」等の名目で金銭が支払われることが多い。通常、負担軽減費は、研究協力に要した時間給や研究実施場所までの交通費などに相当する金額と位置づけられているが、一種の収入を得る手段と理解する者もいるようである[38]。

こうした被験者への支払いは、人を対象とする研究における倫理問題とし

---

[35] 患者ではなく健常人を被験者とする理由としては、採血等の検査が頻繁に求められ負担が大きいこと、他の薬剤を服用している可能性が低いこと等が挙げられる。

[36] 人への投与が世界で初めての場合、First in Human（FIH）試験と呼ばれる（本書の **Case 4** も参照）。深刻な有害事象が生じる場合もあり、近年では 2006 年に英国で行われた TGN1412 の試験で 6 名の被験者が重傷に陥った事例（Wadman M., London's disastrous drug trial has serious side effects for research. *Nature*. 2006: 440(7083); 388-389）や、2016 年にフランスで行われた BIA10-2474 の試験で被験者 1 名が死亡し、5 名が重症に陥った事例が知られている（Butler D., Callaway E., Scientists in the dark after French clinical trial proves fatal. *Nature*. 2016: 529(7586); 263-264）。

[37] National Commission for the Protection of Human Subjects of Biomedical and Behavioral Research. *Research involving Prisoners: Report and Recommendations*. Washington, D.C.: U.S. Printing Office; 1976. DHEW Publication No.（OS）76-131. https://videocast.nih.gov/pdf/ohrp_research_involving_prisoners.pdf. また、**PlusOne 2** を参照。

て長年にわたり検討されてきたが、現在もコンセンサスは形成されていない[39]。1つの有力な考え方は、金銭の支払いは被験者が試験への参加に伴い負担した費用に対する補償の限度にとどめられるべきであり、それを超える場合には経済的利益の提供により試験参加を動機づける「誘引」に当たり、許されるべきでないというものである[40]。「誘引」は、それがなければ参加したいとは思わない試験に参加するようにさせる可能性があり、参加意思の任意性を損なうというのがその主たる理由である。また、「誘引」を提供することで、被験者のうち経済的に不利な立場にある人々が占める割合が大きくなりやすく、研究参加によるリスクの公平な分担という点でも問題であると指摘されている。

特にリスクが高いとされる第一相試験では1）被験者への臨床上の利益はなく、誘引による参加は彼らの不当な利用にあたりうる、2）支払いによって被験者が、研究に伴うリスクを過小評価してしまう可能性がある、3）支払いにより一部の被験者が、繰り返し試験に参加する可能性があり、それによってさらにリスクが高まる、4）低所得者が被験者になる場合、彼らは高いリスクを引き受けるにも関わらず、開発に協力した医薬品へのアクセスが困難である可能性がある、等の指摘がなされてきた[41]。

一方で、金銭による「誘引」を許容すべきだとする立場もある。そのためのモデルもいくつか提示されてきた。その1つが「賃金（労働）モデル」であり、これは研究への参加を一種の労働ととらえ、リスクの程度に応じた賃

---

38) 入院を伴う試験の場合は数十万円が支払われる場合もあり、それだけで生計を立てるいわば「プロ被験者」も存在するという。国内の事例を紹介したものとして、八雲星次『職業治験　治験で1000万円稼いだ男の病的な日々』（幻冬舎、2013）を参照。また、製薬会社が新薬の効能試験の被験者として大学生をアルバイト（1件5万円程度）として用いること、学生が学生を紹介することに紹介料を報酬として支払うこと、学生の上下間で強制力が働くことなどを問題として取り上げた報道もある（「バイト使い新薬実験　大阪の会社　1件5万円、紹介料も」朝日新聞夕刊1985年12月12日12頁）。
39) ロバート・J・アムダー、エリザベス・A・バンカート（栗原千絵子・斉尾武郎訳）『IRBハンドブック（第2版）』97-104頁（中山書店、2009）。
40) 例として、CIOMSガイドライン2016年版 Guideline 13。
41) Johnson RA et al., Risks of phase I research with healthy participants: A systematic review HHS Public Access. *Clin Trials*. 2016: 13(2); 149-160.

金を支払うべきだという考え方である。従来の典型的な賃金モデルでは、試験への参加を鉱山労働やアスベスト除去、消防活動のような危険を伴う労働と類比的にとらえてきた[42]。近年注目すべき議論として、賃金モデルを前提としつつ、第一相試験への参加という行為の特性を、危険を伴う点ではなく、プロトコル遵守のために被験者の自由や権限が大幅に制限される点に求め、その特性に応じて労働者としての支払いや権利を被験者に保障することで、被験者保護を強化することができるというものがある[43]。

現在の国内の規制は被験者への支払いについて明確なルールを設けていないものの、「誘引」を許容すべきでないとする立場を前提にしていると思われる。「誘引」を許容しないということは、被験者は利他的なボランティアであると措定することになろうが、この前提と、支払いを目的（の一部）として第一相試験に参加する被験者が存在する（そして彼らの参加なしに試験を進めることは困難であるという）現実は容易には両立しない。

(2) 被験者の心身に対する責任

仮に被験者が自由意思に基づいて研究参加に同意したとしても、それは被験者をどのように扱っても良いことを意味しない。研究者は被験者にとってのリスクを低減するための最大限の努力をしなくてはならず、研究に協力してくれる被験者の心身の健康を管理・保護することは必要不可欠である。それは、研究実施のいくつかの段階において求められる。

第一には、研究計画に選択基準・除外基準を設けて被験者を選出する段階である。被験者が患者である場合には、主治医が患者の心身の状態を把握して、被験者になって研究に参加することができるかを判断する[44]。本事案の

---

[42] National Commission for the Protection of Human Subjects of Biomedical and Behavioral Research. *Research Involving Prisoners: Appendix to Report and Recommendations.* Washington, D.C.: U.S. Printing Office; 1976. DHEW Publication No. (OS) 76-132. 1-24 (Marx W. Wartofsky, "3. On Doing It for Money").

[43] Rebecca A. Johnson. From Altruists to Workers: What Claims Should Healthy Participants in Phase I Trials Have Against Trial Employers? In: *Daniel Strech and Marcel Mertz eds. Ethics and Governance of biomedical Research: Theory and Practice.* Springer; 2016: 4.

[44] そのような主治医に対する期待が裏切られたのが、本書 **Case 1** 及び **Case 2** の事案であろう。

ように、被験者候補が健康なボランティアである場合には、健康診断を行った上で被験者登録を行う。これには研究の質を保証する目的ももちろんあるが、本稿が問題にするのは被験者保護の観点である。この点について、本事案では事前の健康診断が全く行われていないことは問題があり、キセナラミンと肝障害との関連が否定されず、またN教授らによる1963年1月から3月の事前の実験において（因果関係は定かでないが）肝障害の発生があったことに鑑みれば、少なくとも肝臓に異常のある者などを除外するための問診くらいは行うべきだったという指摘もある[45]。

　第二には、研究開始後の被験者の健康状態を管理する段階である。このための被験者対応には2種類あるように筆者は考える。1つは能動的に被験者の状態をフォローアップしようとするものであり、本事案では、実験を実施した場所によっては被験者への問診が実施されなかったこと、行われた問診についてもその内容が健康管理の目的を伴ったものではなかったことは、せっかくの能動的対応の機会を蔑ろにしてしまったという謗りを受けよう。もう1つは受動的対応として、被験者からの不調の訴えに適切に応じることである。現代的には、人を対象とする医学系研究に関する倫理指針（以下、医学系指針）においては、「研究者等の基本的責務」のうちの「研究対象者等への配慮」の1つに「研究対象者……からの相談、問合せ、苦情等に適切かつ迅速に対応しなければならない（一部を筆者による省略）」と定められる責務の内容である。本事案では、被験者からの不調の訴えを問診担当医が受け流すような対応をしたこと（脚注14）は重大な問題であった。また、その問診時に研究スポンサーである興和の社員が同席していたことは、研究を中止したり被験者に研究からの離脱の機会を与えたりする医師の判断を誤らせる要因にはならなかっただろうか。インフォームド・コンセントは当該行為の開始前だけでなく、開始後・実施中にも適宜に行われるべきことは通常診療でも研究でも同じであろうが、この問診の機会はまさにインフォームド・コンセントの場面であり、そこに本研究に関する利害関係者であり、また研究実施者および被験者双方の意思決定にも影響を及ぼしうるような存在の者が介在することは、インフォームド・コンセントの本旨からも望ましいことで

---

45) 東京法務局長・前掲注4) 62頁。

はないだろう。

　第三には、第二段階とひと続きであるが、被験者の身に有害事象が発生したことを把握した時に、速やかに適切な対応をとる段階である。本事案では、研究期間の後半に不調を自覚する被験者が続発しても服薬中止の判断が下されず、服用期間終了後に重症化するまで事態の深刻さに気付くことがなかった。速やかに適切な対応は、有害事象が発生した時に場当たり的な対応をとることで実現できるものではなく、予め研究計画の立案段階で判断基準と対応方法を明確にする必要があるだろう。医学系指針では、まず、研究機関の長に重篤な有害事象発生時の対応手順書の作成とその実現措置を講じる義務を課し、その上で研究者に手順書に従った対応措置を義務付ける。この第三段階の対応は、被験者に生じた害に対する補償又は治療となる。優先順位から言えば、まずは被験者に生じた被害の拡大を少しでも喰いとめるために、速やかに適切な治療が行われなくてはならない。その上で、補償とは、被験者に生じた健康被害によって被験者が被った損失のうち、研究と事実的な因果関係が否定されないものを補填するための金銭の支払いであり、その支払いに備えるための賠償保険も存在する[46]。CIOMSガイドラインでは、補償措置を講じておく義務はスポンサーに、治療提供措置を講じる義務はスポンサーと研究者に課される[47]。

(3) 問題がある研究計画を誰が止めるのか

　これまでの視点が、計画の中での被験者個人への対応であったとするならば、最後は計画自体の把握と見直しをめぐる視点である。本事案において、興和は、キセナラミンを用いた抗ウイルス剤の臨床データの収集を研究班側に依頼し、また研究資金の提供を行っていた。応じる研究班側は、「**1　事案の概要**」でも述べたように「班の運営、研究については一切干渉されない」とする約束を取り付けていた。そのこともあってか、興和と研究班とは

---

[46]　研究において生じる被験者の損害に対する補償についての基本的考え方と国内外のルールの概要については、船橋亜希子「治験・臨床研究に関する補償の現状と課題」伊藤文夫編集代表『人身損賠償法の理論と実際——法体系と補償・保険の実務』490頁（保険毎日新聞社、2018）を参照。

[47]　CIOMSガイドライン2016年版・前掲31) Guideline 14参照。

具体的な研究の実施方針について十分に連絡が取れておらず、薬の投与量の間違いや被験者の健康管理の不十分さなど、研究の実施方針や被験者への配慮に関する基本的な認識すら共有されておらず、法務局より研究管理の杜撰さを批判されたのは先述のとおりである。

　人を対象とした研究が、事前に科学面および倫理面での評価を受けて成立した「プロトコル」に沿った遂行が求められるようになったことについては、本書 **Case 2** を参照してほしい。ここでさらに問うべきは、こうしたプロトコルに沿って研究が行われているかどうかを見守り、またその後の継続について判断する機能のあり方である。

　本事案にもあるように、過去のわが国においては、研究を担う医療者がその実施だけでなく評価についても大きな裁量を有していた。治験における、過去の「治験総括医師」はその代表であった。しかし、一部の総括医師が試験データの隠蔽や改ざんを行うなど、客観的でなく不透明な体制が問題視されるようになり、こうした実施者の行いを評価する機能[48]の重要性が認識されるようになった（**Case 12** を参照）。

　現在の薬機法は、治験を実施する医師の活動の質を把握する役割を、治験を依頼する企業の側に課している。治験の進行において実施計画や契約からの逸脱が認められ、適正な治験に支障が及ぶ場合、依頼者が計画を「中止しなければならない」（「医薬品の臨床試験の実施の基準に関する省令」、24条）。こうした治験の進捗を把握し、またこれが計画書に従って行われているかどうかを医療機関に赴いて実地調査することを「モニタリング」という[49]。企業側が課した各種の要件への対応の主体となるのは、日本の場合、個々の医師ではなく医療機関であり、こうした機関の長は、モニタリング等、研究の適正さを確保するための諸手順に協力しなければならない（同37条）。その他、治験審査委員会がモニタリングの結果を受けて、適切に行われていない

---

48) この機能の重要性は、国際的にも指摘されてきたものである。例えば、ICH-GCP（日米EU医薬品規制調和国際会議（ICH）のE6ガイドライン（Guideline for Good Clinical Practice））は、研究の進捗を評価する「モニタリング」を各計画に求め、これを通じて「被験者の人権と福祉の保護」「データが正確かつ完全で、原資料に照らして検証できること」「最新の計画書や各種の規制要件を遵守して実施されていること」の確保を、個々の臨床研究活動に求めている。
49) なお、事後的な検証を中心とする「監査」についてはここでは省略する。

治験を把握した場合、機関側は「必要な措置を講じなければならない」(同33条3項)。こうした判断が適切に行われ、またそのための報告やモニタリングが健全に機能することが研究の適正な実施を確保する上で必要とされる。実際、医療機関が院内の治験活動を適切に把握してこなかった事例、モニタリングが機能せず、院内での治験が不透明な形で展開した事例も指摘されている(**Case 14**を参照)。また、上記の審査委員会の構成や機能自体が問題視され、モニタリングによって改善すべき課題に挙げられている[50]。また、企業の依頼ではなく医師(「自ら治験を実施しようとする者」)が主導して始められる治験、いわゆる医師主導治験においては、(上記の「依頼者」の役割に代わって)その医師自身が中止の第一の判断をする立場とならねばならない。

　治験以外の医学研究においても、被験者への一定のリスクを超える研究を中心として、モニタリングや審査委員会を通じた研究の継続的な把握をする仕組みが重視されるようになった[51]。ただ、治験と同様、こうした仕組みが機能するためには課題も多い。例えば、機関の長や倫理審査委員会が、適切に状況を把握して有効な判断をできるだろうか。**Case 10**の事案なども考慮すれば、制度上のモニタリングとは別に、当該計画に参加する研究者間、あるいは研究に参加する被験者に近い立場にいる医療者なども関係する形で、状況把握と共有が恒常的に機能していることも重要な意味を持つだろう。

　今日、研究の質・信頼性の確保は、医学研究における大きな課題となっている。上記の「モニタリング」もこうした観点から注目を集めている嫌いがあるが、本来、研究進捗の監視や評価は、計画に伴うリスクの把握と最小化を図る目的も有していたはずである(例えば、世界医師会ヘルシンキ宣言フォルタレザ改訂、第17項)。海外では、モニタリングを含め、研究の計画や実施において、研究者や医療関係者のみならず、被験者やその属するコミュニティの視点も加えるべきとする意見がある[52]。多様な視点から計画の実施状

---

50) 例えば、医薬品医療機器総合機構「治験を実施する医療機関における留意点」(https://www.pmda.go.jp/files/000161665.pdf)。
51) 2014年には「人を対象とする医学系研究に関する倫理指針」にこの文言が登場し、2017年に成立した臨床研究法でも、こうした役割が研究の実施要件として位置づけられている。
52) CIOMSガイドライン2016年版・前掲31) Guideline 7参照。

況を評価することで、研究者目線での計画運営を是正し、被験者が被る問題の掘り起しにも効果があるかもしれない（一方、研究の科学的妥当性を脅かすような、過度な干渉に発展することもまた避けられなければならないともされる）。人を対象とする研究が内包するリスクと向き合い、また研究を取り巻く多様な懸念や価値に配慮すべく、研究開始後の評価と監視のあり方をめぐる議論は今後も続くだろう。

参考文献
光石忠敬「臨床試験はどうあるべきか──被験者・患者のおかれる立場」斎藤隆雄（監修）、神山有史（編集）『生命倫理学講義──医学・医療に何が問われているか』153頁（日本評論社、1998）。
唄孝一「医薬品の臨床試験と倫理」法律時報59巻12号37-41頁（1987）。

Plus One 2 | 受刑者（囚人）を被験者とする研究

大北全俊

　研究倫理の論点の一つに、被験者の選択をめぐるものがある。医学研究は、いわば人を手段に科学的な知識を得ることを目的としているため、被験者の自発的な同意を原則とするが、その自発性に限界のある人を被験者とすることをめぐってこれまでにも多くの議論が重ねられてきた。その中に、施設などに収容されている人たち（captive population）を対象とする研究の是非をめぐる問題がある。

　戦後間もない 1947 年（昭和 22 年）、日本で受刑者を対象とした医学研究が実施されたという報告がある。時代が下った 1982 年 2 月 5 日の毎日新聞に、「受刑者に発疹チフス人体実験」という記事が掲載されることでようやく知られるようになる。そこには「敗戦間もない昭和二十二年、厚生省と東京大学の研究所が GHQ（連合軍総司令部）の命令により、当時まん延していた発疹チフスの研究のため刑務所の服役者に感染させる人体実験をしていた事実」について記されている。この刑務所については、その後ジャーナリストの高杉晋吾によって「府中刑務所」であったという証言を関係者より得ている。

　これらの報告の元になったものは、人体実験に深く関わった東京大学伝染病研究所（現・東京大学医科学研究所）の所長であった田宮猛雄の追悼のために作成された、いわば非公式の手記[1]である。以下、この事案の概要を以上の資料を元に確認する。

　1946 年（昭和 21 年）11 月ごろ、伝染病研究所の所長であった田宮と北岡正見（元国立予防衛生研究所副所長）らは、GHQ の公衆保健福祉局・局長 C. F. サムス大佐より、ノミを媒介する間に発疹熱から発疹チフスに移行するか否かを確かめる研究を指示された。初めは、医学生を被験者と

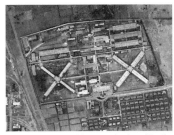
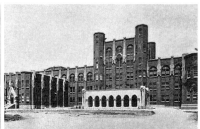
左：府中刑務所(1948年米軍撮影)、右：伝染病研究所(現・東京大学医科学研究所)

して使うよう指示されたが、田宮は、仮説の不備と人道上の理由から医学生を被験者とすることを断った。そこでサムスは、受刑者を使うように改めて指示した(『田宮猛雄先生を偲ぶ』では「受刑者」、毎日新聞では「死刑囚」となっている。毎日新聞でも死刑囚に限られていたか否かは不確実であるとされている)。この指示に対しても田宮らは、受刑者を対象とした人体実験は前例がないから不可能だと一旦断るが、サムスは、可能か不可能かの判断は法務省に確かめてからにせよと指示を取り下げなかった。

　研究のリスクについては、そもそも発疹チフスの致命率が低いことと米国で有効な薬が発見されていることから被験者が死亡するリスクについて心配する必要はないと、サムスは田宮らに説明している。ただし、田宮から新薬の薬名と現物の提示を求められたが、サムスはその求めに応えることなく立ち去ったという。

　田宮らが法務省に確認をとったところ、最初は受刑者を被験者とした前例がない[2]という回答だったが、その後「法的に可能なやり方が見つかった。それには本人の自由意志による承諾書が絶対必要であることを前提」[3]とするとの回答を法務省より得た。北岡とGHQ関係者が受刑者を集めて、発疹熱の病気、実験のやり方を説明し、数日後に応募したものの中から選んで実験を開始したという。高杉の得た証言によれば1〜2年かけて数十人対象とあり、毎日新聞の記事には2回で計12人以上とある。

　報道によれば、実験の詳細は以下のようであった[4]。研究参加者は伝染病研究所に患者の形をとって入院する。実験はネズミノミの媒介する発疹

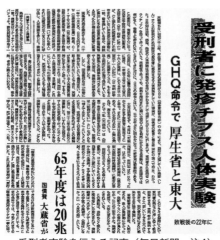

受刑者実験を伝える記事（毎日新聞・注4）

熱が、コロモシラミの媒介する発疹チフスに変化していくかどうかを調べるもので、まず発疹熱の病原体・リケッチアをウサギに注射する。ウサギにシラミをつけて吸血させ、このシラミを容器に入れて被験者の腕等に押し当てて吸血感染させる。被験者が発病すると新しいシラミをつけて吸血させ、別の被験者にさらに感染させる方法で実施。被験者は2週間前後入院する。しかし、数人が発疹熱にかかったが、発疹熱から発疹チフスに移行するとの証明は得られなかったため2回で中止となった。「ネガティブデータ（仮説の証明に失敗したデータ）」だったために学会等での公表はされなかった、という。

　第二次世界大戦のナチスによる非人道的な人体実験を裁く過程でニュルンベルク綱領が作成されたことは周知のことであろう。その第1条に被験者による自発的な同意の絶対的な必要性が規定されたが、まさしくこの府中刑務所で実施されたと思われる受刑者対象の実験においても、「本人の自由意志による承諾書が絶対必要」という条件が法務省より示された。法務省の提案は一見、第二次世界大戦後の研究倫理レジームに基づいた妥当なもののようにも見える。しかしながら、当初田宮らが当該実験を学生と同じく受刑者に対しても実施することに抵抗を示したこと、それにもかかわらずGHQのサムスの促しにより、むしろ本人の自由意志による同意を免罪符として受刑者対象の実験が可能という理路が形成されたこと、この流れに注意を向ける必要がある。確かに本人の同意もなく死に至る人体実験を繰り返したナチスあるいは731部隊と、本事案とは比べるべくもないかもしれない[5]。しかしながら、そもそも自発性に限界のある受刑者

など施設に収容されている人々を被験者としながら、リスクのある実験の実施を被験者本人の「自発的な同意」を主な正当化根拠とすることは倫理的に妥当とは言い難い。

　もっとも現在ではこのような社会的弱者への配慮として、その同意の自発性への注意のみならず被験者選択のあり方自体がより厳格に問われるようになっているだろう。しかし、被験者の選択とその自発性の担保については、常にある危うさを抱えているものと思われる。それゆえに計画されている研究の科学的妥当性やリスク低減の努力、そして何よりリスクとベネフィットの評価といった一連の倫理的妥当性をめぐる要点の検討が重要である。

　その点から見ても、この府中刑務所の受刑者を対象にしたと思われる研究では、研究計画そのものの科学的妥当性、リスク低減の努力、そしてリスク・ベネフィット評価といったものが欠けている。なお、恐ろしく思われることには、このような研究の科学的・倫理的妥当性が欠けていたがゆえに、結果はネガティブデータとなり、実験の記録が公けに残されていない、ということである。本事案は、非公式の手記によってたまたま時間を経て世に知られることになった。しかし、逆説的に、科学的・倫理的妥当性の欠如ゆえにネガティブデータとして埋もれたままになっている同様の事案が存在しているのではないか、本事案の経緯をみるとそのような危惧を抱かざるを得ない。

1)　北岡正見「終戦前後の先生」『田宮猛雄先生を偲ぶ』212-220 頁（メディカルカルチュア、1964）。
2)　なお、受刑者を対象とした研究自体はこの他にもあったようである。例えば、1935 年の朝日新聞には、同じ府中刑務所で行われた「研究」の記事が掲載されている（「不健康に宿る悪　栄養で心を改造　府中刑務所の研究」朝日新聞夕刊東京 7 月 9 日 2 頁）。法務省が把握していなかったのか、あるいは研究の性格が異なるとみなされたため（この研究は医師の立会いのもと、受刑者の食事を「通常のもの」「より栄養価の高いもの」に分けて提供し、その影響を比較検討したもの）前例なしと判断したのかは不明。
3)　北岡・前掲注1) 217 頁。

4) 「受刑者に発疹チフス人体実験」毎日新聞朝刊 1982 年 2 月 5 日 1 頁。
5) 高杉は、戦時中に中国で行われていた 731 部隊による人体実験が、戦後 GHQ によって対象を受刑者に変更しながら引き継がれたものと見ている（高杉晋吾『七三一部隊　細菌戦の医師を追え』（徳間書店、1982））。その解釈の妥当性はともかく、医学研究の倫理を考察する上で、戦争前後からの経緯に注意を向けることは今後も必要な作業であろう。

第 2 部

事案の解説

Part 3
試料や情報の取得・保存・利用

Case 9 地域住民を対象とする研究
—— 熊野町がん予防研究事案

須田英子

キーワード：コホート研究、地域住民、ゲノム解析、対象集団の関与・参画

> **ねらい**
> 　がんや生活習慣病といった、環境要因と遺伝的要因とが複雑に関連する多因子性疾患の病因究明等を目的として、地域住民などの一般集団を対象とした研究が各地で行われてきた。このような住民対象研究の1つであった本事案においては、研究参加者のインフォームド・コンセント（以下、IC）における自由意思の尊重やプライバシー保護の観点から、研究の実施体制・方法の問題が指摘され、住民から疑義を抱かれることになった。また、生じた疑義への対応が適切でなかったために事態が悪化し、研究中止に至った。特定の地域住民を対象に研究参加者から試料・情報を収集する研究のあり方を考える。

1　事案の概要

(1)　本事案の背景

　本事案が発生した2000年代初期は、ヒトのゲノム30億塩基対の全配列を決定することを目指したヒトゲノム計画が完了し（2003年）、その配列上に存在する遺伝子を解析することによって、病気への罹りやすさ（易罹患性）や薬に対する反応のしかた（薬剤反応性）など、医療分野での研究が進むことへの期待が高まった時期である。政府が新しいミレニアム（千年紀）の始まりを目前に控えた1999年に開始した「ミレニアム・プロジェクト」では、遺伝子の解析による疾病対策や創薬などを目指す「ミレニアム・ゲノム・プロジェクト」が盛り込まれている。

　研究者の関心は、遺伝情報などの遺伝要因と、個人の生活習慣などの環境要因とを関連付けて、病気の成因や予後等を理解しようとすることであった。とりわけ関心が高かったのは、遺伝要因に多くの環境要因が関連して発

症するがんや生活習慣病などの多因子性疾患の研究である。こうした疾患の研究では、長期にわたり多くの環境要因についての情報収集を行う必要がある。患者だけではなく、健康な人にも研究に協力してもらって、病気に罹る前から、食生活や生活習慣を含む様々な環境要因について情報収集し、健康状態を確認しながら研究対象集団（コホート）を継続的に調査するのである（こうした研究をコホート研究といい、分析疫学[1]における手法の一つである）。地域住民を対象としたコホート研究は、従来各地で行われていたが、このような研究において、遺伝子解析を行い、そのデータ（分子レベルで同定された遺伝要因）を突き合わせることによって、複雑な要因が関係する多因子性疾患の解明を目指す試み（分子疫学研究）が広く行われるようになっていった。さらに、医学研究における情報科学の発展も背景となり、地域住民から健康情報・遺伝情報とあわせて生活習慣を含む多種多様な情報を経時的に収集しながら追跡していく、大規模な住民コホート研究が計画されるようになったのである。

(2) 広島県熊野町におけるがんの分子疫学コホート研究
調査開始に向けた準備

　本事案は、2005年度より開始された「日本多施設共同コホート研究 J-MICC（Japan Multi-Institutional Collaborative Cohort）Study」（以下、J-MICC スタディ）[2]のパイロット研究としての位置付けで計画された。文部科学省の研究助成による「がん関連遺伝子発現の個体差と宿主・環境要因に関する研究」（研究代表者は（財）放射線影響研究所分子疫学部長（当時））において計画され、広島県熊野町（広島市の東隣に位置する。人口約2万5千人〔2000年国勢調査〕。）に住む40歳以上の住民約1万3千人を対象に、がん予防研究（がん分子疫学コホート研究）として血液検査（活性酸素量測定）やヘリカル CT 検査、および自記式調査票による生活習慣調査を実施し、後に遺伝子解析用の採血も実施する計画だった。J-MICC スタディは、全国の10自治体で計

---

[1]　分析疫学は、疾病と、その疾病と関連があると疑われた要因との関連を統計学的に確かめ、その要因の因果性を推定する方法である。仮説の検証を主な目的とする。
[2]　日本多施設共同コホート研究 J-MICC STUDY（http://www.jmicc.com/　2018年4月25日最終閲覧、以下同じ）。

10万人規模の参加者を得て実施する構想であり、熊野町は、将来的にその参加自治体の一つとなるはずだった。

　熊野町での実施に向けて、2002年頃より、研究者と熊野町との間で協議が始まり、町が実施を予定していた生活習慣病予防対策事業と連携して本事案の研究を行うこと、住民への説明や研究の説明書等文書類の配付・回収などに町が関与することなどが決定した。これについては、事業の予算執行の必要から開始したい町の要望と、研究参加者の募集等の過程に充てる十分な人的・経済的資源のない研究者の事情が合致した結果でもあったという。

　開始に向けた準備として、町では、条例に基づき、町長の委嘱による百数十名の「熊野町生活習慣病予防対策事業推進協力員」（以下、推進協力員）の配置[3]や、「生活習慣病予防対策事業の推進に関する専門委員会」の設置[4]等が進められた。推進協力員は、町が自治会長を召集し説明会を開催したうえで、各自治会長の推薦に基づき委嘱をした。専門職などの条件はなく、町の条例によって守秘義務が課せられてはいたが、罰則を伴う法的義務が課せられてはいなかった。

調査の開始と問題の発生

　2003年5月下旬より、熊野町において調査が開始された。通常こういった研究では、研究の対象となる住民に、研究への協力を依頼する文書を郵送し、その際に調査票も同封して、その人が依頼に応じる意思がある場合には、記入した同意書と共に回答済みの調査票を直接研究者に返送してもらう方法が一般的である。この方法ならば、その人が研究に協力したかどうか第三者に知られることはないし、調査票が記名式であったとしても、回答した内容が研究者以外の第三者の目にさらされることはない。

　ところが、本事案では、推進協力員が各戸を訪問し、研究について説明し協力を依頼する文書「がん研究への協力のお願い」（以下、説明書）と「健康と生活習慣に関する調査票」（以下、調査票）を住民に配付し、それらの回収

---

[3] 熊野町「熊野町生活習慣病予防対策事業推進協力員設置要綱」2003年2月3日告示第8号（http://www.town.kumano.hiroshima.jp/reiki/reiki_int/reiki_honbun/m317RG00000454.html）。

[4] 熊野町「熊野町生活習慣病予防対策事業の推進に関する専門委員会設置要綱」2003年3月10日告示第26号（http://www.town.kumano.hiroshima.jp/reiki/reiki_int/reiki_honbun/m317RG00000455.html）。

も、推進協力員が後日再び家庭訪問して、その場で記入漏れなどを確認したうえ行った。すなわち、研究の参加者を募集し、ICを受けて研究を行う一連のプロセスが、研究とは無関係の、自治会長が推薦した推進協力員により、自治会単位で実施されたのである。これに関して疑義を抱いた住民のひとりが、「個人情報　限りなく漏えい」と題して住基ネット反対運動のメーリングリストに書き送った投稿が発端となり、問題が表面化した（6月中旬）[5]。投稿では、町が公表した「事業概要」や「協力委員の手引き」からの抜粋が紹介され、町が行う健康対策事業を、法的な守秘義務のある町の職員（保健師等）ではなく、住民の自治組織である自治会がなぜ行うのかという疑問と、それに加えて「ご近所の方」である推進協力員の業務により収集した情報——年齢、職業、年収、病歴や生活習慣、家族の状態などのプライバシーにかかわる情報——が守られると保証できるのかという強い懸念が表明されており、本事案はこの後、国会や国の審議会などで取り上げられることになった。

　7月中旬、事態を重く見た日本医師会が広島県医師会を介して実態調査を開始すると共に、直ちに科学研究費を助成している文部科学省に対し、文書による抗議を行った。日本医師会が問題として指摘したのは、「調査票の回収後、住民検診の採血にて遺伝子解析が予定されていて、住民がその意味を理解してないにもかかわらず、予備調査である生活習慣調査に参加させたこと」「法的守秘義務のない町民に個人情報の収集に関与させ、結果的に研究は、参加の拒否権が担保されなかった事例もあったこと」などである[6]。これを踏まえ、上記、熊野町に設置されていた「生活習慣病予防対策事業の推進に関する専門委員会」において、「研究採血を含む研究行為を少なくとも1年延期すること」「延期の間に、県医師会からの委員を含む専門委員会で研究の全面的な見直しを行うこと」「今後の研究調査では、協力員による調査を行わないこと」が決定された（7月）[7]。なお、この時点において、血液の採取は行われていなかった。また、この時点までに回収済みであった調査

---

[5] 「住基ネット」ご意見・ご感想「広島県安芸郡熊野町在住の自業者　『個人情報　限りなく漏えい』」2003年6月11日（http://www.faminet.net/report/juki-res03.htm）。

[6] 河原ノリエ「序章　なぜいま「人体由来の個人情報」が問題なのか」宇都木伸ほか編著『人体の個人情報』1-33頁（日本評論社、2004）。

票(約 6500 人分)については、8 月上旬、対象住民に対し文書[8]で意思確認を行い、本人の要望に従い対応が取られた(本人に返却したもの 3500 人分、廃棄 700 人分、町が保健事業として活用することを認めたもの 2300 人分)。

この後の 10 月に、研究代表者により熊野町における研究実施を取りやめる内容の研究計画の変更申請が行われ[9]、結局、熊野町での研究が再開することはなかった。

2 論点の整理と解説

この事案については多様な論点が提起され得るが、研究計画と研究参加者との関係に注目して、次の 3 点、すなわち同意の受領のあり方、研究体制のガバナンスの問題、自治体との連携のあり方に注目する。

(1) IC の受領における問題点

ヒトゲノム計画の完了宣言に先立つ 2000 年、クリントン米国大統領(当時)など、関係国の元首がメディアに登場してヒトゲノム配列のドラフト版の完成を発表するなど、この分野に対する関心は、科学界のみならず一般社会においても高かった。「ゲノムは生命の設計図である」とか「遺伝情報は究極の個人情報である」といった言葉が飛び交い、社会に期待だけではなく、遺伝情報が調べられ利用されることに対する不安や警戒感ももたらした。ゲノム研究を推進するにあたっては、社会に存在するこうした懸念への対応が必要であり、そのための一つの装置として、人のゲノムや遺伝子を解析する研究で遵守すべきルールが策定されることになった。

人の遺伝子解析研究に関する国内の倫理規範[10]では、当初からその要として IC および独立した学際的な委員構成の倫理審査委員会による研究計画の事前の審査が義務付けられている。ゲノム指針[11]では、IC は「事前にヒトゲノム・遺伝子解析研究に関する十分な説明を受け、その研究の意義、目的、

---

7) 文部科学省・厚生労働省「広島県熊野町におけるがんの疫学研究について」2003 年 10 月 28 日(http://www8.cao.go.jp/cstp/tyousakai/life/haihu25/siryo5-1.pdf)。
8) 熊野町長「がん予防研究にご協力いただいた皆様へ」(2003 年 8 月 8 日)。
9) 第 161 回国会参議院厚生労働委員会「議事録第二号」10 頁〔小田公彦発言〕2004 年 11 月 4 日(http://kokkai.ndl.go.jp/SENTAKU/sangiin/161/0062/16111040062002.pdf)。

Case 9 地域住民を対象とする研究

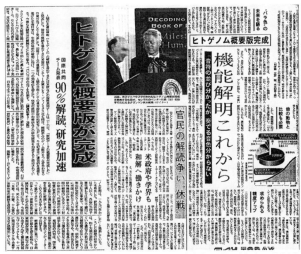

ヒトゲノム計画の進行を伝える記事。読売新聞朝刊東京、2000年6月27日、一面および三面。

方法、予測される結果や不利益等を理解し、自由意思に基づいて与える試料・情報の提供及び試料・情報の取扱いに関する同意をいう」と定義されている。本事案では、この IC に関して二つの点が問題視された。

まず、「十分な説明」についてである。熊野町で調査票と共に配布された説明書には、遺伝子解析を行うことについて「DNA と血清・血漿を保存します」との文章があるものの、「遺伝子を解析する」という文言が入っていなかったことが、文部科学省がん特定領域総括班設置の第三者機関（高久史麿

---

10) 1997 年にユネスコ総会において採択された「ヒトゲノムと人権に関する世界宣言」を受け、2000 年に旧総理府が「ヒトゲノム研究に関する基本原則」を示し、これをヒトゲノム研究に関する「憲法的文書」と位置付けた。また、先に述べたミレニアム・ゲノム・プロジェクトの開始に合わせて、これにかかわる全ての研究者が遵守すべきものとして、「遺伝子解析研究に付随する倫理問題等に対応するための指針」（ミレニアム指針）が 2000 年に旧厚生省により制定されている。これを前身として、2001 年には「ヒトゲノム・遺伝子解析研究に関する倫理指針」（以下、ゲノム指針）が文部科学省・厚生労働省・経済産業省によって制定された。これらについては、井上悠輔「ヒトゲノム解析に関する倫理指針の改正」Organ Biology 21 巻 1 号 24-25 頁 (2014) を参照。
11) 平成 29 年文部科学省・厚生労働省・経済産業省告示第 1 号、2017 年 2 月 28 日一部改正。

自治医科大学学長（当時）を委員長とする5名の外部の専門家委員から構成）によって「わかりにくい」「説明が不十分である」と指摘された（9月）[12]。当時、上記のような背景もあって、遺伝情報の取扱いは一部の人々にとっては大きな関心事であった。以降の倫理指針においてもこうした情報を新しく収集する際にはそのことを明示して説明し、同意を得ることが求められている。

　次に、同意を「自由意思に基づき与える」環境が保障されておらず、同意の任意性が確保されていなかった可能性についてである。自分が住む地域の自治会から推進協力員が自宅にやってきて、説明書と調査票を手渡される。後日、推進協力員が再びやってきて、研究参加の同意書と調査票を回収する。その際、推進協力員が回答済の調査票を開いて、記入漏れをチェックする。これらは自治会単位で行われたため、推進協力員が「自治会の面子を立てるため、嘘でもいいから書き込んでくれ」と住民に協力を促すこともあったという[13]。ご近所の推進協力員に対して拒否しにくいことは容易に想像できるし、拒否した場合の地域での評判が気になるかもしれない。声をかけられた人が、何らの気兼ねなく、自由意思に基づいて研究に参加するかどうか決定できる環境を保障することは、特に地域社会や職場・学校といった比較的限定された人間関係が存在する集団、プライバシーの微妙な共有性と秘匿性のバランスが存在する市民社会に分け入って研究を行う場合には重要である[14]。

(2)　研究ガバナンスの問題

　本事案が社会問題となる発端となった先述の住民からの投稿[15]では、ある

---

12)　文部科学省ライフサイエンス研究におけるヒト遺伝情報の取扱い等に関する小委員会「第2回議事録」2004年7月14日（http://www.mext.go.jp/b_menu/shingi/gijyutu/gijyutu1/005/gijiroku/04110801.htm）。

13)　河原・前掲注6) 15頁。

14)　ICとは直接関係がないが、このような調査票の回収方法では、医療情報等の個人情報や、学歴・収入等のプライバシーにかかわる情報についての質問への回答に、住民は躊躇するかもしれず、そのために、回答を拒否したり、正確に回答しなかったりするかもしれない。個人情報の漏えいという問題のほかに、研究で収集するデータの質に影響が及ぶ可能性という点でも問題がある。

15)　「住基ネット」ご意見・ご感想・前掲注5)。

自治会の会合において、「個人のプライバシーに関わる問題だ。行政は住民の納得と合意を得るため地域に出てきて説明をして欲しい」と住民が要求したこと、それに対し、「「国勢調査員や民生委員と同等の研修を受けさせる」からその必要はないと自治会長が強弁し、自治会が住民の声を抑える形となって」いる状況が記述されている。さらに、その研修については、「町は協力委員 134 人を集め「委嘱式」を行い、その中で僅か一時間足らずの「研修」しか行っていません」と記述されており、上記の住民の懸念を払拭するのに十分とは言い難いものであったことがうかがえる。この投稿者は、住民向けの説明会で、繰り返し発言し、疑念とそれに対する説明を求めていたというが、この住民に対して、研究者や熊野町が何らかの対応を行った形跡はない。熊野町で説明書と調査票の配付が開始されてから間もない時期のこの投稿に対しても、ひと月余り後に日本医師会が動くまで、研究者側から具体的な反応が示されることはなかったようである。

　住民から提示されていた疑義は、研究を適正に推進するための研究ガバナンスの観点からは、速やかに、かつ注意深く対応すべきものであったといえよう。けれども、当時の研究体制の中には、参加者や地域社会で生ずるリスクをいち早く察知し、迅速に対応策を講ずるための仕組みも、そのための専門家も、またそれらの必要性への認識もなかったようである。騒ぎが大きくなってしまってからも、研究者は、ただただ戸惑うばかりであったという。研究ガバナンスにおけるリスク管理体制の遅れ（または不備）は、本事案が国会や国の審議会で取り上げられるほどの騒ぎに発展し、研究が中止に追い込まれる結果につながる大きな原因であったといえる。

(3)　研究対象集団とのかかわり方
疫学研究およびコホート研究のあり方
　それまでの国内の疫学研究の多くは、住民健診のデータを、保健所などを通じて収集する方法で行われていた。一方、国内の代表的な疫学研究の一つである久山町研究[16]では、住民の健診は、久山町役場の協力のもとで、研究を実施する九州大学（福岡市）が行っている。その結果は住民に報告され、保健指導は町の担当者によって行われている。また、健診後の再検査や治療には、地元の開業医と大学病院とが連携してあたっている。このように、研究組織と自治体との役割分担と連携のもとに、住民の健診事業と組み合わせ

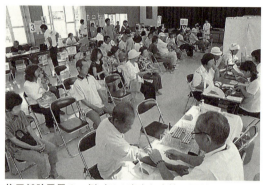

住民健診風景の一例（この事案と直接の関係はありません。提供：宮古毎日新聞）。

た形式で研究が行われる事例は既にあった。

こうした実施方法は、コホート研究の性格とも合致している。コホート研究では、同じ研究対象集団を長期にわたって継続的に追跡調査することが重要であり、追跡できない参加者が増えて集団（コホート）が小さくなれば、詳細で正確な解析ができなくなってしまう場合もある。また、参加者から収集しようとする情報を、できるだけ漏れなく正確に提供してもらうことも重要である。国内のコホート研究の多くが地域の住民健診に組み合わせて行われてきたのは、自治体と連携して集団健診の場を利用することにより、一定の基準に該当する研究対象者を把握して協力依頼の連絡を行うことが容易となり、また研究のために別途集まってもらう必要がなく研究者側・参加者側双方にとって負担の軽減になるなどの事情があったためと考えられる。住民を対象としたコホート研究を精度よく効率的に実施するために、自治体との連携は取り得る合理的な方法の一つなのである。

本事案の調査地域として、なぜ熊野町が選ばれたのか、その理由は明確ではないが、こうした事情から、また先例に倣って、本事案が計画された可能性はある。しかし、本事案では、町が自治会単位で協力するという申し出を受け入れ、推進協力員が調査の実務を担う設計で研究を実施することになってしまった。調査票の質問項目には、年齢、職業、収入、身長・体重、食生

---

16) 河原・前掲注6) 13頁。福岡市に隣接した人口約8400人の久山町で、1961年以来続いている、脳卒中、心血管疾患などの疫学研究である。40歳以上の全住民の80%以上を健診し、健診後の追跡率は99%を超えている。世界的に剖検率の低下が著しい現在でも、80%の病理解剖を行っている。全町民の詳細で長期間な追跡が行われている点において、世界でも例を見ないコホート研究として高く評価された精度の高い研究である。

活、喫煙、飲酒のほか、家族の病歴や、月経の有無、初潮年齢、不妊治療の有無など、重大なプライバシーに関わる事項も多く含まれてはいたが、これらは、コホート研究で収集する情報としては一般的な質問項目であり、実際、その後 J-MICC スタディで使用された調査票は、熊野町で配布されたものとほぼ同じものであったという。また、回答済みの調査票について、回収後に記入漏れや誤記入などのチェックを行い、必要であれば記入者に問い合わせることも、コホート研究では、データの質を確保するため一般的に行われる。本事案では、これらを研究者が行うのではなく、町の推進協力員として自治会関係者が行ったということが、問題であった。

住民の理解と協力を得るための努力も十分ではなかった。自治会長が強く主張したという推進協力員に対する「国勢調査員や民生委員と同等の研修」[17]には、プライバシーへの配慮や業務上知り得た情報の守秘義務等については、盛り込まれていたと推測される。一方で、研究倫理の観点から重要な、例えば参加を依頼された人の自由意思による参加あるいは不参加の意思決定を尊重するといった考え方などを、研究倫理に馴染みのない推進協力員に十分に浸透させることを目指すものであったのか、その後に起こった実態に鑑みるとやや疑問が残る。

保健事業とコホート研究の関係

これは、受診者本人ための保健事業としての町の認識と、必ずしも参加者本人の利益のためではないコホート研究としての研究組織の認識とのずれが共有され調整されていなかったことによるものといえる。コホート研究に保健事業と連携するなどして協力しようとする自治体の関心は、研究で測定する結果を住民の健康管理に生かしてもらうといった保健行政への活用や、地域的な健康課題への対策につながることへの期待などが考えられる。しかし、コホート研究から出てくる測定結果や成果は、必ずしもそうした期待に応えるものに直結するとは限らない。例えば研究の中で得られる測定結果には、通常の健診の検査結果のように医学的な診断とは結びついていないものも少なくないからである。

---

17)「住基ネット」ご意見・ご感想・前掲注5)。

あるいは、人的・経済的資源が得られることへの期待があるかもしれないが、そのような期待は自治体の側だけのものではない。実際、本事案で研究者が町の申し出を受け入れた背景には、研究参加者への説明や同意受領、また調査票の郵送による回収などに充てる人的・経済的資源のない研究者側の事情が大きかったという。一方で熊野町側には、健診事業のために確保した予算が既にあり、その予算執行のために、事業を開始する必要があったという。コホート研究を実施しようとする側と自治体、双方の関心がどのようなものか、事前によく擦り合わせ、認識を共有しておく必要があった。そして、双方の関心はどのように実現可能なのか、あるいは不可能なのか、研究倫理的な観点から問題は生じないか、地域社会への影響はどうか、といった様々な観点から十分な協議を行う必要があったはずである。また人的・経済的資源や役割を双方でどのように分担するか、それらに関する基本方針についても、事前に協議し合意を得ておく必要があった。

3 教訓と課題

現在、私たちが当たり前のように衛生的な環境に暮らし、安全性や効果が確かめられた医療を受けることができるのは、これまでの公衆衛生的な研究の蓄積によっている。それらの研究に協力した、顔も名前も知らない数多の人々の恩恵を受けていることは、あまり意識されることはない。地域社会で住民の協力を得て行われるコホート研究は、現世代と次世代、そして未来世代の健康に資する知見を得るための、集団対象研究である。しかし、そのために協力を求められるのは、今そこで生活している住民一人ひとりであり、詳細で正確な解析を行うためには、その集団に属する一人ひとりの協力が欠かせない。

本事案を通して、集団にとっての利益と個人の自己決定権との間に生じるジレンマも見えてくる。IC や倫理審査を丁寧に行うことで、本事案のようなリスクを一定程度軽減することはできるかもしれない。しかし、長期にわたる研究においては、リスクが再燃したり、新たにリスクが生じたりすることもあるだろう。それらをいち早く察知し、対処するための体制を、研究の対象者も関与する形で検討することが必要になるだろう。こうした点を考慮して、以下に今日への課題を3点挙げる。

(1) 住民対象研究におけるICと倫理審査
住民への説明
　コホート研究では、研究に協力する参加者は、健康状態や生活環境にかかわる情報を提供し、その情報は、同じく提供した試料を分析した結果と統合して各種の解析に用いられる。これらの情報の多くは、個人情報やプライバシーに深くかかわる情報であり、その収集や研究利用に関してICを含む手続きや収集、保管、利用する過程に不備があったり、研究参加者に疑念や不安を抱かせ研究への信頼を揺るがす部分があったりすれば、本事案のような事態となり得る。先述の通り、本事案では、研究参加のICに関して問題があり、また調査票の回収に町の推進協力員がかかわることでプライバシー保護の観点から参加者に疑念を生じさせることになった。
　一方、「住民」と一言でいっても、多様な背景、理解力をもった個々人の集まりであることを想起すれば、必要な配慮を実行に移すこともまた容易ではない。
　例えば、ICの受領のあり方である。本来、研究参加を依頼するときの情報提供は、医科学研究に関して基本的知識がない者にとっても理解しやすく、誤解されることのないよう、明確に記載されていることが期待される。しかし、医科学研究に馴染みのない者にとって、研究について、また研究参加が意味することについて理解することは、たとえ丁寧な説明がなされたとしても容易なことではない。また、研究者が期待する「理解」と住民にとってのそれは必ずしも一致しないかもしれない。本来、研究参加を要請された者が意思決定するために必要な「理解」には、その前提として、自身が承知すべきことが説明され、わからないことや知りたいことについて質問する機会が与えられ、そのうえで自身が納得して意思決定をしたという確信が持てることが含まれており、これはICにおいて不可欠な要素である。この「確信」が得られるようなICのプロセスをめざすことも疎かにしてはならない。

「倫理審査」のあり方・向き合い方
　倫理審査については、どうであろうか。本事案においても、研究代表者は倫理指針に則って倫理審査委員会に審査を申請し、承認を受けていた[18]。それにもかかわらず、本事案を後から検証する中で、IC受領時の説明内容の不備や任意性への疑義、また調査実施時のプライバシーの保護に関する問題

などが指摘されている。当時の倫理審査委員会で実際にどのような議論が展開されたのかは不明である。しかし概して、倫理審査委員会が倫理面のチェック機構として一定の役割を期待されているとしても、ここがあらゆる状況を想定して、検討を尽くせるとは限らず、そこには限界があることもまた事実であろう。IC受領にかかわる説明書・同意書や調査票が審査の場に提出されたとしても、どのような場面でIC受領が行われ、調査がどのように行われるのかといった、詳細な事柄まで申請者が審査書類に書き込まない（書き込めない）こともあろうし、倫理審査委員会で十分な時間と注意と共にこれらの点を議論することが困難なこともある。先述の小委員会においても、倫理審査委員会での審査には限界があることと共に、倫理審査にかかわる者や研究実施を担う者に対する教育も重要であることが指摘された。

現在、研究倫理指針には、倫理審査委員会の委員や研究者等が研究の倫理面その他研究実施に必要な知識に関する教育及び研修を受けるよう記載されており、またそうした教育や研修のためのツールも数多く開発されている[19]。しかし、研究倫理指針に従い、雛形に則って研究計画書や説明書等を作成し、倫理審査委員会の承認を受けさえすれば研究を行うことができると、研究者や倫理審査委員などの関係者が思い込んでしまうとき、倫理原則の何を守るために審査するのかという根本を見失うことになる。研究者は、倫理審査で所定の手続き要件を果たしつつも、研究の参加者や研究が行われる地域の集団に思いを馳せ、また研究計画と対象集団との間で生じ得る様々な課題や緊張関係に対する注意を怠らず活動するべきであり、このことは本事案からの教訓として現在にも通じるだろう。

(2) 研究組織における研究ガバナンスのあり方

本事案をパイロット研究と位置付けていたJ-MICCスタディでは、本事案

---

[18] ライフサイエンス研究におけるヒト遺伝情報の取扱い等に関する小委員会（第2回、2004年7月14日）で本事案が取り上げられた際、当時の倫理審査にあたった委員がその小委員会の委員として出席しており、この委員は「ICはちゃんと目を通して、前のゲノムの指針に合っているということを……間違いないということを見たと思っています」と述べている。

[19] ICR臨床研究入門（https://www.icrweb.jp/icr_index.php）やCITI Japanプログラム（https://edu.citiprogram.jp/defaultjapan.asp?language=japanese）など。

を教訓として、2005年の開始時より研究組織の中に「社会的諸問題検討委員会」を設置した。その目的は、研究者と一般の人々の間にある研究に対する意識のギャップを考慮し、問題を前もって認識し、回避できるよう提言を行うというものであった[20]。しかし、この委員会は、その後2012年3月末をもって解消されており[21]、その機能がどこにどのように引き継がれたのか、現在の組織図や最新の研究計画書[22]からは不明である。

　解消の理由の一つとして、研究組織の中での他委員会等との連携やコミュニケーションにおける困難さが指摘されている。この委員会が研究組織の中で果たすべき機能について明記されたものが無く、その目的や役割を他部門と共有することができなかったために、研究者が信頼して相談事を持ち込んだり、必要な情報が迅速に伝えられたりする態勢を整えることができなかったというのである。研究ガバナンスにおけるリスク管理では、研究実施の現場やその周辺などに存在するリスクのサインを見逃さず、またリスクとなりそうな要因をいち早く掬い取って、対応を検討する必要がある。リスクが顕在化している場合には、迅速に関連する部門と連携して対応する必要もある。そのためには、必要な情報が速やかに得られ、また検討結果を速やかに実践に移せるような仕組みが研究組織の中に構築される必要がある。しかし、このような委員会は、ともすれば研究活動にとってブレーキにもなり得る存在として、研究者や研究推進の立場からは対立するものとみなされ敬遠される場合もあり、こうした仕組みのあり方や、研究組織の中でどのような機能を持たせるかといったことについては、検討の余地がある。

---

20) 玉腰暁子「日本多施設共同コーホート研究について」日本がん分子疫学研究会ニュースレター6巻1号2頁（http://www.aichi-med-u.ac.jp/ceme/%E6%97%A5%E6%97%A5%E6%9C%AC%E3%81%8C%E3%82%93%E5%88%86%E5%AD%90%E7%96%AB%E5%AD%A6%E7%A0%94%E7%A9%B6%E4%BC%9A/Vol6No1.pdf）。
21) J-MICCスタディ「社会的諸問題検討委員会 活動状況」（http://www.jmicc.com/org/org_tax/social/）。
22) 「『日本多施設共同コーホート研究』研究計画書」2017/5/1版（http://www.jmicc.sakura.ne.jp/j-micc/wp-content/uploads/2017/10/J-MICC_Study_protocol_rev1_170501.pdf）。

(3) 研究参加者およびその所属する集団と研究者との関係構築

本事案において、町から住民への情報提供については、「住民の説明会は、一度開催」したのみのようである[23]。住民に対してどのような説明がなされ、どのような質疑や議論があったのか、研究計画や実施体制にフィードバックがあったのかといったことについては記録がない。研究が開始される前に、地域住民にどの程度認知され、その理解や支持が得られていたのかは不明である。

研究参加者やその所属する集団に対する情報発信のあり方や対話の意義は近年重視されるようになっている。例えば、WHOとユネスコの協力機関であるCIOMS（Council for International Organization of Medical Sciences）の「人を対象とする生物医学研究の国際倫理指針」には、その2016年改訂において「community engagement」が新たに盛り込まれた[24]。これは、研究を実施する前から持続的に、参加する可能性のある人々やその所属する集団（community）からの関与や参画（engagement）を受けるべきという考え方である。このCIOMS国際倫理指針では、研究への参加を呼びかけられる可能性のある人々が所属する地域社会や集団から、実施しようとする研究の計画策定の早い段階から関与してもらい、研究のデザインや実施方法、ICを受ける方法、成果の還元のあり方などの検討過程に継続的に参画してもらうべきであると述べられている（特に、同指針中の指針7「コミュニティの参画」）。これには、その集団の人々やそこで共有されている価値観に敬意を示すという意義がある。また、計画されている研究が、その集団において倫理的・社会的にどのような意味を持ち、どのような影響を与え得るか、その集団にとって受容されるものか、といったことを研究者側が知る機会となる。研究の対象とする人々や集団と、そこに存在する価値観を知ろうとする態度を研究者側が示すことによって初めて、対象者も腹を割ってその研究に対する期待や懸念を語ろうとするのではないだろうか。このような双方向的な対話を通

---

23) 総合科学技術会議「第25回生命倫理専門調査会議事概要（案）」48頁〔安藤室長発言〕2003年10月28日（http://www8.cao.go.jp/cstp/tyousakai/life/haihu26/siryo1.pdf）。

24) Council for International Organizations of Medical Science (CIOMS), *International Ethical Guidelines for Health-related Research Involving Humans*. Geneva: CIOMS; 2016. https://cioms.ch/wp-content/uploads/2017/01/WEB-CIOMS-EthicalGuidelines.pdf.

して、その研究をその地域において支障なく推進するための準備をする努力が、集団を対象とした研究では特に重要であると述べられているのである。

こうした取り組みには時間も経費もかかるが、それに見合う効果がどれだけあるのか、その評価は容易ではなく、実際に研究を始める前の計画策定段階にそのようなコストをかけることについて懐疑的な意見もある。しかし、研究に対する懸念や疑義があった時に、たとえ少数意見であったとしても、また単なる説明不足・理解不足や誤解によるものであったとしても、それらを感知し適切に対処することを怠れば、後々研究にとって致命的な結果を招きかねない場合がある。CIOMS国際倫理指針には、コミュニティに存在する多様な声に耳を傾ける必要があり、研究者側とコミュニティの間に起こる意見の不一致は協議の対象とされるべきであり、そのためには、できるだけ早い時期からのコミュニティとの関係構築が重要であることと記載されている（同上）。また、多様な価値観が存在するコミュニティにおいて、研究活動に対して生じる様々な意見の中には、容易に解決することのできない問題もあり得る。このことが研究活動に大きく影響することもまた、懸念すべきことである。上記指針では、こうした解決の難しい意見の不一致が生じた場合に最終的な意思決定を誰がどのように行うのか、予め明確にしておくことが重要であるとも指摘されている（同上）。

研究の対象となる集団に対して、研究実施にかかわる動きや意思決定に関する透明性を研究実施前から継続的に保障することは、信頼関係の構築・維持という観点からも重要である。この点は現行のゲノム指針にも記載されている[25]が、その具体的な実践方法や研究活動における意義などについての知見の蓄積は、これからの課題といえるだろう（「ながはま0次予防コホート事業」参照）。

---

[25]「研究責任者は、地域住民等一定の特徴を有する集団を対象に、地域住民等の遺伝的特質を明らかにする可能性がある研究を実施する場合には、研究実施前に地域住民等を対象とする説明会を行うこと等により、研究の内容及び意義について説明し、研究に対する理解を得るよう努めるとともに、研究実施中においても、研究に関する情報提供を行うこと等により地域住民等との継続的な対話に努めなければならない。」（ゲノム指針、第2の5(7)）。

ながはま0次予防コホート事業

　住民を対象としたコホート研究を自治体や住民グループとの連携により実施している国内の事例として、「ながはま0次予防コホート事業」がある。滋賀県長浜市と京都大学大学院医学研究科とが、長浜市民の健康づくり推進と医学の発展への貢献の両方を目指して共同で行う0次予防健康づくり推進事業の中の一事業で、2008年から正式に開始した。30歳以上74歳以下の健康な長浜市民1万人を目標に参加者を募り、5年に一度、人間ドックに匹敵する詳細な「0次健診」を受けてもらい、10年以上の追跡調査を行う計画である。0次健診の結果は、参加者自身の健康づくりに役立ててもらうと共に、京都大学の研究者等が健康情報やゲノム情報等を利用して研究を行う。がんや生活習慣病の研究、予防医学への貢献を通して、次世代・将来世代の健康づくりに役立てることを目指すものである。

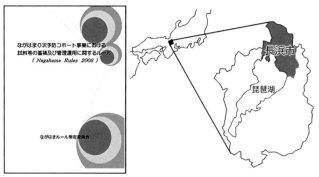

左：「ながはま0次予防コホート事業における試料等の蓄積及び管理運用に関するルール」（Nagahama Rules 2008）、右：滋賀県長浜市の立地

　事業で市民から収集・保管している試料等の研究利用に関して、事業独自の運用ルール（「ながはま0次予防コホート事業における試料等の蓄積及び管理運用に関するルール（Nagahama Rules 2008）」）が制定されている。これは2名の公募市民を含む長浜市民、市当局、京都大学をはじめとする関係者による審議を経て、2008年に締結されたもので、人権尊重を研究実施より上位に位置づけることが原則として掲げられているほか、試料等の使用許可に関しては、京都大学の倫理審査委員会および長

浜市の審査委員会による二重審査会体制が定められている。遺伝子解析研究への社会の関心が高かった時期に検討された体制であるが、住民の研究参画の一例として注目される[26]。

参考文献

祢津加奈子『剖検率100％の町——九州大学久山町研究室との40年』(ライフサイエンス出版、2001)。

中山健夫「地域におけるゲノム疫学と健康づくり活動——情報保護と活用の"ルール"」日本遺伝カウンセリング学会誌31巻3号117-121頁 (2010)。

「最先端研究に市民が自ら考え参加する町」JST NEWS 2012年11月号5-9頁 (https://www.jst.go.jp/pr/jst-news/pdf/2012/2012_11_p05.pdf　2018年6月11日最終閲覧)。

〔謝辞〕

本稿の執筆にあたり、増井徹先生 (慶應義塾大学)、中山健夫先生 (京都大学)、佐藤恵子先生 (京都大学) より、貴重な情報とご助言をいただきました。ここに記して深謝いたします。

---

[26] この事業の詳細については、次の資料も参考にされたい (いずれも2018年5月24日最終閲覧)。

ながはま0次コホート (http://zeroji-cohort.com/)、ながはまルール策定委員会「ながはま0次予防コホート事業における試料等の蓄積及び管理運用に関するルール (Nagahama Rules 2008)」(https://ristex.jst.go.jp/result/science/interaction/pdf/H24_akashi_houkokusho_sankou1.pdf)、平成23年版科学技術白書 (文部科学省、2011年7月) (http://www.mext.go.jp/component/b_menu/other/__icsFiles/afieldfile/2011/07/12/1308357_009.pdf) 96頁。

Case 10 臨床現場で患者試料を採取する研究
―― 慶應義塾大学病院事案

高島響子

キーワード：残余検体・手術摘出組織、インフォームド・コンセント、医師患者関係、倫理審査委員会

> **ねらい**
> 医学研究では、疾病を解明し病態を理解するため、また診断・治療・予防法を開発するために、患者の病変組織や血液等の生体試料を用いることがある。こうした生体試料は、患者を治療する過程で得られる場合も多い。本章で紹介するのは、手術中で意識のない患者に対して、患者の診療を担う医師でもある研究者らが、研究に必要な手続きを怠り、患者との信頼関係を裏切った事案である。だが「単に不誠実な研究者の話」と個人の資質の問題で片付けるべきではない。治療しながら研究を行う医師の立場、また病院や研究室という閉鎖組織の中で不正を防ぐことができなかった背景など、本事案から学ぶべきところは多い。

1 事案の概要

(1) 発覚のきっかけ

2012年3月、都内の私立大学病院において、手術中の患者から無断で、研究に用いるための骨髄液が採取されていたこと等（後述の研究2）が明らかとなった。発覚のきっかけは、病院長宛に届いた差出人不明の文書であった。その後、大学内に調査委員会が立ち上げられ、呼吸器外科の医師ら（A教授、B専任講師）が、主に2つの研究に関して不正行為を行っていたことが判明した。ここでは、大学による調査報告[1]（以下、報告書）の内容をもとに、時系列に沿って事案を整理する（**表1**も参照）。

表1　事案と問題発覚の時系列

年	研究	倫理審査	問題発覚と対処
2009	10月5日　研究1　開始	6月26日　研究1　承認	
2010	研究期間終了以後も肺癌患者からの末梢血採取を継続	3月31日　研究1　研究期間終了	
2011	夏頃　患者肋骨を測定 10月24日 〜 1月11日　研究2として患者	11月27日　研究2　申請 12月26日　研究2　承認	
2012	31名から骨髄液を無断採取	1月11日　研究2　承認の通知	1月12日　研究2に関する病院長宛の郵便 1月18日　病院長から医学部長・倫理審査委員会への報告、呼吸器外科の全臨床試験を停止
		1月30日　研究2　承認の取消	1月30日　緊急専門倫理委員会　設置　厚労省・文科省への報告 3月19日　大学会見による公表
	3月19日　研究1・2に関わる末梢血・骨髄液の献体は全て破棄されたことを書面で確認		同日付でA、B2名の病院内での権限を停止、今後1年間の研究成果の発表や新規臨床研究の申請停止 3月30日　厚労省　同大学への補助金公布を延期、6月末までに再発防止策を報告するよう命令 5月1日　2名の1ヶ月停職処分 6月29日　大学の調査報告　公表
	6月23日　研究1・2の対象となったすべての患者への説明と謝罪が完了		6月30日　A、B　退職 11月8日　厚労省　補助金の公布手続き開始
2013			3月29日　厚労省　事業継続の許可

(2) 研究1の実施

まず、Aらは大学内の倫理審査委員会の承認を得て、2009年10月より、肺癌患者の末梢血液中の癌細胞を検出する研究（研究1とする）を実施していた。この研究では、肺癌患者から治療の一環として採血を行う際に、研究で利用するために10mlの末梢血を併せて採取することとなっていた。対象

---

1) 慶應義塾大学医学部「「臨床研究に関する倫理指針」違反に関する調査報告ならびに再発防止策」2012年6月29日（http://www.med.keio.ac.jp/information/20120629.pdf　2018年5月10日最終閲覧、以下同じ）。

となる患者は、病棟担当医から研究に関する説明を受け、参加する場合には同意する。研究1は、2010年3月末で、当初の承認を受けた研究期間が終了した。本来であれば、研究期間内にすべてを終えて終了報告書を提出するか、あるいは、研究を継続したい場合には、その理由を明確にした上で倫理審査委員会に延長の変更申請を行う必要があり、承認を得られれば継続が可能となる。

ところが、Aらはこれらの手続きを行わないままに研究を続け、終了予定日を過ぎてから2011年10月24日までの間に、90名の患者から末梢血を得ていたことがわかった。さらに、倫理審査委員会の調査から、研究開始から2011年10月24日までに研究1の対象として血液を採取された136名のうち、同意書の存在が確認できたのは58名で、残りの78名については同意書の所在が不明であったことがわかった。78名のうち51名については、主治医（A、Bとは別の医師）が口頭で説明し同意を得たと断言したが、残る27名については主治医の記憶があいまいであり、同意取得の有無すら確認できなかった。

(3) **研究対象の拡大**

Aらは、研究1を進める過程で、末梢血だけでなく骨髄液中の癌細胞についても調べる研究を計画した（後述の研究2）。きっかけは、Aが、手術中に患者から摘出され廃棄される予定の切除肋骨を用いて、骨髄液の採取及び測定を試行したことに着想を得たようである。こうした活動は、研究1の計画書に記載されていない内容のものであり、また新規の計画として倫理審査委員会に申請され承認されたものでもなかった。さらに患者への事前の説明及び同意の取得も行われておらず、無断で行われていた。なお、測定された肋骨は調査時点で既に廃棄されており、実施数は5例程度という以外、正確な数は不明であった。

(4) **研究2の実施**

この肋骨を用いた測定を経て、骨髄液も研究対象とすることにしたAは、Bや大学院生に対し、手術中の肺癌患者から骨髄液も採取するよう指示した（研究2とする）。2011年10月〜2012年1月にかけて、肺癌患者26名の手術中に、露出された肋骨から、直径約1mmの針を用いて骨髄液2ccが採取さ

れた。これらの骨髄液は、患者の手術や治療を行う上で必要なものではなく、Aらの研究で使用するためだけに取られたものだった。

　Bが研究2について大学の倫理審査委員会へ申請したのは2011年11月末のことであり、申請するよりも前から採取を行っていたことになる。また、骨髄液の採取については、患者本人への事前説明が行われておらず、したがって、本人からの同意が得られていなかった。そうとは知らぬまま倫理審査委員会は通常の審査、すなわち、これから実施される予定の研究計画として研究2の審査を行い、2011年12月に承認した。一連の問題発覚後、2012年1月30日に、研究2に対する承認は取り消された。

　なお、研究2で骨髄液を採取された患者26名のうち、17名については研究1に対する同意書の所在を確認できたが、残る9名はカルテに保管されているはずの同意書がなく、研究1への同意も確認できなかった。報告書の指摘では、当時、倫理審査委員会の承認を得て研究1を実施していたことから、関係者の間で、骨髄液の採取も一連の研究の範囲内に含まれていたかのような事実誤認があったとされている[2]。とはいえ、実際には研究1への同意すら確認できない患者もいたことは、前述の通りである。

　さらに、倫理審査委員会に提出された研究1・2の研究計画書では、対象者は肺癌の患者のみであったにもかかわらず、実際には、肺気腫や肺感染症といった肺癌以外の患者5名からも、無断で末梢血と骨髄液を採取していたことが明らかとなった。Aが、肺癌患者の比較対照として必要であると指示し、Bが「研究への同意を到底とりえないものと認識し」[3]たうえで、意図的に同意を得ぬまま採取されたのであった。

(5) 問題発覚後の対応

　大学では、文書を受け取った病院長がまず、Aに事実確認を行った上で、Aが所属する呼吸器外科の全臨床研究を中断させた。さらに病院長から報告を受けた医学部長と倫理審査委員会委員長が、事実の検証と再発防止策を検討するための「緊急専門倫理委員会」を設置、関係者からのヒアリングを

---

2)　慶應義塾大学医学部・前掲注1) 11頁。
3)　慶應義塾大学医学部・前掲注1) 別紙10、1頁。

通じて問題の詳細が調査された。対象となった患者やご家族への説明と謝罪も行われた。A、Bに対しては、2012年3月19日付で大学病院における役職（任務）の停止、また以後1年間の臨床研究の新規申請ならびに既存・進行中の臨床研究への参加及び成果発表が停止され、5月1日付で1か月の停職処分が下った。最終的に二人は6月30日付で退職した。

調査はAらの関係する研究だけにとどまらず、同大医学部で実施中のすべての臨床研究を対象に進捗状況が確認され、さらに2010年1月～2011年12月に実施されたすべての臨床研究に対しても、研究の状況と同意取得状況についての報告が求められた。対象となった研究は約900件に及んだ。

2012年3月に大学が一連の問題を公表すると、新聞等で一斉に報じられた[4]。さらに、本事案を受け厚生労働省は、同年3月30日、同大医学部が2011年より採択され実施中の研究事業について、2012年度分の5億円の補助金交付の延期及び2013年度以降の事業継続についての保留を決定した。その上で、2012年6月30日までの期限付きで、本事案の原因究明と再発防止策を文書にて報告することを含む補助金交付と事業継続のための条件を満たすよう要請した[5)6)]。

このように本事案は、問題となったA、Bと周辺関係者だけでなく、同じ機関で研究を行っている他の研究者に影響を及ぼし、また、問題となった研究とは直接関係のない研究事業に対しても、同じ研究機関であるという理由で、研究資金の提供が一時保留される事態を招いた。なお、後に再発防止策の提出等をもって、資金の一部交付（人件費と賃金のみ）と事業の継続は認められた[7]。

---

4) 河内敏康、斎藤広子「無断採取：慶応大教授、骨髄液を手術中、複数がん患者らから」毎日新聞東京夕刊 2012年3月19日1頁ほか。

5) 厚生労働省医政局研究開発振興課「早期・探索的臨床試験拠点整備事業に係る平成24年度補助金の交付及び事業の継続について」平成24年3月30日事務連絡（http://www.mhlw.go.jp/topics/bukyoku/isei/chiken/dl/120405_1.pdf）。

6) 「慶大への補助金、国が交付を延期　骨髄液の無断採取問題で」朝日新聞朝刊 2012年4月7日33頁。

2　論点の解説

(1) 研究に関する倫理指針への違反行為

　この事案で展開された活動を、倫理審査委員会における手続き、これらが由来する患者からの同意取得に注意して、整理すると**表2**のようになる。

　現代の医学研究、とりわけ人体由来の生体試料を用いたり、人そのものを対象とする研究は、研究対象者を保護するため、一定の倫理規範を守ることが世界的に求められている。日本では、研究の種類によって守るべき指針や法律が異なるが、本事案についていえば、研究1・2とも当時の「臨床研究に関する倫理指針」対象であった[8]。Aらが侵した違反行為は、細かいものまで含めると多岐にわたるが、主なものに絞ると以下の4点である。

　(ア)　倫理審査委員会への事前申請及び審査に基づく承認という一連の手続きを経ずに研究を実施したこと

　(イ)　研究対象者への事前の説明及びインフォームド・コンセントの取得を行わなかったこと

　(ウ)　承認が得られた研究期間が終了した後、倫理審査委員会へ計画延長の変更申請を行わずに研究を継続したこと

　(エ)　研究計画書にない対象者を、倫理審査委員会への変更申請を行わずに追加し、試料を得たこと

　特に研究1は(イ)(ウ)(エ)、研究2に先立つ手術切除肋骨を用いた骨髄液測定は(ア)(イ)、研究2は(ア)(イ)(エ)の違反が当てはまるだろう。「**1　事案の概要**」に示した通り、研究2のきっかけとなった骨髄液測定では、手術時に切除された肋骨が用いられた。しかし、たとえ治療の一環として摘出され、すでに治療

---

7) 厚生労働省医政局研究開発振興課「早期・探索的臨床試験拠点整備事業に係る平成24年度補助金の交付等について」平成24年8月17日事務連絡（http://www.mhlw.go.jp/topics/bukyoku/isei/chiken/dl/120823_2.pdf）。厚生労働省医政局研究開発振興課「早期・探索的臨床試験拠点整備事業に係る平成25年度における事業の継続について」平成25年3月29日事務連絡（http://www.mhlw.go.jp/topics/bukyoku/isei/chiken/dl/130415_1.pdf）。

8) 「臨床研究に関する倫理指針」（平成20年7月31日厚生労働省告示第415号）は現在、「人を対象とする医学系研究に関する倫理指針」（平成26年12月22日文部科学省・厚生労働省告示第3号）に統合された。当然のことながら、現在の指針に照らしてみても、Aらの行為は倫理指針違反である。

表2 試料の収集と倫理審査や同意取得の状況

	研究目的で採取した試料	採取(入手)した期間	倫理審査	対象となった患者からの同意
研究1	患者由来の末梢血136名分	2009年10月5日～2011年10月24日	2010年3月までの活動について承認（肺癌患者対象）	一部のみ同意取得 ・書面での同意を確認できたのが58名 ・残るうち27名については同意取得の有無を確認できず
骨髄液測定	骨髄液（手術で摘出され廃棄予定の切除肋骨）5例程度	上記期間中	審査を受けず	同意を得ず
研究2	末梢血（肺癌患者26名・非肺癌患者5名）	2011年10月24日～2012年1月11日	未申請・未承認のまま実施が先行（2011年12月に承認、肺癌患者対象の計画）	一部のみ同意取得 ・書面での同意（研究1の同意書）を確認できたのが17名 ・肺癌患者9名及び非肺癌患者5名については同意書の存在を確認できず
	骨髄液31名分（手術中に採取、肺癌患者26名・非肺癌患者5名）			同意を得ず

　目的が果たされ廃棄されるものだとしても、人体組織を研究目的に使用する場合には、臨床研究として事前に倫理審査委員会の承認を得る必要があった。さらに、こうした手続上の問題にとどまらず、対象となった患者の自己決定権及びプライバシーを侵害した上、不要な危険にさらしたことが一番の問題である。結果的に、いずれの患者にも今回の研究に伴う侵襲行為に起因した健康被害が生じなかったことは、不幸中の幸いに過ぎない。

　また、倫理指針では、研究者らは研究に関する倫理並びに当該研究の実施に必要な知識及び技術に関する教育・研修を継続的に受けなければならないとされているが[9]、A、Bともに本事案の発生時、学内の倫理研修を受講済みであった。このことは、倫理指針の精神及び必要な手続きの理解を徹底するには、教育・研修だけでは難しいという問題も浮き彫りにしたといえよう。

---

9)「人を対象とする医学系研究に関する倫理指針」第4の3。

表3　診療過程で研究試料を取得する方法の分類と本事案での該当行為

診療過程で研究試料を取得する方法	本事案で該当する行為
① 残余検体・手術摘出組織の利用	手術患者の切除肋骨を使って骨髄液中の癌細胞を測定したこと
② 上乗せでの採取	研究1で肺癌患者から研究用の末梢血を10ml採取したこと
③ 研究目的のみの採取	研究2で肺癌ならびに肺気腫や肺感染症の患者の手術時に、露出した肋骨から研究用の骨髄液を2ml採取したこと

(2) 診療過程での研究試料の取得

　本事案のように、診療行為の過程で患者から生体試料の提供を受けて行われる研究は、以下の3つに分類できる。

　①治療目的で切除、採取した細胞組織や血液等を、治療が終わり不要となった後、あるいは、必要な分を取った残りの部分（残余検体・手術摘出組織）を、研究に利用する

　②治療目的で切除、採取する際に、研究で利用する分も上乗せして取る（例えば、治療に必要な血液が30mlであるところに、研究で利用するための10mlを上乗せして40mlの採血を行う）

　③治療を行う上では必要ないが、研究で利用する目的のためだけに切除、採取する（例えば、治療上必要ではないが研究で利用するために10mlの採血を行う）

　このような、臨床の現場で行われる研究は医学の発展に不可欠であり、研究の必要性（リスク・ベネフィット評価等）が認められて適切な手続きを踏めば、実施することは可能である。3つの分類に該当する本事案の内容を**表3**にまとめた。

　通常、研究に参加することに伴う患者への侵襲の度合いは、①＜②＜③の順に高くなる（**図1**）。つまり、①では、治療の過程で生じた摘出部位や検体の残余を研究に提供してもらうために、研究参加に伴う新たな負荷やリスクは発生しない。②では、研究に参加することで多少の負荷が増えるが、採血の例で考えると、すでに治療のために針刺しのリスクと負荷を負っており、追加分（上記の例でいえば10mlの増加分）だけが新たな負荷となる。他方、③では、そもそも治療の中では負う必要の無かったリスクと負荷を患者に与えることになる。採血の例で考えると、研究に参加することで針刺し等のリスクと負荷を負うことになるが、研究に参加しなければこれらは一切生じない。

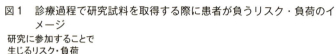

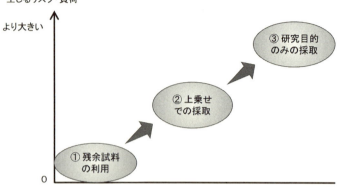

図1 診療過程で研究試料を取得する際に患者が負うリスク・負荷のイメージ

　いずれの場合も、研究利用について事前に倫理審査を受け承認を得た上で行われなければならず、原則として研究利用に対する本人のインフォームド・コンセントが必要である。

　研究者の視点で考えると、このような、診療過程で試料を得る研究は行いやすいといえる。そもそも患者に対する診療として予定されている行為があり、その「ついで」に研究のための試料を得られるのだから、一から研究対象者を募るよりも実現しやすいだろう。侵襲度の高い③に該当する行為でさえ、そのように考えられる。例えば本事案で行われた骨髄液の採取を考えてみると、患者は手術のために胸部の皮膚が切開され既に肋骨が露出している状態にあった。その状態は、患者でない健康な一般人を募集して病院に来てもらい、研究のためだけに肋骨から骨髄液を採取するよりもはるかに研究実施が容易で（そのような研究計画が倫理的に許容されるかは別問題だが）、対象者に研究として与える負荷も小さい。研究1から研究2へ、つまり研究対象を末梢血から骨髄液に拡大した経緯も、手術によって患者から切除した肋骨があったからこそ起きたことであった。

　しかし、患者の視点で考えてみると、説明をされなければ、医師の行為が診療の一環なのか、研究として行っているのかは、ほとんど判別できないだろう。ましてや、残余検体等の研究利用や上乗せによる試料の採取では気づくことが難しい。また、本事案のように手術の最中に行われた場合、自身に

何が行われたのかを知る方法が一切ない。患者は医師らを信用して身体を預けるほかないのである。医学研究は研究対象者の保護が第一優先であることに加えて、医師がこのような身勝手な行為をとれば、患者は医師を信用しなくなり、治療すら安心して受けることが

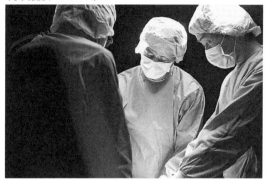

手術の最中にされる行為を患者は知ることができない
（写真提供：PIXTA）

できなくなって、医学研究のみならず医療全体の信頼性が損なわれるだろう。だからこそ、事前の説明とインフォームド・コンセントが重要なのである。とはいえ、治療中に自身の身体に対して何がなされているのかを患者が知ることができない以上、インフォームド・コンセントだけでは不正の予防策となり得ず、別の対策も必要となるが、それについては後述する。

(3) **臨床の現場で行われる研究におけるインフォームド・コンセント**

診療過程で試料を得る研究を含め、臨床の現場で行われる研究においては、誰が患者への説明を行いインフォームド・コンセントを得るべきかについて、慎重に検討せねばならない。なぜなら、説明する人と患者との関係が、患者の研究参加への意思決定に影響する可能性があるからである。人を対象とする医学研究における代表的な国際的倫理規範の一つであるヘルシンキ宣言では、「研究参加へのインフォームド・コンセントを求める場合、医師は、被験者候補が医師に依存した関係にあるかまたは同意を強要されているおそれがあるかについて特別な注意を払わなければならない。そのような状況下では、インフォームド・コンセントはこうした関係とは完全に独立したふさわしい有資格者によって求められなければならない」（第27項)[10]としている。

本事案の研究1では、全員ではないものの対象者から研究参加の同意が得られていたケースにおいて、説明を行ったのは患者の治療を担う病棟担当医

であった。患者―治療医（主治医）の関係は、まさに「医師に依存した関係」である。治療を担う医師が研究の説明をすると、患者はそれが診療の一環であると誤解してしまう可能性があり、あるいは、研究参加を断れば医師に嫌われるのではないか、治療に差し障りがあるのではないかといった懸念を抱いて、自由に意思決定できない可能性がある[11]。その傾向は、治療医自身が当該研究の実施者である場合に高まるといえよう。

他方、本事案のように、治療医が当該研究の実施メンバーでない場合は、患者が研究に参加するかどうかについて主治医は特に利害関係がないことも考えられ、そうであれば、研究者自身が説明するよりも、むしろ患者の立場にたってリスク―ベネフィット等を解説できるかもしれない。このように、誰が研究の説明をすべきかは、個々の研究内容および状況に応じて検討されるべき課題であり、研究者自身の考えに加えて、倫理審査の過程で審議されるべきである。

(4) 研究室内の倫理認識とパワーバランス

本事案は、一大学病院の診療科（呼吸器外科教室）内で発生した。報告書からは、診療科の最上位にある教授Ａ自身が、研究を実施するうえでの倫理規範や必要な手続きに対する認識が甘く、対応の指示が不十分であった様子が窺える。例えば、研究２の着想を得た患者肋骨の無断測定はＡが行っており、その後の研究２についてもＡの指示のもとで、Ｂや補助の大学院生が従ったとされる。また、研究２についての倫理申請は、Ｂが、研究１の一部変更（対象拡大）ではなく別の研究として申請すべきと認識し準備したが、同時並行で骨髄液の採取を開始しており、Ａの指示を受けた以上、開始を遅らせることはできないというプレッシャーがあったのではないかと推察される。手術時の研究補助を行った大学院生が、倫理審査の状況を知らぬままＢに盲目的に従っていたことも指摘されている。

診療科全体についていえば、診療科内で進行中の各臨床研究（本事案発生

---

10) 世界医師会「ヘルシンキ宣言　人間を対象とする医学研究の倫理的原則（フォルタレザ改訂）」2013年（http://www.med.or.jp/wma/helsinki.html）。
11) 神里彩子＝武藤香織編『医学・生命科学研究の研究倫理ハンドブック』35頁〔高島響子〕（東京大学出版会、2015）。

時は23件あった）について、倫理審査委員会の審査状況、承認の有無、研究の開始や終了、同意文書の取得及び管理について十分に周知されておらず、各教室員が研究の進行状況や対象者からの同意取得の有無を把握できていなかったことも明らかになった。すなわち、研究室で実施する臨床研究について内部のガバナンスがなっていなかったことになる。さらに、パイロット研究（研究を本格的に計画する前の少数例での試行的な実施）であれば、対象者からの同意がなくとも行えるとの「雰囲気が醸成されていた」[12]とも指摘されている。研究者は、一人ひとりが独立して倫理観を持ち、自己の責任の下に研究を行うべきではあるものの、所属する研究室全体の方針や雰囲気、パワーバランスの中で、本来進むべき道を見失い、何が正しいのか判断を誤ってしまう可能性があるといえよう。

(5) 臨床研究に関わった医療者たちの立場

本事案は一診療科の研究であるものの、試料採取が患者の手術中に行われたことから、実際は、研究メンバーでない医療者も協力者として関わっていた。例えば、研究対象者の選定はAらが行ったが、研究参加のための同意取得は病棟医師が担当した。執刀医に対象者が事前に伝えられることはなく、Bや大学院生が手術当日に依頼していたようである。また、骨髄液の採取は術者または助手が行った。これらの協力者たちは、研究1については倫理審査委員会の承認を得て同意を取得した上で実施しているとの認識があったことから、研究2についても、従来の研究が対象を骨髄液に拡大して行われることになったのだと勝手に理解し、対象者からの同意が得られていないことや、倫理審査委員会の承認が得られていないことについて、認知していなかった。報告書では、手術という診療行為を行うための一連の作業を進める中で、「臨床研究が行われているという認識がないまま術者の誰もが『同意もとってあるのだろう』と思い込んでいた」[13]と指摘されている。関係した医師らは、問題が発覚して初めて、同意取得の必要性を認識せずインフォームド・コンセントを欠いて臨床研究を実施していた事実を認識し、患者

---

12) 慶應義塾大学医学部・前掲注1）別紙10、2頁。
13) 慶應義塾大学医学部・前掲注1）11頁。

やその家族への深い反省の意を表明した。

他方、肺癌以外の患者に対する末梢血・骨髄液の採取については、協力医師らの中に疑念を感じながら採取した者や、疑問を呈した結果、倫理審査委員会からの承認を得ていないことを知って採取を断った者がいたことがわかっている。

(6) 不正行為への対処

前述のとおり、最終的に本事案に関して関係者に下された処分は、A、Bに対する病院内での権限の停止、1年間の研究成果発表及び新規臨床研究申請の禁止、そして1か月の停職という、いずれも所属機関による内部処分であった。当時、国内に臨床研究を規制する法律はなく、Aらが法律上罰せられることはなかった。「臨床研究に関する倫理指針」の違反行為が認められるが、あくまで厚生労働省の「告示」としての指針であって法的強制力なく、また指針には罰則規定はないため、公的機関からA、Bという個人に対して何らかの処罰が与えられることはなかった。ただし、Aらは退職に追い込まれたことで社会的制裁を受けたといえよう。

一方、所属機関は、本事案に直接関係のない研究事業について、厚生労働省から予定されていた補助金交付が一時保留され、再発防止策の提出を求められるなど、機関としての責任体制が問われる形となった。このように、研究不正への対処として、不正を働いた研究者が所属する機関の監督責任を問い、不正と無関係な研究への資金が一時保留された、しかもこれほど大規模なものは、日本国内で初めてのことであった。

3 今日への教訓と残った課題など

ここまで、本事案では、極めて基本的な研究倫理の必要事項が遵守されていなかったことや、患者が治療を受けている臨床の現場で行われる研究の特殊性について述べた[14]。このような不正行為を予防する方法はないのだろ

---

14) 実施する研究について治療対象の患者から同意を得ていない、倫理審査委員会の手続を経ていない、また、周囲の医師は研究実施者が患者から同意を得ていると誤認していたといった点において、本事案として類似する事案が、2003年東京大学医学部附属病院においても発覚した（**第3部の事案の要約44番を参照**）。

か。

(1) 臨床の現場で行われる研究を実施する際に気をつけることは？

　まず、研究者は、臨床の現場で行われる医学研究について、患者に対する治療とは異なる活動なのだという自覚をしっかり持たねばならない。新しい知識を得るという医学研究の目標が、個々の研究対象者の権利及び利益に優先してはならない[15]。患者がすでに侵襲行為を受けることが決まっており（治療のための採血や手術）、その「ついで」に研究試料を得るという（一から研究を組み立てる場合と比較した際の）障壁の低さが、研究活動であるとの認識を薄めやすいのかもしれない。「少しだからいいだろう」という意識が働くこともあるかもしれない。また、患者の疾患に関わる研究を行うことで、あたかも患者自身の役にも立つような錯覚を得るのかもしれない。しかし、多くの研究において、直ちに研究対象者自身に利益がもたらされることはない。臨床研究の文脈では、研究対象者が研究に参加する際に自身への治療的効果を不当に期待してしまう「研究と診療との誤解」という問題があり[16]、専門家の間で広く知られているが、研究者側の「研究と診療との混同」にも注意せねばならないといえよう。

　また、誰が患者への研究説明とインフォームド・コンセントの取得を担うべきかという課題もあった。臨床の現場で行われる研究においては、原則的には、対象候補である患者の主治医や治療に関わる医療者は、参加への強制力が働く可能性があるため説明及び同意取得者として適さないと考えられるが、彼ら彼女らが研究実施メンバーであるかどうかによっても判断が変わることはすでに指摘したとおりである。反対に、入院中で辛い思いをしている患者のベッドサイドに突然、会ったこともない者が現れ研究の話をしたら、患者は不信感や不快感を抱くかもしれない。各研究の計画段階において適切な担い手を検討することも重要であるが、施設において基本となるルールをあらかじめ定めておくと、研究者にとっての指南となることはもちろん、研

---

15) 世界医師会・前掲注10) 第8項。
16) Appelbaum PS, et al. The therapeutic misconception: informed consent in psychiatric research. *Int J Law Psychiatry*. 1982: 5(3-4); 319. Appelbaum PS, et al. Twenty-five years of therapeutic misconception. *Hastings Cent Rep*. 2008: 38(2); 5-6. また、本書 **Case 1** を参照。

究実施者ではないが対象候補の患者に関わる医療従事者にとっても、患者が不適切に研究に参加させられていないか気づくきっかけになるかもしれない。

(2) 臨床の現場で行われる研究に関わる医療者が心がけることは？

次に、本事案で研究に協力した医師たちの立場を踏まえて考えてみると、研究に協力する医療者の立場は難しい。患者への診療を行うために準備し治療や手術に臨んでいる中、同僚でもある他の医療者から、研究に使用する試料の採取や、使用後の余った試料の提供を依頼されたとする。協力を承諾したとしても、多忙な日々の中で自らが関わらない研究計画の詳細まで理解するのは困難であり、またその必要もないだろう。だが、依頼を手放しに受け入れていると、本事案のような不適切な研究活動に無自覚に加担してしまう可能性があり、そうなれば、結果として自身の患者を危険にさらし傷つけることになる。

もちろん、同じ医療機関に所属する同僚なのだから、適切な手続きを踏んでいると信じられることが理想的だ。しかし、本事案のような問題が発生した以上、むしろ複数の目で確認し、研究対象者である患者を保護する機会をより多く設けることの方が重要ではないだろうか。

本事案において、協力医師らの中に、患者からの骨髄採取に疑問を抱き倫理審査委員会の承認を得ていないことを知って断った者がいたことに、不正を予防するためのヒントがあるように思われる。医療者として臨床の現場で行われる研究に関わる場合には、少なくとも、自身の担当患者、あるいは自身が関係する診療行為を受ける患者の、研究参加の有無、参加する研究の内容、及び、同意の取得状況について確認する責務があるのではなかろうか。医療機関では、こうした情報をカルテに記載することで、どの医療者もいつでも確認可能な仕組みを担保できるだろう。さらに実際の試料採取などを行う前には（本事案であれば手術前の確認時）、実施される診療行為の中に研究に含まれる部分があるか、対象者の同意は得られているのかについて、その場に関わる様々な立場の医療者の複数の目で、再度確認することも大事だろう。

(3) 問題を未然に防ぐ方法はあるのか？

　研究の倫理性を担保する仕組みとして現在広く実施されている、倫理審査委員会による審査・承認の仕組みについても考えてみたい。倫理審査は性善説に基づくシステムであり、研究者の自発性に依存することから、悪意ある違反行為の予防には限界がある。とりわけ本事案のような、申請・承認を経ない研究実施や、承認後の無断変更（対象者の拡大、対象施設の追加、取得試料・情報の追加など）については、倫理審査委員会が知る方法がないのが現状だ。

　しかし先述のとおり、臨床の現場で行われる研究の場合、研究実施者以外に治療に携わる医療者（他科の医師、看護師、技師など）が関わるはずである。そうした複数の眼で、診療に必要な行為の範囲や、実施中の研究について認識し、その事実を（場合によっては匿名で）倫理審査委員会等に確認・指摘できる状況を作ることで、問題を未然に防げる可能性がある。

(4) 指針に違反したことだけが悪いのか？

　最後に、不適切な研究行為への対処の在り方についても考えてみたい。倫理指針の違反を行った個人に対しては、本事案のように所属機関内での処分がなされるか、あるいは国の研究費を得て行われている研究であれば、中止や研究費の返還の請求、また、今後そうした競争的獲得資金への応募が制限される可能性がある。しかし、指針違反から一歩離れて本事案を眺めてみたらどうだろう。つまり、患者にとって治療上は不必要な骨髄採取を、本人の同意なしに手術中に勝手に行った行為に法的問題はないのだろうか。

　骨髄の採取方法そのものには問題がなかったとしても、その行為自体が医学的適応性[17]を欠くことから、医師は刑法上の責任を問われる可能性がある。このように、違法となりうる行為が、倫理指針違反及び所属機関内の規則違反にとどまり、なんら法的責任が問われなかった[18]。報道においても、

---

17) 医学的適応性とは、「疾病の治療・軽減、疾病の予防に代表されるように、医療技術を適用することが許容される性質」のことで、ある行為が正当な医療行為であることを満たすための条件の1つである。手嶋豊『医事法入門〔第4版〕』42頁（有斐閣、2015）。
18) もし、骨髄採取が原因で対象者となった患者に健康被害が生じるなどすれば、民事上の法的責任（損害賠償責任）は問われたことだろう。

研究としての倫理指針違反に対する指摘に留まり、無断採取自体の法的責任は追求されなかった。

　不正が発生した機関の責任としては、本事案では、大規模な研究補助金の交付及び継続の保留という重い判断が下された。こうすることで再発防止を徹底させるという意図があったものと思われるが、本来、研究対象者の保護は資金の確保のためにやるものではない。本事案を先行事例として重く受け止め、各研究機関は、自機関で行われる、あるいは自機関の研究者が関わる臨床研究が適切に行われるよう、教育・研修とともに、不正予防の仕組み作りに取り組む必要があるだろう。

　臨床の現場で実施される臨床研究は、患者に近く、疾病の解明や治療に役立つ結果を得て医療の発展に貢献する大きな可能性を持っている。しかし、まず重視されるべきは患者への診療行為の適切な実施と完遂であり、研究対象者となる患者の保護である。研究者は、自らが研究を実施する際にこれらのことを重々自覚し、倫理指針について単に手続的遵守規程とみるのではなく、背後にある精神を理解して研究に臨むことを忘れてはならない。また、臨床研究に関わる医療者も、自らの行為が治療なのか研究なのか意識して臨み、適切かつ有意義な診療と研究がなされるよう、尽力することが求められる。

参考文献

田代志門『研究倫理とは何か——臨床医学研究と生命倫理』（勁草書房、2011）。

John I. Gallin＝Frederick P. Ognibene（井村裕夫監修・竹内正弘＝花岡英紀＝藤原康弘＝山本晴子監訳）『NIH 臨床研究の基本と実際〔原書3版〕』（丸善出版、2016）。

Case 11 解剖後の試料の取扱い
―― 自治医大事件および監察医務院事件

佐藤雄一郎

キーワード：試料、解剖、遺族の承諾、死体

> **ねらい**
>
> 　死体解剖は、医学（診断技術の向上など）や教育に資する一方で、死体に傷をつけられたくないという遺族感情との関係が問題となるため、わが国では原則として遺族の書面による承諾が必要とされている。それでは、解剖によって得られる試料の保存や利用は、解剖に対する承諾の範囲に含まれているだろうか。それとも、解剖自体に対するものとは別に、その後の試料の取り扱い等について説明する必要があるだろうか。本稿が扱う２つの事案は、解剖のあとの試料の保存および研究利用に関して遺族との間に争いが生じたものである。これらの事案の検討を通じて、遺族とのあるべき関係を考える糸口を提供したい。

1　事案の概要

(1)　死体解剖保存法と解剖の性格

　本稿が扱う２つの事案には死体解剖保存法が関わってくるので、あらかじめその概要を示しておく。死体解剖保存法は1949年に制定され（経緯は後述）、①刑事訴訟法に基づく鑑定嘱託（および公判段階での鑑定令状）による司法解剖のほか、②行政解剖（8条に基づき行われる監察医による解剖（ケースBでの解剖。法制定当時は全国7地域で行われていたが、現在実質的に行われているのは東京、大阪、神戸のみである）および食品衛生法など他の法律による解剖）、および③それら以外の解剖（いわゆる病理解剖（ケースAでの解剖）や系統解剖（医学教育における解剖））を規定する[1]。①司法解剖と②行政解剖は刑事捜査や公衆衛生上の必要性があるため遺族の承諾は不要であるが、③それら以外の解剖は遺族承諾が必要である。また同法は、解剖後の死体の全部又は一部についての「標本としての保存」を認めている（この際の遺族承諾

の要不要については後述する）。

(2) ケース A——解剖への遺族承諾が必要なケース

　最初の事案は、上記の整理でいう「病理解剖」の文脈で起きた出来事であった。以下の説明は、主に本件に関する判決とその解説に依拠して再現したものである[2]。

　自己免疫性疾患のために自治医科大学附属病院（大学病院であり、特定機能病院でもある）に入院していた a は、1988年6月20日に、治療の甲斐なく亡くなった。a の主治医は遺族に病理解剖を行うことについて説明をし、承諾を得た。この際、指1本を標本として保存したいという医師からの説明に対し、遺族がこれを断ったほかは、解剖の範囲について医師が詳細な説明をすることはなく、このため遺族は、骨は取られないと理解していた。しかし、病院側は、骨髄は（遺族が承諾していた）内臓に含まれると理解していた。また、遺族は病理解剖の承諾の要件として、病理解剖レポートを見せてもらうことを要求し、病院側もこれに同意していた（ただし、後掲する①判決と②判決で事実認定が異なっているように、民事裁判の性質上本件での事実関係は必ずしもはっきりはしていない）。病理解剖は a の死亡の翌日に行われ、解剖後、遺体は縫合、清拭され、着衣の上で遺族に返還された。摘出された臓器はホルマリン溶液に保存され、その後7月11日から同月末にかけ、病理医は摘出された臓器を肉眼的に再検討した後、主な臓器から代表的切片を切り出し、パラフィンブロック及びプレパラートを作成し[3]、残りの臓器は

---

1) 死体解剖保存法とは別に2013年4月から警察等が取り扱う死体の死因又は身元の調査等に関する法律（平成24年6月22日　法律第34号）が施行している。同法の下で行う解剖は通称「新法解剖」とされ、遺族承諾がなくても、警察署長の職権・判断に基づいて死因究明のための解剖を行うことができる。
2) 詳細は次の文献を参照のこと。佐藤雄一郎「46　病理解剖標本の無承諾保存事件」別冊ジュリスト183号・医事法判例百選（初版）100頁（2006）、粟屋剛「98　病理解剖標本返還請求事件」別冊ジュリスト219号・医事法判例百選（第2版）204頁（2014）。
3) 解剖の際に取り出した臓器は、まずホルマリン溶液につけられ（ホルマリン固定）、その後適切な大きさに切り出したもの（写真①）にパラフィン（蝋）をしみこませて（写真②、③）パラフィンブロックを作る（写真④）。こうすると薄く切れる（写真⑤）ため、顕微鏡で見るためのプレパラート（スライド）を作ることができる（写真⑥）。

解剖後の標本作成の様子。

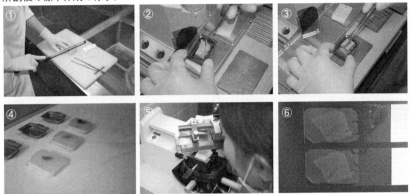

解剖後の標本作成（写真：京都府立医科大学法医学教室提供。写真提供をいただいたことに記して御礼を申し上げる〔編者〕）
①臓器からの必要箇所の切り出し。臓器はあらかじめホルマリンで固定されている。
②溶けたパラフィン（蝋）を流し込んだ包埋皿に、組織片を浸す。
③パラフィンが冷えて固まるまで、組織片を動かさないように固定する。
④できあがったパラフィンブロック（ブロックに組織片が封入されている）。
⑤パラフィンブロックを薄切して（3μ程度の厚さ）スライドガラスにのせる。
⑥できあがったプレパラート。染色したものを顕微鏡標本として用いる。

引き続きホルマリン溶液に保存された。また、遺体から切り取られた皮膚は、すべてパラフィンブロックに封入された。

　その後、病理医から受け取ったレポートに "bone marrow" という項目があったことから、遺族は骨が取られたことを知った。遺族は病院が保存しているものすべてを所有権に基づいて返すように訴訟を提起した。病院側は、死体解剖保存法17条、18条等の「標本」には、写真等で代替できず、僅少で、追憶の念を呼び起こす性質も希薄な顕微鏡標本（パラフィンブロックやプレパラート）は含まれないと解釈すべきであり、さらに、公衆衛生の向上及び医学の教育又は研究という正当な目的で標本を保存している被告に対し、僅少な顕微鏡標本である本件標本の返還を求めることは、権利濫用に当たり許されないと主張したが、裁判所はこれらの主張を認めず、返還を命じた。

(3)　ケースB——解剖への遺族承諾が不要なケース

　続いての事案は、冒頭の整理の「行政解剖」として解剖が行われた死体か

らの臓器や組織の採取をめぐるものである。以下の説明は、主に新聞記事に依拠して再現したものである。

　ダイオキシンを含む内分泌かく乱化学物質（環境ホルモン）による人体の汚染状況を調べる環境庁（当時）の調査に協力している東京都や大阪府の監察医らが、死因解明を目的とした行政解剖の際、遺族への説明、承諾なしに精巣や卵巣、脳の一部など、臓器や組織を無断採取していた。採取した遺体は1年半で323体にのぼり、東京都監察医務院では280体の精巣（1人1個）と脂肪組織（同2グラム）を、東海大学では30体の精巣（同1個）を、大阪府監察医事務所では13体の精巣（同2個）、卵巣（同2個）、脳の視床下部（同20グラム）、肝臓（同100グラム）、血液（同100ミリリットル）、脂肪組織（同10グラム以上）をそれぞれ採取していた。

　臓器や組織はすべて、遺族への説明、承諾なしに採取されていた。監察医らが、採取を死因解明の延長と慣習的に考えてきたためとみられる。「医学の研究のため必要があるときは、解剖後、死体の一部を標本として保存できる」という死体解剖保存法18条を根拠に、環境庁も違法ではないという立場を取ってきた。ところが、大阪府監察医事務所を管轄する大阪府医療対策課は「死因解明という解剖の目的からはずれており、同法に違反する疑いがある」と採取中止を指示した。持ち出された臓器の返還を求め、礼を尽くして荼毘に付したいとした。同法を所管する厚生省医事課（当時）も、「遺族から引き渡しの要求があった時は保存できないと定められており、最低でも事前に遺族に説明することが必要で、承諾があった方が望ましい」との見解を伝えた[4]。

2　論点の解説

　上記ケースのうち、Aについては判決が出され（返還を命じたA①判決[5]と返還が遅れたことを理由とする損害賠償を認めなかったA②判決[6]）、Bについては都道府県の担当部署の判断による返還がなされただけで、訴訟になっては

---

4)　朝日新聞1999年6月27日朝刊1頁。
5)　東京地判平成12年11月24日判時1738号80頁。
6)　東京地判平成14年8月30日判時1797号68頁。なお控訴審は東京高判平成15年1月30日であるが、判例集未掲載である。

いない。それでは、それぞれのケースでどうしてこのような帰趨になったのだろうか。まず、死体解剖保存法の規定を確認しよう。

(1) 保存についての規定

そもそも、刑法190条の定める死体損壊「等」罪には、死体の損壊や遺棄だけでなく領得（譲り受け）が含まれ（ただし、遺棄に当たらない限り）保存は犯罪ではない[7]、さらに裁判例によれば、この客体には死体の一部が入るという[8]。よって、死体の解剖（損壊になる）はもちろんのこと、その後の（死体の一部を含む）領得は、原則としては犯罪となる。このため、死体の解剖および「標本としての保存」を犯罪でないようにする（違法性を阻却する）ために死体解剖保存法が作られている。

保存に関する規定は17、18、19条に存在する。まず17条は、医学に関する大学、医療法の規定による地域医療支援病院（制定当時の総合病院から1997年に改正）・特定機能病院（1992年に追加）・臨床研究中核病院（2014年に追加）[9]の長が、遺族の承諾を得て、死体の全部又は一部を標本として保存することができるというものである。18条は、本法の規定に従って解剖をすることができる者は、解剖をした後その死体の一部を標本として保存することができるが、遺族から引渡の要求があったときはこの限りでない（つまり保存し続けることはできず、返還する必要がある）というものである。19条はその他の場合の保存である（遺族の承諾と都道府県知事等の許可が必要）。17条と18条には「医学の教育又は研究のため特に必要があるとき」という要件があり、一方で19条にはこの要件はないが、都道府県知事等が許可を出

---

[7] ちなみに、189条は墓荒らし（墳墓発掘）、191条は、189条の墓荒らしと190条の死体損壊・遺棄・領得との結合犯である（なお、191条はいわゆる「テロ等準備罪」の対象になっている）。

[8] 大判大正14年10月16日刑集4巻613頁。

[9] 総合病院は、（当時としては）大きな病院で、地域におけるメディカルセンターを目して作られた制度である（佐藤雄一郎「医療施設に関する制度」宇都木伸・塚本泰司編集『現代医療のスペクトル』3頁（尚学社、2001））が、1997年改正による地域医療支援病院制度はこの性格を大きく変じさせた。一方で、特定機能病院は大学病院の本院クラスの病院で、臨床研究中核病院はその中でも特に「国際水準の臨床研究や医師主導治験の中心的な役割を担う病院として、特定臨床研究に関する計画を立案し、及び実施する能力」があると認められたものをいう。つまり、これらは、（性質の変わった地域医療支援病院を除き）研究を行う病院であるということになる。

す際に考慮されるであろう。

　さて、大学病院等や「解剖を行った者」が他の場合から特別扱いされているのはなぜであろうか。大学病院等については、死体解剖保存法が2つの法令、つまり、大学等へ死体交付に関する法律（昭和22年法律第110号）と死因不明死体の死因調査に関する件（昭和22年厚生省令第1号）を併せて作られ、前者を引き継いだから[10]、ということになる。一方、解剖を行った者の保存が認められることとなった経緯は判然とはしない[11]。もしかすると例え

---

10) ただし、この法律は、監察医による検案または解剖後に引取者がいない場合に大学等へ引き渡すことができるが、その後引取者から引渡の要求があった場合には返さなければならないというものであり、保存主体は大学だが保存の要件は死体解剖保存法の18条に近いものであった。

> 大学等へ死体交付に関する法律（昭和22年9月22日　法律第110号）
> 　第一条　昭和二十二年厚生省令第一号（死因不明死体の死因調査に関する件）に基き監察医が検案又は解剖をなした死体であつて、死因調査終了後も、なお引取者がないものについては、都道府県知事は、医学又は歯学に関する学校教育法若しくは大学令による大学（大学の学部を含む。）又は専門学校令による専門学校の長（以下学校長という。）から、医学又は歯学の教育のため交付の要求があつたときは、これを交付することができる。
> 　第二条　前条の規定によつて死体の交付を受けた学校長は、その死体について、監察医が検案を開始した後、四十八時間以内に、引取者から引渡の要求があつたときは、これを引取者に引き渡さなければならない。
> 　第三条　第一条の規定によつて交付を受けた死体について、前条に規定する期間内に、引取者から引渡の要求がないときは、学校長は、これを解剖させ、又は標本とすることができる。
> 　第四条　第二条に規定する期間を経過した後においても、死者の相続人その他死者と相当の関係のある引取者から要求があつたときは、学校長は、特別の事情のない限り、その死体の全部又は一部をその引取者に引き渡さなければならない。
> 　第五条　第一条の規定によつて学校長に交付する死体についても、行旅病人及行旅死亡人取扱法に規定する市町村長は、遅滞なく同法所定の手続を行わなければならない。但し、同法第七条に規定する埋火葬については、この限りでない。
> 　第六条　学校長は、交付を受けた死体の取扱に当つては、特に礼意を失わないことに注意しなければならない。
> 　第七条　学校長は、第一条の規定によつて交付を受けた死体については、行旅病人及行旅死亡人取扱法第十一条及び第十三条の規定にかかわらず、その運搬に関する諸費、埋火葬に関する諸費及び墓標費であつて、死体の交付を受ける際及びその後に要したものを、負担しなければならない。

ば司法解剖の後で検体を保存する（生化学分析は解剖当日には行わないことが多いし、また、鑑定のための資料としてプレパラート標本が作られる必要があり、このためには臓器はいったんホルマリン固定される必要がある）ことを考えていたのかもしれない。つまり、司法解剖は、鑑定嘱託を受けた者が「裁判官の許可を受けて」「死体を解剖」することができる（刑事訴訟法 225 条による 168 条 1 項の準用）という規定を受けて行われるが、この効力が検体保存に及ぶかは定かではなく、本法 18 条で別途手当てをしている可能性はある（もっとも、「医学の教育又は研究のため特に必要がある」といえるかは問題ではある）。しかし、ケース B で問題となったように、死因解明に直接は用いられない臓器や組織の摘出と保存、そして研究利用まで、遺族の承諾なく行うことができると読むのは無理であろう。

(2) 遺族の返還請求

さきに見たように、18 条保存では（解剖への承諾はある場合もあるが）保存についての遺族の事前承諾は法律上要求されていない。遺族は、法律上は引き渡しを求めることができることになっているが、そもそも保存されていることを聞いていなければ、引き渡しの要求には至らないであろう。一方で、17 条保存は、事前承諾が求められている一方で、その後の返還請求は法律上は規定されていない。A ①判決は「遺体の解剖・保存に対する遺族の承諾は、公衆衛生の向上、医学教育・研究という解剖・保存の目的の公共性、重要性に鑑み、これを遺体に対する自らの尊崇の念に優先させて、経済的な対価や見返りなくされるものであるから、右承諾の基礎には、解剖・保存を実施する側と遺族との間に、互いの目的と感情を尊重し合うという高度の信頼関係が存在することが不可欠である」から、「本件承諾の基礎にある高度の信頼関係が剖検時における被告側の事情により破壊された」場合には、保存ができる前提がなくなり、遺族は返還の請求ができる（「本件承諾と同時にされた寄付（贈与）又は使用貸借契約を将来に向かって取り消すことができると

---

11) 法案提出の際の説明は、死体の保存について「医学に関する大学または総合病院において保存する場合等を除き、原則として都道府縣知事の許可を要することとしその適正化をはかつている」（昭和 24 年 5 月 6 日衆議院厚生委員会亘政府委員発言、同 5 月 7 日参議院厚生委員会浅岡政務次官発言も同じ）というものであり、18 条の説明はしていない。

いうべきである」）としていた。一方で、A②判決は、「17条には、同法18条のように、遺族から引渡しの要求があった場合に死体を標本として保存することができないとの規定がないから、死体解剖保存法上、遺族から引渡しの要求があったとしても、これを返還する義務はない」としていた（ちなみに、「原告と被告大学との間の贈与契約を取り消すことができるほどの信頼関係が破壊された事情は認められない」ともいう）。

たしかに、法律上要求されている「承諾」は一回で完全な効力をもつもののようである。しかし、A①およびA②判決が前提とするように、遺族と病院との間には契約があるはずで、そうすると、民法の一般論に従って、より詳細な説明が必要となるかもしれないし、脅されたり騙されたりした場合には取消の主張をすることが認められることになる（民法96条）。さらに、もしこの契約が使用貸借契約（無償での貸し借り）であるとすれば、貸している方は返還を請求することができることになる。

(3) 法律の対象となる「標本」

死体解剖保存法が規定する「標本としての保存」とは何か。もちろん、例えば医学博物館での臓器の保存（と展示）はここに入るであろう（筆者はエジンバラの外科博物館で数多くのホルマリン標本が展示されているのを見たことがある。ちなみに、いわゆるプラスティネーション化された「人体の不思議展」開催に死体解剖保存法19条の都道府県知事等の許可が必要かという議論があった[12]）。それでは、プレパラート標本はここに入るのか。A①判決はそのように判示した：「被告は、パラフィンブロック・プレパラートとした標本は、もはや保存法17条及び18条に規定する「標本」には当たらない旨主張するが、そのように加工されたものであっても、それが死体の一部であることに変わりはないから、右主張は、失当である」。そうすると、いくら小さくとも、死体の一部であれば同法の適用があるということになる。一方でA②判決は、「旧厚生省において、行政指導として定めた病理解剖指針[13]に

[12) 末永恵子「「人体の不思議展」の倫理的問題点について」生命倫理19巻1号52頁以下、および辰井聡子「死体由来試料の研究利用——死体損壊罪、死体解剖保存法、死体の所有権」明治学院大学法学研究91号45-86頁（2011）。また、**第3部の事案の要約41番**を参照。

13) 「病理解剖指針」昭和63年11月7日、医道審議会死体解剖資格審査部会申し合せ。

おいて、遺族から引渡しの要求があったときに遅滞なく引き渡さなければならないと定めた死体の標本に、採取した臓器等のみならず、パラフィンブロックや顕微鏡標本であるプレパラートも、含まれるか」は定かではなく、「臓器の一部を切り取って、水と脂を抜き、その部分にパラフィンというろうの一種を入れて作成するパラフィンブロックや顕微鏡で観察するために、パラフィンブロックを3ないし4ミクロンの厚さに切ってガラス容器で密封したプレパラートは含まれないとの見解も一概には否定できないところであると考えられる」としている。また、宇都木は、現在的な意味での「試料」が同法にいう標本だとすることには疑問があり、現代医学が本法に制約されることは適切ではないとし[14]、辰井は、刑法190条との連続性を理由に、死体解剖保存法の対象となるものを、社会の敬虔感情の及ぶものに限られるべきとする[15]。

さらに問題として、遺伝子解析研究のように試料を使い切るタイプの研究の場合にはどう考えたらよいだろうか。ケースBでは試料は分析にかけられているから、試料（の一部）は使い切ってしまったように思われるのだが、このケースで死体解剖保存法の規定を理由に都道府県や厚生省の見解が出されていることを考えると、（使い切る予定の）研究試料の一時的保存についても、死体解剖保存法の適用はあるということになりそうである。そうだとして、法律では保存しか認められていないのに、使い切ってしまってもよいのであろうか（使い切ってしまったら遺族に返すことはできない）。

3 教訓と課題

(1) 研究倫理との関係

法律上の義務（これを守らないと法的制裁があるということになるから、その範囲は狭いものになる）ではなく、倫理的な問題（法律上の義務よりは広くなりうる）としては、死体（の一部）を用いた研究を行う際には誰かの同意が必要だし、おそらくは同意の撤回も保障されなければいけないということになろう。ただし、本人が亡くなっているために同意主体が誰であるかが不明

---

14) 宇都木伸「人由来資料の研究利用」樋口範雄・岩田太編『生命倫理と法Ⅱ』113頁（弘文堂、2007）。
15) 辰井・前掲注12) 78頁。

であり、つまり、生前の本人同意と、死後の「代諾」との両方が関わることになってくる。また、それが人体の一部である（丸ごとの人ではない）という意味では人体実験の枠組みをそのまま持ってくることへの疑問もありうる。ただし、諸研究倫理指針では、死体由来の組織を用いた研究を、人を対象とした研究と同じように規律している。例えば、医学系研究指針[16]においては「人体から取得された試料」に死体由来のものを含め、「人」には試料・情報を含むものとしている（第2　用語の定義）。

　死体由来、生体由来を問わず、人体の一部を用いた研究の場合、（いわゆる包括同意をどの程度認めるかの問題はあろうが）少なくとも研究目的で新たに摘出がなされる（つまり、いわゆる余剰検体ではない）場合、どの部分をどのくらいの量どのように摘出するのかを説明する必要があろうし、このことは同意事項に明示されるべきであろう。また、摘出自体は研究目的ではない（例えば死因解明とか教育目的）としても、摘出したものを別目的の研究に利用しようとする場合には、その目的を説明すべきであろう。

　ちなみに、死体解剖保存法は遺族の意思のみを問題としている。これに対し、同じ死体の利用であっても、献体法や臓器移植法は本人意思を（も）問題とする。アメリカ合衆国の死体提供法（Anatomical Gift Act）やイギリスの人組織法（Human Tissue Act）のように、第一次的には本人意思を、それがない場合には遺族の意思を探求するという方向への法改正が必要かもしれないが、少なくとも倫理的には生前の本人意思を得るほうが望ましいであろう。もっとも、臓器移植の法制度を考えれば理解できるように、本人と遺族の意思の優先順位など、未解決の点も残されている（英米では、法律上は本人意思が優先するが、実際の提供場面では遺族意思を重視することが多いという）。

　2(3)でも述べたように、70年前の法律は、現在の研究倫理のことは意識していない。よって、よき研究慣行のあり方としては、法律が求めている、（詳しい説明は不要と考えられる）一度きりの承諾があれば足りると考えるべきではなく、何が、どのくらい、どのように研究の対象となるのかを説明する必要があろう。あくまでも死体解剖保存法は公衆衛生の観点で行政との関

---

16)　「人を対象とする医学系研究に関する倫理指針」（平成26年12月22日文部科学省・厚生労働省告示第3号、平成29年2月28日一部改正）。

係を規律する法律（公法）であり——もちろん、その違反に罰金刑があることを忘れるべきではないが——、本人や遺族との関係では、（死体解剖保存法が許容する範囲内でという留保はつくが）それとは異なった関係がありうる。研究者は、「死体解剖保存法の要求さえ満たしておけばよい」と考えるべきではない。

　さらに、これは、単に「よき研究慣行」の問題にとどまるものではない。被験者の同意の前提にこの説明がある場合、この条件を破ることは、法的な効果を持ちうる。「標本の保存」の法律関係が契約による所有権の移転であると説明せざるを得ないのと同様、研究への同意も一種の契約であると考えられるから、説明したことと違ったことをすることは契約違反と評価されることになる。さらに、契約締結にあたってどのようなことを説明しなければならないかは、裁判所が規範的に（つまり、現実を後追いするのではなく、こうあるべきだという社会的評価をもって）決定する。死体の一部を用いた研究に際しての説明内容は、社会規範たる研究倫理一般論を踏まえた対応が、法的にも必要なのである。

(2)　現在の研究の状況と死体解剖保存法の射程

　現在となっては立法者意思（立法された時点での国会の意思）がよくわからず、その後の研究の進展ないし変化が大きいことも相まって、死体解剖保存法の射程は明らかではない。例えば、18条保存は死因の確定のためだけに行われるべきなのか（ケースBでの大阪府の対応はこのような理由に基づくものであろう）、「標本」を解剖した者以外の手に渡すことは認められるのか、さらにいうと「標本」の「バンク化」は認められるか（さらには、「標本」以外の死体由来試料のバンク化について死体解剖保存法の適用があるか）、などが不明なまま残されている。例えば、精神・神経疾患の病因解明のために、死後に脳を提供してもらう「ブレインバンク」が既に存在している[17]が、このバンクを設置するための要件として死体解剖保存法17条あるいは18条が必

---

17)　例として、NCNPブレインバンク（www.brain-bank.org/　2018年5月4日最終閲覧、以下同じ）及び福島県立医科大学に置かれている精神疾患ブレインバンク（http://www.fmu-bb.jp/npo/brain.htm）・DNAバンク（www.fmu-bb.jp/npo/dna.html）がある。それぞれ、生前登録のための取り組みが行われている。

要か、さらには、バンクから試料の分配を受ける研究者が17・18条要件を満たす必要があるか、などは、必ずしもはっきりしない。

　「バンク」は、近年の医学研究では、さまざまな意味で必須なものとなっている。解剖と医学研究利用に対する承諾が社会的に重要な貢献であるとすれば、また、死体解剖が死体を傷付ける行為であることを考えれば、試料は医学的にも社会的にも貴重なものであり、その意思を最大限活かすことこそが「倫理的」であって、多くの研究者が試料の分配を受けられるよう「標本」の活用が求められることになりそうである。しかし、この「倫理」を70年前に制定された死体解剖保存法が認めていないのだとすれば、法律上は、（法律が改正されない限り）倫理的に最善の行動が許されていないことになる。また、法律はしばしば制定当初は予想もされなかった使い方をされることがある（だからこそ法律の文言は厳密であるべきなのである）。では、「確信犯」的に法と異なっているかもしれない行為を公表し、法のおかしさを暴露すべきであろうか、法律の改正という王道を行くべきであろうか、あるいは、矛盾に目をつぶって研究倫理の考えだけで事にあたるという「おとなのやり方」を取るべきであろうか。

参考文献

甲斐克則編『ブリッジブック医事法〔第 2 版〕』第 19 講（信山社出版、2018）。

町野朔・辰井聡子共著『人由来試料の研究利用──試料の採取からバイオバンクまで』（上智大学出版、2009）。

町野朔・雨宮浩共編『バイオバンク構想の法的・倫理的検討』（上智大学出版、2009）。

奥田純一郎・深尾立共編『バイオバンクの展開──人間の尊厳と医科学研究』（上智大学出版、2016）。

日本病理学会「病理解剖の倫理的課題に関する提言」2001 年 11 月 26 日（http://pathology.or.jp/jigyou/shishin/proposal-20011126.html）。

Plus One 3 | 災害研究に求められる倫理
——被災者を守るための研究倫理とは

飯島祥彦

災害研究の倫理的問題

　地震や津波など自然災害の被災地域で被災者を対象として調査研究（以下「災害研究」）が実施される。このような災害研究は、災害発生後という緊急事態で実施されるが故に、平時の研究とは異なる災害研究固有の倫理的課題がある。

　災害発生直後、同種の調査研究が被災地域に殺到し、研究対象者に過度の負担を負わせている実態が米国で報告されている。我が国においても東日本大震災発生後、被災者が同じような内容のアンケートに5回も協力を求められたとの事例が報告されている。また、医学系研究において迅速に研究を実施するために、行政指針に規定された手続を踏まずに調査研究が行われていた事例が報告されている。災害直後には、メンタルヘルスの分野の調査研究が多数実施されるため、日本精神神経学会は「東日本大震災被災地における調査に関する緊急声明文」を公表し、厚生労働省も、研究機関に対して適切に調査研究が実施されるよう注意を喚起している。

　東日本大震災後の災害研究の倫理審査に関する調査では、多数の災害研究が実施されていると推測されるにもかかわらず、東北及び関東地方の一部の倫理審査委員会が災害研究を審査していたにすぎなかった。同調査においては、一部の災害研究は倫理審査を経ずに実施されている可能性があり、倫理審査委員会が研究対象者を保護する盾となっていない可能性が示唆されている。また、災害研究についての地方自治体の研究窓口に対する調査では、住民から「多数の調査研究が行われ負担を負った」、「災害復興と関連のない研究が行われている」などの苦情があったと報告されている。しかし、災害研究の全貌は明らかではないため、現在、東北大学が中

心となり、「被災地域の人を対象とした調査実施における倫理的配慮の実態調査（研究者対象）」が進められている。

　災害研究は、それぞれの調査研究自体には倫理的問題が内在しなくても、災害などの発生直後に多数の同種の調査が殺到して実施され、被災者が過重な負担を負う可能性を否定することができない。被災地で実施される災害研究全体を、その実情を十分に理解して、管理するなど、研究が集中することによる負担から被災者を守るシステムを構築することが必要となる。特に災害直後においては、ライフラインは分断され、地域社会は一時的に崩壊状態となる。厳しい状況にある研究対象者の権利・利益を十分に保護することができない状況の下では慎重な姿勢が要請され、災害研究は災害直後でしか実証できない研究テーマで質の高い研究に限定するべきであろう。災害研究を専攻する研究者は、災害研究を実施するにあたって、災害発生前から研究計画を十分に練っておき、被災地域の研究者や精神科医などと連携し調査地域の状況を把握しておくことが望ましい。他方、復興期に移行すれば、ライフラインは回復し、地方自治体の機能も回復する。研究者は、災害研究を実施するにあたっては、倫理審査委員会の審査を経るとともに、当地の自治体と協定などを締結し、自治体の関与の下で研究を実施することが求められる。

東北メディカル・メガバンク計画

　東日本大震災後、復興期に実施されている災害研究の一例として東北メディカル・メガバンク計画（以下「メガバンク計画」）がある。メガバンク計画は、被災地を中心とした地域の住民を対象として健康調査を実施するとともに、参加住民の生体試料、健康情報、診療情報等を収集して15万人規模の健常人のバイオバンクを構築し、個々の遺伝子解析データについては他と併せて解析することにより、創薬研究や個別化医療を形成し、将来的には得られた成果を被災地の住民に還元するコホート研究である。

　しかし、メガバンク計画に対しては期待もある一方で種々の批判がなされている。ここでその全てを取り上げることはできないが、バイオバンクやゲノム研究に内在する一般的な法的・倫理的課題への指摘を除くと以下

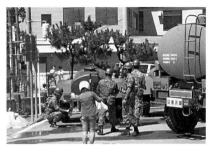
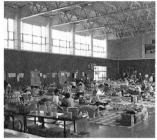

被災者を対象として研究が計画されることもある。
写真提供：(財)消防科学総合センター

の二つに集約されるであろう。第一として、復興政策としての有効性・実現可能性への疑問、第二としては、コホート研究としての倫理性である。

　第一の指摘は、復興政策は、被災者の生活再建に直結するものであるべきとの見解に基づいているといえる。メガバンク計画が提唱している、医療情報のIT化やゲノム研究に必要なインフラの整備を行うことによる医療産業化の実現という「創造的復興」への疑問である。これは復興政策のあり方の問題であり、それには多様なあり方があると思われる。メガバンク計画が復興のあり方を逸脱しているとは必ずしもいえないが、復興政策としての有効性・実現可能性は常に検証されなければならない。またメガバンク計画は、被災地が要請する医療の充実に対して、ゲノム研究に従事する研究者を一定期間被災地の地域医療の支援に従事させる「循環型医師支援システム」の構築で対応しようとしている。このような対応は、一定程度地域医療に貢献するものであるといえるが、医療過疎に悩む過疎地の住民にとり、地域医療の充実が研究への参加への誘因となる可能性を否定することができず、自発的な研究参加の確保のため最大限注意を払うことが要請される。

　第二の指摘は、地域住民を調査対象とするコホート研究を立案・実施するにあたっては、地域住民のコホート研究への信頼・理解が不可欠であることを前提にしていると思われる。メガバンク計画は、倫理審査委員会による審査や地方自治体との協定を経ているものの、行政、研究者主導で事

業化され住民との合意形成が不十分であることが問題視されている。研究に反対する立場の人すべての理解を得ることは困難であるが、可能な限り地域住民との信頼関係の構築を図る努力は継続して求められているといえよう。

参考文献
飯島祥彦「日本における災害時の調査研究の倫理審査の現状に関する調査」生命倫理 25 巻 1 号 30-37 頁（2015）。
境田正樹「東北メディカル・メガバンク計画における法的・倫理的課題」Law & Technology 62 巻 31-39 頁（2014）。
末永恵子「東日本大震災からの復興と医学研究の倫理」生命倫理 24 巻 1 号 163-170 頁（2014）。
古川美穂『東北ドクトリン』（岩波書店、2015）。
日本精神神経学会「東日本大震災被災地における調査に関する緊急声明文」2011 年 4 月 20 日（https://www.jspn.or.jp/uploads/uploads/files/activity/2011_04_20jspnkinkyuuseimei.pdf　最終閲覧 2018 年 5 月 28 日）。

第2部

事案の解説

Part 4
研究運営の中立性・誠実な成果発表

Case 12　新薬開発における製薬企業と研究者の責務
―― ソリブジン事案

一家綱邦

キーワード：新薬開発、治験、薬害、副作用発生対応、研究実施体制、利益相反

> **ねらい**
> 　わが国では、これまで薬害事件が繰り返し起きている。その代表例の1つである本事案を検討することによって、薬害事件に共通して存在する問題の構造を理解する。すなわち、大規模な有害事象や多数の被害者が発生する薬害の基本的な原因には、必要な研究を適切に行っていないこと、医薬品開発のための研究を実施する段階で明らかになった医薬品の危険性について適切な対応をとっていないことが挙げられる。特に、莫大なコストを要し、多大なる経済的利益を生む医薬品の開発においては、開発研究のプロセスにおいて適切なブレーキが働かない可能性がある。また、大きな被害が発生すれば、その都度規制は改正されるが、規制の強化だけでは同様の問題の再発を防ぐことはできないので、その他に何が必要かを考える。

1　事案の概要[1]

(1)　新薬ソリブジンの販売

　1979年、ヤマサ醤油株式会社がウイルス性帯状疱疹に対する新薬ソリブジンの開発を始め、1985年から同社と日本商事株式会社（現アルフレッサホールディングス株式会社）が共同開発を進めた。ソリブジンは1993年7月2日に厚生省の製造承認を受け、日本商事社がエーザイ株式会社との販売促進契約の下で同年9月3日に販売開始した（製品名はユースビル）。使用及び

---

1)　本稿の「事案の概要」の記述については、特別の断りを入れる場合以外には、厚生省薬務局「ソリブジンによる副作用に関する調査結果」（1994年9月）に依拠する。なお、「　」引用文中の〔　〕は筆者による補足である。

服用も簡便であり、従来の薬よりも安全性に優れ、副作用も少ないというふれこみであった。すなわち、ソリブジンの販売に際して配布されたパンフレットは、以下のような内容を含むものであった[2]。まず、「優れた有効性を示し、造血器疾患などの免疫機能低下に伴う帯状疱疹にも優れた効果が得られています」との大きな記載があり、また、「優れた効果」「有効性」「有用な治療薬」とその優れた有効性を強調する文言を複数回使用していた。他方で、臨床試験の副作用については、嘔吐などの軽微なものが3件あったという旨の記載が小さく添えられていた。

(2) 重篤な副作用の発生とその対応

ところが、発売後約1か月の間にフルオロウラシル系（FU系）抗がん剤と併用することによる重篤な副作用（白血球や血小板の減少）が相次いだ。9月20日に日本商事社とエーザイ社は第1例目の副作用症例（死亡例）の情報を得て、9月27日に厚生省に報告をした。翌日に日本商事社は「使用上の注意」説明文書を医療機関に配布することを厚生省から指示されるが、エーザイ社との文書確認が手間取ったことなどにより、いたずらに時間は経過し、その後10月6日までにさらに2例の死亡事例が発生した。翌々日8日に中央薬事審議会副作用調査会は死亡例3例を検討した結果、MR（Medical Representative、医療情報担当者）を総動員して直ちに医療機関に向けてソリブジンとFU系抗がん剤の併用を避ける旨の情報提供を行い、「緊急安全性情報」を配布するように、日本商事社とエーザイ社に対して指示した。それにもかかわらず、日本商事社とエーザイ社の担当者らは、休日等の都合を理由にして情報提供を怠り、ようやく情報提供を開始したのは10月12日であった（同日、厚生省も事態を公表した）。この間（9月27日～10月12日）に11人が副作用被害に遭い、そのうち7人が死亡した。最終的には、ソリブジン発売後の抗がん剤との相互作用による死亡者は15人[3]に上ることが判明した（死亡以外も含めた副作用被害者は23人）。

日本商事社の説明によれば、迅速な対応をとらなかった理由は、①市販後

---

[2]「ソリブジンで売り抜け、日本商事社員は「偶然だ」」朝日新聞朝刊東京本社版1994年6月19日27頁に掲載されたソリブジンのパンフレット写真から。

最初の死亡例の報告段階で、その後の死亡例の続発を想定しなかったこと、②数年ぶりの自社新薬であるために最初の死亡例を特異的な症例として扱い、その防止策を検討して販売継続の可能性を模索したこと、③新薬としての期待が社内で大きく、販売に注力したために対応が遅れたこと、④新薬の安全性に対する役員・組織上の体制が整っておらず、企業としての認識が甘かったことがある。しかし、理由①②については、ソリブジンとFU系抗がん剤は併用禁忌であり、その注意事項を医師に必ず伝えることと、「〔両剤の〕併用は、最悪の場合、死に至る恐れがあります」ということとが、販売開始に先立って作成したMRの社内研修用資料に記載された点と矛盾する。新薬としての期待が大きかったことは、ソリブジンの添付文書（取扱説明書）の「使用上の注意」の第8項目に「〔FU系薬剤との〕併用投与を避けること」とだけ記載して、MR研修用資料上の厳重な注意喚起との間に表現上のズレがあったことにも表れた。

(3) 開発の研究段階における諸問題

その後、この事案には次のようなソリブジン開発の臨床試験（治験）段階でも、大きな問題があったことが明らかになった（本事案の治験の実施体制については図1を参照、一般的な医薬品の開発研究のプロセス・ステージについては後掲図2を参照）。①1986年11月～1987年3月に、安全性と薬物動態を検証するための第Ⅰ相臨床試験が健常成人男性20人を対象に行われた。②1987年6月～12月に、有効性と安全性を検証するための初期第Ⅱ相臨床試験が帯状疱疹患者77人を対象に行われ、そのうち1人が死亡した。③1988年4月～11月に、適正な用量を設定するための二重盲検法比較試験が226人（プラセボ投与57人含む）を対象に行われ、そのうち2人が死亡した。④1989年4月～11月に、二重盲検法によりプラセボと比較して帯状疱疹患者に対する有効性を検証するための第Ⅲ相試験が191人（プラセボ66人含む）を対象に行われた。⑤1989年5月～1990年1月に、造血器疾患などの免疫不全時の水痘・帯状疱疹ウイルス感染症に対する効果を検証するための後期第Ⅱ相臨床試験が55人を対象に行われた。⑥1989年7月～1990年2月に、

---

3) 「ソリブジンの薬害で16人目の死者　服用後3カ月　『引き金』と医師」朝日新聞朝刊東京本社版1994年7月9日31頁によれば、死亡者は16人とのことである。

図1　ソリブジンの治験実施体制[4]

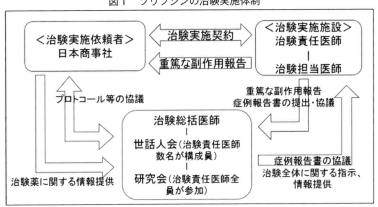

帯状疱疹患者における水疱・血漿中の薬物濃度と有効性を検証するための臨床薬理試験が14人を対象に行われた。

②③治験中の3件の死亡事例においては、ソリブジンの服用開始から血液状態及び全身状態が急激に悪化し、被験者は1〜3週間で死亡した。3件のうち後発事例になるほど治験担当医師や治験責任医師はソリブジン服用と死亡との因果関係を疑ったが、日本商事社はこの疑問を曖昧にした。例えば、③臨床試験終了後の世話人会では、日本商事社は第2死亡例を重要な基礎疾患を持つ1例として簡単に会議資料にまとめ、治験総括医師が第2死亡例と第3死亡例についてソリブジン服用と死亡との因果関係を問いただしたが、日本商事社は「大丈夫です」と答えた。第3死亡例については、治験担当医師が「ソリブジンがフルツロン〔本症例の抗がん剤〕の副作用を増強または惹起した可能性」を症例報告のコメントペーパーに記載、提出した。さらに、治験責任医師も日本商事社にソリブジンが抗がん剤の副作用を強めている懸念を伝え、日本商事社はそのコメントを治験総括医師に伝えることをその治験責任医師に約束したが、その約束が果たされることはなかった。第2死亡例と第3死亡例については、厚生省への承認申請に際して、それぞれ「肺がん悪化のため服薬不能」「抗がん剤内服中であり、このための〔臨床検

---

[4]　厚生省・前掲注1）5頁の図を一部改変して作成した。

査値の〕低下が考えられる」「試験薬剤〔ソリブジン〕との関係は不明」と症例一覧表の備考欄に記載したのみで、死亡の事実は記載されなかった。

　これらの臨床試験と並行する形で、1989年1月〜7月にかけて行われた3種類の動物実験（①1月〜4月の毒性予備試験、②3月〜7月のソリブジンとFU系抗がん剤の相互作用検討試験、③4月〜7月のソリブジンと各種抗がん剤の相互作用検討試験）を通じて、日本商事社はソリブジンとFU系抗がん剤の相互作用（抗がん剤の毒性の増強）を認識していた。日本商事社は、世話人会に対して動物実験の実施及びその結果について一切報告せず、厚生省への製造販売の承認申請に際しても動物実験①の成績を提出しなかった。

　そもそも、1986年3月にフランスとベルギーの研究者が、動物実験の結果に基づいてソリブジンと化学構造が非常に似た帯状疱疹薬とFU系抗がん剤との相互作用を指摘する論文を発表していたが、日本商事社はその文献情報入手を怠っていた。

(4)　インサイダー取引の発覚

　さらに、ソリブジンの販売停止・回収後の1994年3月に、この事案に関して異例の事実が新たに発覚した[5]。日本商事社の一部の役員・社員・家族らが、副作用死亡例が発表される直前、1993年10月5日から12日にかけて自社株を大量に売却し、その後の株価急落による損失を免れたという証券取引法（現金融商品取引法）第166条違反に当たるインサイダー取引事件に発展した。証券取引等監視委員会は32人（日本商事社27人、エーザイ社3人、昭和薬品1人、開業医1人）を刑事告発し、そのうち24人が刑事訴追された結果、20〜50万円の罰金支払いの略式命令を受けた。

　その中で唯1人、開業医は、特定銘柄株の値下がりが見込まれる際、証券会社から株券を借りて売る信用取引で、実際に株価が下がった時に同じ株数を買い戻して証券会社に戻すと、差額が儲けになる「空売り」を行った容疑を最後まで否認し、刑事裁判で争った。最終的には、最高裁判決を経た後の差戻控訴審において、開業医に有罪判決が確定した[6]。

---

[5]　「日本商事を強制調査　インサイダー取引容疑で本社捜索　証券監視委」朝日新聞夕刊東京本社版1994年6月23日1頁によれば、インサイダー取引の摘発事件としても日本史上3件目であった。

2 論点の整理と解説

(1) 新薬開発のプロセス

新薬が誕生するまでには、次のような順序で研究を重ね、その都度に必要な手続を踏まなくてはならない。長期の時間を要し、また莫大な研究開発資金も必要になる[7]。このような研究を実施することで得られるデータをもって、国(現在では医薬品医療機器総合機構、通称、PMDA；Pharmaceuticals and Medical Devices Agency)への承認申請を行う。

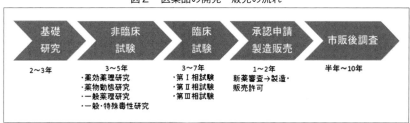

図2 医薬品の開発・販売の流れ

第一段階においては、研究者が薬になりそうな新しい物質を主に実験室で探索し創製する。また、新規物質の性状や構造を物理的・化学的に調べる。ここまでは「基礎研究」として位置付けられる。

第二段階は「非臨床(動物)試験」と呼ばれる段階である。これは次の4つの試験から成る。

(a)薬効薬理試験：その物質をどのような方法でどの程度使用すると効果があるのかを調べる試験

(b)薬物動態試験：体内での吸収、分布、排泄の様子を調べる試験

(c)一般薬理試験：効果のある部位や効果の強度、スピードなど物質の性質を調べる試験

(d)一般毒性・特殊毒性試験：短期・中期・長期の毒性(安全性)を調べる

---

6) 大阪高判平成13年3月16日金融・商事判例1123号29頁。

7) 日本SMO協会によれば、開発期間は10〜18年、総費用は200〜300億円とのことである。日本SMO協会「くすりができるまで 新薬開発の流れ」(http://jasmo.org/ja/business/flow/index.html、最終閲覧2018年6月1日、以下同じ)。

試験

　これら4つのうち安全性に関する試験については、「医薬品の安全性に関する非臨床試験の実施の基準に関する省令（GLP；Good Laboratory Practice）」の規制を受ける。なお、本事案の研究実施時期のGLPには、1982年に発出された厚生省薬務局長通知「医薬品の安全性試験の実施に関する基準」が該当する[8]。現在のように、GLPが省令すなわち法的強制力を有するルールに格上げされたのは1997年であり、本事案発生時のGLPには法的強制力はなかった。

　第三段階は「臨床試験（治験）」が該当する。それは、(a)少数の健康なボランティアを対象にして物質の安全性を調べる「第Ⅰ相臨床試験」、(b)少数の患者を対象にして物質の安全性と有効性を調べる「第Ⅱ相臨床試験」、(c)多数の患者を対象にして既存薬との比較などにより安全性と有効性を検証する「第Ⅲ相臨床試験」から成る。治験の実施に際しては、「医薬品の臨床試験の実施の基準に関する省令（GCP；Good Clinical Practice）」の規制を受ける。GCPもGLPと同様の制定・改正経緯を辿り、1997年に省令として法的強制力を有するようになる前には、1989年に厚生省薬務局から発出された局長通知である「医薬品の臨床試験の実施に関する基準（通称、旧GCP）[9]」が用いられていた。

(2)　ソリブジン開発プロセスの問題点

　上述した通常の医薬品の開発プロセスに照らしてみると、ソリブジン事案の問題性が浮かび上がってくる。順を追って確認する。

　第一に、基礎研究の段階で十分な文献・先行研究に基づく基礎調査が行われていないことが指摘できる。すなわち、海外の研究者が、ソリブジンに化学構造が酷似する帯状疱疹薬とFU系抗がん剤との相互作用を指摘する研究結果を1986年3月の段階で公表していたにもかかわらず、ソリブジン治験の関係者が治験開始前にこの文献情報を把握できていなかった。

---

[8]　昭和57年3月31日薬発第313号。このGLPの策定には、大鵬薬品工業が抗炎症剤ダニロンの輸入・製造・販売の承認に際して発がん性のあるデータを隠して、厚生省に承認申請していた問題事案の再発防止という側面がある。同事案については**第3部の事案の要約23番**を参照。

[9]　平成元年10月2日薬発第874号。

第二に、動物実験と臨床試験の順序が本来行うべき順序と逆になってしまっていることが挙げられる[10]。すなわち、臨床試験で3名の死亡者が出た後になって、ようやく動物実験が実施されたのである。これでは、何のための動物実験なのだろうか。そこからは、医薬品の製造承認を得るために形式的に必要な実験データ（薬事法第14条第3項に規定された承認審査の申請資料）であるから用意をしたに過ぎない、ルールの本旨を全く顧みない姿勢が示唆されているようである。これら第一、第二の問題点として指摘した研究計画の妥当性、すなわち全体的に杜撰な研究計画は、本書 **Case 8** のキセナラミン事案の問題点と共通するものがある。

　第三に、最大の問題点として、文献調査、動物実験、臨床試験のいずれの段階でも、明らかにできたあるいは明らかになったソリブジンとFU系抗がん剤の相互作用の危険性を十分に顧みることなく、特に有害事象が発生した後でもソリブジン開発のための流れをストップして検証しなかった、それどころか、積極的に重大な事態ではないかのように扱っていたことが挙げられる。その結果、日本商事社は当時の薬事法第14条及び第80条の2（現医薬品医療機器等法も同条）違反、すなわち、製薬企業が医薬品の製造販売承認を得るための申請をする場合に治験の成績に関する資料を添付する義務、及び、製薬企業等は治験対象薬物の重篤な副作用の発生等を知った場合に厚生省（現厚生労働省）に報告する義務に違反したことを理由に105日間の医薬品製造業務停止処分を受けた。105日間の業務停止期間は薬事法事件としては過去最長であり、この期間の損害額は約15億円とのことである[11]。

　こうした研究の実施に関する第一義的な責任は日本商事社にあるが、治験総括医師を始めとする医師や研究者の責任も否めない[12]。「**1　事案の概要**」では製薬企業にフォーカスしたが、ここでソリブジン開発に関わった研究者

---

10) 現在では、平成22年2月19日薬食審査発0219第4号「医薬品の臨床試験及び製造販売承認申請のための非臨床安全性試験実施についてのガイダンス」が、医薬品の非臨床安全性試験に関して実施時期等について定める。その前身は、平成10年11月13日医薬審第1019号医薬安全局審査管理課長通知「医薬品の臨床試験のための非臨床安全性試験の実施時期についてのガイドライン」であった。

11) 「日本商事、製造停止105日　過去最長の処分　ソリブジン薬害事件」朝日新聞東京本社版1994年8月26日1頁、及び、「日本商事の岡山製薬工場が生産再開　ソリブジン薬害で停止」朝日新聞大阪支社版夕刊1994年12月19日2頁。

の問題点も挙げておきたい。研究会世話人に名を連ねる研究者らが発表した、上記の初期第Ⅱ相臨床試験に関する論文[13]がある。この試験においては死亡者が1名あったことは上述の通りだが、この論文では「Ⅱ. 試験成績 7. 安全性」の項目にその事実の記載はある。しかし、「安全性の評価判定を表9に示すが、本剤の高い安全性が認められた。」と書いた直後から当該死亡例の記述が始まり、その最後は「……種々の原因は考えられたが、剖検によっても直接の原因は不明であった。」となっている[14]。これは明らかに矛盾する内容である。すなわち、死因は不明であるのに、高い安全性が認められるという結論は矛盾を孕んでいる[15]。

(3) 市販された医薬品の安全対策

有害事象、重篤な副作用の発生を軽視したことの最悪の結果として、ソリブジン市販後の約1か月間において十数人にも及ぶ死者が発生した。このことが本事案を薬害事件として悪名高いものにした。

現在であれば、2種類の安全対策のための規制が存在する。1つは、一般に「市販後調査」と呼ばれる制度であり、製造販売後の医薬品の適正な使用法を確立することを目的に2004年に制定された「医薬品の製造販売後の調査及び試験の実施の基準に関する省令（GPSP：Good Post-marketing Study Practice）」である。医薬品医療機器等法第14条の4の第4項は、GPSPを製造販売承認を受けた医薬品等の再審査に必要な資料の作成基準として位置づける。もう1つは、医薬品医療機器等法第68条の10が定める「副作用報告」制度である。同条第1項は企業から厚生労働省への副作用報告義務、第2項は医療機関等から厚生労働省への副作用報告義務を定めている。

本事案の発生時には、そのような法的ルールはなかった。しかし、これら

---

12) 浜六郎『薬害はなぜなくならないか 薬の安全のために（第1版）』68頁（日本評論社、1996）。
13) 新村眞人ほか「抗ウイルス剤 YN-72（BV-ara U, ブロバビル）の初期第二相臨床試験」臨床医薬6巻3号455頁（1990）。
14) 同上462頁。
15) 片平洌彦『ノーモア薬害――薬害の歴史に学ぶ（第1版）』145頁（桐書房、1995）は、このような論理矛盾を抱えた論文を掲載した雑誌の編集委員にこの論文の筆頭著者が就任していることも指弾する。

の制度の前身である 1967 年に発出された厚生省薬務局通知「医薬品の製造承認等に関する基本方針」は、新規の医薬品に承認後 2 年間の副作用に関する報告を製薬企業に求めていた（その報告期間は 1971 年改正によって 3 年間に延長され、現在では 6 年間を基本とする）。この報告義務は、1979 年の薬事法改正によって法的義務になった。一応は、日本商事社は厚生省への報告や医療機関への副作用情報の提供を行ったといえるかもしれない。しかし、被害を最小限に食い止めるべく迅速な対応はできなかっただろうか。「**1 事案の概要**」で確認をした日本商事社による迅速な対応をとらなかったことの説明・理由①〜④は、製薬企業が新薬の開発と販売に過度に前のめりになって、安全な医薬品の供給という社会的使命・責務を忘れてしまったことを裏付けるものに見えてしまう。

(4) 薬害拡大防止を怠った企業に問われる倫理とインサイダー取引

製薬企業としての社会的責任を厳しく問われたのは、本事案において薬害禍の拡大を防げなかったことだけではなく、薬害禍に伴ったインサイダー取引が企業内外で行われていたことにもある。

証券取引法（現金融証券取引法）第 166 条は、会社関係者等が所定の方法で上場会社等の業務等に関する重要事実を知った場合には、その重要事実が公表される前に、その上場会社等の特定有価証券等の売買等を禁止した。なぜならば、一般投資者と比較して会社関係者等は、自らの立場上得られる特定有価証券の価値の変動に関する情報を利用すること、すなわち会社の業績に関するような情報を得て自らを利することは容易だからである。これを禁止する同法は、証券市場の公正性及び健全性に対する投資者の信頼の確保を目的にすると見られるが、会社関係者による利益相反行為を禁じると理解することも可能であろう。

1993 年 9 月 27 日〜10 月 12 日にかけて日本商事社が重篤な副作用対応に後手に回っていた最中、同年 10 月 5 日〜12 日の間に同社の役員・社員・家族らの間では自社製品の重大な問題に関する情報が素早く広く共有され、価値の下落を容易に予測できる自社の株式を大量に売り抜けて自分たちの経済的損失を食い止めようとしたことには、証券取引法違反に留まらない道義的な問題がある。医薬品の使用者である患者という自社のクライアントに一大事が生じている真只中にインサイダー取引に走った、すなわち相反する利益

の片方に偏った行動をとった関係者は、本事案の製薬企業関係者のごく一部ではあろうが、その行動が帰属組織全体に招いた負の影響は大きなものがあった。

3　教訓と課題

(1)　繰り返される薬害

本事案は、わが国において連綿と続く薬害の歴史の中でも重大事件の1つに挙げられるものである。①サリドマイド事件、②スモン事件、③クロロキン事件に続くのが、このソリブジン事件である。その後、④エイズ事件、⑤ヤコブ病事件、⑥C型肝炎事件、⑦イレッサ事件（(2)に詳述する）と繰り返される。

> **日本の主な薬害事件**
> ①サリドマイド事件
> 　サリドマイドは、鎮静薬・睡眠薬などとして日本国内では1958年1月に販売開始されたが、催奇形性を理由にして1962年5月に出荷停止、同年9月に回収となり、日本国内の推計被害者は約1200人に上る。他方で、この間にサリドマイド販売国である西ドイツでは1961年11月に医学者が警告し、当月中に回収された。同事件発生を受けて、前述の厚生省薬務局通知「医薬品の製造承認等に関する基本方針」が作成された。
> 【参考：後藤真紀子「医薬品の安全性確保の歴史」『医薬品の安全性と法　薬事法学のすすめ』25頁（エイデル研究所、2015）及び川俣修壽『サリドマイド事件全史』（緑風出版、2010）】
>
> ②スモン事件
> 　スモンは戦前から発売され、1935年頃にはキノホルム製剤に関する重篤な神経障害を指摘した報告があったが、1955年頃に適応拡大される。その後、下痢や麻痺を訴える患者が多く発生し、原因不明の奇病・伝染病という扱いで差別を受けた患者もいた。ようやく1970年に症状・被害の原因が分かり、販売中止になるが被害を受けた推定患者は約1万2000人に上る。同事件発生を受けて、1979年に「医薬品副作用被害救済基金法」が制定され、薬事法改正がなされた。

【参考：小長谷正明「スモン――薬害の原点」医療63巻4号227頁（2009）、スモンの会全国連絡協議会『薬害スモン全史（全3巻）』（労働旬報社、1981）及びスモンに関する調査研究班（https://www.hosp.go.jp/~suzukaww/smon/index.html）】

③クロロキン事件

　クロロキンはマラリアの短期使用薬として外国で開発され、日本では1955年販売開始され、腎炎、慢性関節リウマチ、気管支喘息、てんかんに対象拡大される。アメリカでは1962年に警告書が配布されたが、日本の添付文書への副作用記載は1969年と遅れ、1974年販売中止されるまでに視野の欠損などの網膜障害（クロロキン網膜症）の推計被害者は1000～2000人になる。

【参考：日本公定書協会企画編集『知っておきたい薬害の知識――薬による健康被害を防ぐために』56頁（じほう、2011）及び後藤孝典編『クスリの犯罪　隠されたクロロキン情報』（有斐閣、1988）】

④エイズ事件

　1983年以降エイズが血液を媒介する感染症であることが明らかになり、アメリカでは1983年3月にウイルスの不活化処理をした加熱製剤が承認されたが、日本の同承認は1985年7月と遅れ、その後も非加熱製剤は回収されなかった。結果として、非加熱濃縮血液製剤により国内の血友病患者約1800人がHIVに感染し、400人がエイズを発症した。

【参考：日本公定書協会企画編集『知っておきたい薬害の知識――薬による健康被害を防ぐために』72頁（じほう、2011）、後藤真紀子「医薬品の安全性確保の歴史」『医薬品の安全性と法　薬事法学のすすめ』38頁（エイデル研究所、2015）及び東京HIV訴訟弁護団編『薬害エイズ裁判史（全5巻）』（日本評論社、2002）】

⑤ヤコブ病事件

　クロイツフェルト・ヤコブ病の病原体に汚染されたヒト死体乾燥硬膜製品を脳神経外科手術で移植された患者らがヤコブ病に罹患した。1973年に日本で輸入承認された後、1987年にアメリカでは規制されるが、日本の規制措置はその10年後まで遅れ、2013年9月時点の患者数は147名である。

【参考：小池純一「連載　薬害事件ファイル⑤薬害ヤコブ」2014年7月1日（http://www.yakugai.gr.jp/bulletin/rep.php?id=398）及び薬害ヤコブ病被害者弁護団全国連絡会議編『薬害ヤコブ病の軌跡（全2巻）』（日本評論社、2004）】

⑥ C 型肝炎事件

　C 型肝炎に汚染された 1964 年製造・販売のフィブリノゲン製剤と 1972 年製造・販売の血液凝固第Ⅸ因子製剤を投与された患者数については、訴訟に立った原告総数だけでも 2000 名を超える。両剤については 1977 年にアメリカの FDA が承認を取り消したが、日本では販売を継続して被害が拡大した。2008 年に「特定フィブリノゲン製剤及び特定血液凝固第Ⅸ因子製剤による C 型肝炎感染被害者を救済するための給付金の支給に関する特別措置法」が、2009 年に「肝炎対策基本法」が制定される。
【参考：薬害肝炎全国弁護団「全国の弁護団紹介」2013 年 9 月 8 日（http://www.hcv.jp/bengodan.html）、薬害肝炎事件の検証及び再発防止のための医薬品行政のあり方検討委員会「薬害再発防止のための医薬品行政等の見直しについて（最終提言）」2010 年 4 月 28 日（http://www.mhlw.go.jp/shingi/2010/04/s0428-8.html）及び薬害肝炎弁護団編『薬害肝炎裁判史』（日本評論社、2012）】

　これら薬害事件には重大な 3 つの共通項があると言われる[16]。すなわち、(A) 治験の結果等を通じて製品の市販前から危険を予見できたものが大部分であること、(B) 販売承認時の企業及び国の対応が問題視されて然るべきものであること、(C) 少なくとも市販後早期に適切な安全対策が実施されていれば、被害を最小限に喰い止めることができたことである。

　他の薬害 7 事件と比較するとソリブジン事案では、製造・販売の開始から被害の発生、拡大、対応までの期間は短く、被害者も少ない。それでも、(C) の問題をクリアした、すなわち市販後の早期且つ適切な安全対策が実施され

---

16) 鈴木利廣ほか編『医薬品の安全性と法　薬事法学のすすめ』242 頁〔水口真奈美〕（エイデル研究所、2015）。
　なお、本稿は医薬品開発試験という研究を実施することの倫理である研究倫理に焦点を当てるので、ソリブジン事案やイレッサ事件において患者に処方した医師の問題を正面から扱っていない。しかし、筆者はそれら臨床医の医療行為に責任がないと考えているわけではなく、片平・前掲注 14) 147 頁によれば、医師に服用中のソリブジンを見せたのに、FU 系抗がん剤の投与が続けられ死亡した患者もいたようである。また、厚生省・前掲注 1) 26 頁は、当時がん告知が殆ど行われていないために、患者が FU 系抗がん剤を服用する事実をソリブジン処方医が把握できなかったことも指摘しており、がん告知の要否という典型的な臨床倫理の問題が大規模薬害事案に影響することも留意すべきであろう。

たと評価することはできない。むしろ治験段階において露見していたはずの安全性の問題があまりに軽視され看過されたために、医薬品の開発から販売後までの長いプロセスにおける最後の段階でようやく問題を直視せざるを得なくなったに過ぎないと見るべきだろう。その意味では、ソリブジン事案の当事者たちは、先例とすべき薬害事件から学んでいないし、本事案以降の薬害事件の当事者たちも先例としてのソリブジン事案から学ばなかったということになろう。つまり、残念ながら、薬害事件の歴史からの教訓は活かされていなかったのである。医薬品の開発という大規模プロジェクトであり、その成果の先には多くの患者が待望する治療薬を届けるという社会的意義があるからこそ、一つひとつの研究プロセスを慎重に積み重ねていくことの重要性を、医薬品の開発に携わる者たちは（企業も研究者も）絶対に忘れるべきではない。

(2) 薬害イレッサ事件との共通点

ここまでは、薬害事件に共通する問題のうち(A)と(C)を扱ってきたが、ソリブジン事案において看過できず、上記⑦イレッサ事件の裁判の争点にもなった(B)に関する問題を1つ明らかにしておく。

申請から5か月という異例のスピードで2002年7月に製造販売承認を受けて、即座に販売の始まった肺がんの治療薬イレッサは、2011年9月までに公式発表があるだけでも副作用である間質性肺炎で834人を死亡させる薬になった。特に、承認後半年以内に180人、1年以内に294人が死亡した。このように被害が承認直後から広がったのは、開発企業であるアストラゼネカ社が治験段階で確認されていた副作用発生情報を軽視したからであり、それに加えて承認前から「イレッサは副作用が少ない抗がん剤」という宣伝広告を打ち出したために、抗がん剤を使用する専門医ではない医師や開業医などにも広く使われるようになったからである。そして、そのように使用する医師の範囲を広げるのであれば使用方法については慎重を期すべきであろうが、イレッサの添付文書は十分ではなかった。厚生省が定めた医療用医薬品の添付文書の記載要領によれば、「致死的又は極めて重篤かつ非可逆的な副作用」は「警告欄」に記載し、「特に注意を要する副作用」は「重大な副作用欄」に記載することになっていた。また、日本製薬工業協会の自主基準及び厚生省の副作用重篤度の分類基準によれば、間質性肺炎は「特に注意を要

する副作用」に該当した。しかし、イレッサの販売が開始された時の添付文書には警告欄はなく、間質性肺炎については重大な副作用欄の4番目に記載されていたが、致死的になり得るという明示的な記載はなかった[17]。(アストラゼネカ社と製造販売を承認した国を被告にした訴訟は、最高裁が両者の責任を最終的に否定した[18]。なお、第一審の東京地裁では、原告・被害者側が訴えた添付文書に製造物責任法上の欠陥があることが認められていた[19]。)

わが国の薬害の歴史を見ると、ソリブジン事案において、製薬企業が致死的な副作用を認識しながらも、その事実を軽視して添付文書による注意喚起を怠ったことの問題が、イレッサ事件においても同じように、むしろ被害の規模は拡大して、再生産されたと言えるだろう。この上記(B)に関する問題点についても、結局は製薬企業と国が治験の結果を軽視したという(A)の問題を指摘せざるを得ない。治験の結果すなわち治験の実施それ自体を大切にするならば、両事案のような添付文書の記載にならないのではないか。

(3) 医薬品開発と医薬産業振興に対する期待と規制

それでは、なぜこのように医薬品の安全性を軽視する判断が繰り返されるのか。その答えの1つも、本ソリブジン事案の中に見出すことができるだろう。すなわち、本稿の「**1 事案の概要**」で確認した日本商事社による迅速な対応を怠った理由②③である、製薬企業が新薬販売にかける多大なる期待と意気込みがあるからである。もちろん、製薬企業が新薬開発にかける大きな思い自体は決して否定されるべきではない。しかし、医薬品を多く売りたいという推進力には、医薬品の安全性を追求するというブレーキも伴うべきである。その役割を担うのは、研究者及び製薬企業に対して外からかけられる法規制と、それら医薬品の開発に携わる者たちに内在しているはずの倫理的規範意識であろう。

ソリブジン事案が与えた社会的衝撃は大きく、1997年のGCPの改正を導いた1つの要因になった。治験総括医師制度の廃止、治験依頼者（製薬企

---

[17] 薬害イレッサ弁護団「薬害イレッサ事件とは」(http://iressabengodan.com/about/)。また、片平洌彦編『イレッサ薬害 判決で真実は明かされたのか』(桐書房、2013)を参照。
[18] 最判平成25年4月12日民集67巻4号899頁。
[19] 東京地判平成23年3月23日判時2124号202頁。

業）の責任強化、文書による被験者のインフォームド・コンセントの取得の義務付け、治験審査委員会の役割強化などを改正内容とする新 GCP が薬事法の下の省令に位置づけられ、その内容の遵守は治験実施者の法的義務となった。

　とはいえ、このように法規制が適時に改正されたとしても、その法規制を生かすも殺すも、あるいは法規制が目指す目的の達成如何は、規制を動かす当局と規制を受ける当事者次第である。そのため、新 GCP にはその内容を理解するためのガイドとして、1997 年 3 月 13 日付の「医薬品の臨床試験の実施の基準（GCP）の内容」が作成されており（中央薬事審議会答申であるので通称「答申 GCP」）、ルールの実効性を担保するための助けとなる。また、そのような法的ルールの規制を受けるカテゴリの研究もあれば、遵守を直接的には義務付けられない倫理的ルール（いわゆる研究倫理指針）に基づいて行われているカテゴリの研究もあり、またそれぞれにルールの解釈のガイドが示されているものもあれば、そうでないものもある。そのいずれの場合にもルールを解釈し運用する際に大切なのは、ルールの本旨・理念を理解し、判断に迷う場合にはそこに立ち戻る姿勢であり、それこそが倫理的規範意識である。そして、そうした理解や判断の中心にある本旨・理念こそが被験者保護である、と筆者は理解している。

　医薬品の開発と販売の促進に適正なブレーキをかけるべく明示的な形で医学研究の実施ルールが整備される一方で、近年わが国では経済成長の原動力となることを期待される（それ以上に、義務付けられたといっても過言ではないかもしれない）医学研究の振興が進められている。目的規定である第 1 条に、健康長寿社会の形成と世界最高水準の医療の提供に資する医療分野の研究開発を通じた経済成長の重要性を掲げる「健康医療・戦略推進法」はその 1 つの象徴であろう。こうした医学研究の本来的意義から離れた国家的要請を前にして、医学研究に携わる者が自らの倫理的規範意識を保持することが可能であるような教育・環境整備を進めることも社会的課題であろう。

参考文献

日本公定書協会企画編集『知っておきたい薬害の知識――薬による健康被害を防ぐために』「ソリブジン事件」93 頁（じほう、2011）。

中野重行『これからのクスリとのつき合い方と育て方』「第 2 部　薬が生まれるま

でのプロセス〜創薬の物語〜」「第3部　薬の育て方〜育薬の物語〜」（メディカル・パブリケーションズ、2014）。
宝月誠編『薬害の社会学——薬と人間のアイロニー』（世界思想社、1986）。
塩野隆史『薬害過失と因果関係の法理』（日本評論社、2013）。

Case 13 | 研究への企業の関与と利益相反
——ディオバン事案

磯部 哲

キーワード：利益相反、産学連携、研究不正、広告、臨床研究法

> **ねらい**
> 医療の分野では、企業との連携の中で研究が行われることも多く、研究者は時に利益相反関係に立たされる（支援を受ける企業の製品に不利な研究結果を見出した場合に、これを一つの研究結果として誠実に公表するか、企業に気を遣ってこうした公表に消極的になるか、逡巡する場合がその典型例であろう）。産学連携が現在の医学研究において推進される中、研究機関や医療者・研究者が、研究に伴う潜在的な利益相反関係を自覚的にマネジメントすることが一層求められている。本ケースが扱う事案では、研究データに不正を施し、医薬品に画期的な効果があるかのように見せかけ、そのデータが販売促進のための広告に利用された可能性が指摘されるものであった。この事案の露見後、研究の適正な管理についての問題意識が高まった結果、対策法（臨床研究法）が成立するに至っている。医学研究の利益相反管理や研究不正対応を考えるためには、学ぶところの多い事案である。

1 事案の概要[1]

(1) 研究の実施と論文発表

ノバルティスファーマ株式会社（以下、「ノ社」という。）が開発したアンジオテンシンⅡ受容体拮抗薬（ARB）「ディオバン錠」（一般名：バルサルタン）は、2000年9月に日本で承認され、同年11月に発売された高血圧症治

---

[1] 本事案の経緯については、東京地裁判決の認定事実に加え、主に桑島・後掲、毎日新聞社・後掲の他、厚生労働省の2つの報告書を参照している。

第2部　Part 4　研究運営の中立性・誠実な成果発表

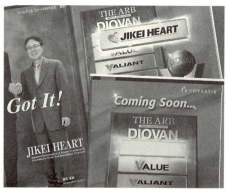

「日経メディカルの 06 年 7 月号のバルサルタンの「予告」広告は……バルサルタンの効果を調べた海外の臨床試験の名前が並ぶ中、1 枚の空欄のプレートが金色の光を放ち、「Coming Soon…」（近日公開…）という思わせぶりなコピーが添えられた。慈恵チームが学会で試験結果の速報を発表した後の 10 月号では、空欄だったプレートに「JIKEI HEART」の文字が入り、望月正武教授（当時）が笑みを浮かべた全身写真に「We Got It！」（手に入れた！）の文字が躍っていた。」（文・写真は毎日新聞朝刊東京 2014 年 1 月 13 日 1 頁、編者により一部省略）

療薬である。

　この薬の効果を既存の高血圧症治療薬と比較する、市販後の医師主導臨床研究（治療介入を伴う前向き臨床研究[2]）が、2002 年から 2010 年にかけて、東京慈恵会医大、千葉大、滋賀医大、京都府立医大、名古屋大の 5 大学で行われ、京都府立医大と東京慈恵会医大の研究グループが、ディオバンが比較対照の薬に比べ、脳卒中や狭心症の発症を予防する効果があるとする論文を発表した。

　特に東京慈恵会医大の研究の成果は、他社の ARB に先駆けて日本のエビデンスとして世界的に著名なランセット誌に掲載されたこともあり、ノ社はその別刷を大量に発注し全国の医師に配布する等、積極的なプロモーション活動に活用した。医療系雑誌・新聞でのインタビューや座談会等の記事広告、医師向けの講演会等も展開され、そうした宣伝が功を奏したか、2009 年には年間売り上げ 1400 億円（ARB としては業界 2 位）を突破するなど、後進薬が激しく追い上げる注目の領域の中でも、大幅に売り上げを伸ばすヒット商品となった。また、論文の一部は、特定非営利活動法人・日本高血圧学会の「高血圧治療ガイドライン 2009」に引用されるなど、医師が処方する際のエビデンスとしても活用された。

(2)　問題の発覚

　ところが、その後の調査で、京都府立医大の研究では、ディオバンに有利になるようにデータが操作され、東京慈恵会医大の研究では、データの人為

的操作が行われていたこと、5大学すべての臨床研究でノ社の元社員が労務を提供し、具体的には統計解析などを担当していたことなどが明らかになった。元社員は、論文では"大阪市立大学非常勤講師"の肩書を用いており、社員としての身分は明示されていなかった。一連の研究がノ社から5大学に提供されていた寄附金（2002年〜2012年に総額約11億3千万円の奨学寄附金）による資金提供と深く結びついて計画・実施されていたことも問題視された。

このうちのデータの操作について、京都府立医大の研究に関する東京地裁の判決（後述）では以下のような事実があったとされた。被告人であるノ社の元社員は、京都府立医大大学院医学研究科循環器内科学に所属する医師らにより実施された臨床試験「KYOTO Heart Study」（高リスクの高血圧患者を対象に、ディオバン剤を追加投与する群と他の高血圧症治療薬を投

問題発覚を伝える記事の一つ（朝日新聞朝刊大阪2013年5月23日1頁）。

---

2) 具体的には、例えばJIKEI Heart Studyは、冠動脈疾患または心不全を併発している高血圧治療中の患者を対象に（対象症例数3081）、ディオバン投与群と、ディオバンを含むARB以外の降圧薬投与群に分けて、脳卒中や狭心症などの心血管イベントがどのくらい発生するかを比較する研究であり、研究結果としては、脳卒中や狭心症等の発症が、ディオバンを投与する群では、ARB以外の降圧薬を投与する群より39％少なかった。各研究には、コントロール群がカルシウム拮抗薬アムロジピンを投与する群（千葉大、名古屋大、滋賀医大）であったり、対象患者が血圧コントロール不良の高血圧患者（京都府立医大）、高血圧と耐糖能異常を合併する日本人患者（名古屋大）、2型糖尿病腎症を併発している高血圧患者（滋賀医大）であったりの相違がある。各研究の概要については、厚生労働省・高血圧症治療薬の臨床研究事案に関する検討委員会「高血圧症治療薬の臨床研究事案を踏まえた対応及び再発防止策について（報告書）」2014年4月11日（http://www.mhlw.go.jp/stf/shingi/0000043367.html 2018年4月5日最終閲覧、以下同じ）を参照。

与する群とに分けて、脳卒中等の心血管系イベント（疾病の発生などの事象）の抑制効果を比較するもの）及びそのサブ解析[3]について、臨床データの解析等の業務を担当していたところ、元社員は、サブ解析の結果を被告会社であるノ社の広告資材等に用いるため、医薬品であるディオバン剤の効能又は効果に関し、虚偽の記事を記述した。

　具体的には、主任研究者らとともに、当該研究のサブ解析論文を記述するに当たり、同論文の定義に基づかない群分け、イベント数の水増し、統計的に有意の差が出ているかの指標となる値につき解析結果にすら基づかない数値を記載するなどして、同論文に掲載する虚偽の図表等を作成したり、虚偽の数値を記載した図表等を作成したりした上、そのデータを研究者らに提供した。これにより、研究者らをして、係る図表等のデータに基づいて、当該論文原稿の本文に英語で虚偽の記載を行わせるほか、いずれの図表等及び本文原稿についても、学術雑誌に投稿させ、雑誌社のウェブサイトに掲載させた、というものである。

(3)　刑事告発と地裁の判決

　厚生労働省の刑事告発を受けた東京地検は、京都府立医大のサブ論文の不正に関して、ノ社の元社員と、元社員への監督が不十分であったとして両罰規定（法人の従業員が業務に関して違法行為をした場合、個人とともに法人を処罰できるとする規定）により法人としての同社を、薬事法（現・医薬品医療機器等法）第66条違反（虚偽記述・広告）の罪で起訴した。虚偽のデータに基づいて執筆・掲載された論文が、虚偽の薬効を記述した広告物に当たるという解釈である。各臨床試験が始まったのは2002年で、各大学は2007年から論文を発表しており、多くが虚偽広告の公訴時効（3年）を過ぎていたところ、最初の論文から派生して後から発表され、また、改ざんも明確であったことから、京都府立医大のサブ論文に絞った立件となったようである。

---

[3]　サブグループ解析ともよばれる。「研究における多様な対象患者を、男女別、年齢別、危険因子の有無などで細分化して、それぞれの集団（サブグループ）におけるoutcome発症のリスクを評価するもの」。南郷栄秀「サブグループ解析を読む際の注意点（特集　実践！　私のEBM）――（私はだまされない――新しく生まれつつあるバイアス）」EBMジャーナル9巻6号66-71頁（2008）参照。

表1 ディオバン事案の経緯（概要）

2000年11月	ノ社が「ディオバン」販売開始
2002年 1月	東京慈恵会医大「JIKEI Heart Study」開始（2007年4月論文掲載）
7月	千葉大「VART Study」開始（2010年10月論文〈オンライン版〉発表）
12月	滋賀医大「SMART Study」開始（2007年6月論文掲載）
2004年 1月	京都府立医大「KYOTO Heart Study」開始（2009年9月論文掲載）
10月	名古屋大「NAGOYA Heart Study」開始（2012年1月論文掲載）
2012年12月	Circulation Journal が京都府立医大サブ解析論文を撤回
2013年 2月	European Heart Journal が京都府立医大の主論文を撤回 日本循環器学会が京都府立医大に調査を要請
5月	ノ社が HP で社員関与を認める。厚労省がノ社から事情聴取・事実関係の調査等について指導
7月	京都府立医大の委員会が調査報告書。同大は記者会見で重大な不正があったと発表 東京慈恵会医大中間報告で血圧値データ操作認める。
8月	厚労省調査委員会（「高血圧症治療薬の臨床研究事案に関する検討委員会」）第1回
9月	英医学誌 Lancet が東京慈恵会医大の論文を撤回
	厚労省調査委員会が中間報告
10月	滋賀医大の委員会が調査報告書。同大がデータ操作に疑義で謝罪会見
12月	名古屋大中間調査報告、恣意性なしと発表 千葉大中間報告、現時点ではデータ改ざん確認できずと発表
2014年 1月	厚労省がノ社と同社元社員を薬事法違反容疑で東京地検に刑事告発、人物は特定せず。 Diabetes care が滋賀医大の論文を撤回
4月	厚労省「高血圧症治療薬の臨床研究事案に関する検討委員会」が調査結果と再発防止策をまとめた報告書 厚労省「臨床研究に係る制度の在り方に関する検討会」第1回 千葉大が会見、改ざん疑いで論文取り下げを勧告
6月	東京地検がノ社の元社員を薬事法違反で逮捕
7月	東京地検がノ社と同社元社員を起訴 千葉大の委員会が調査報告書、改めて論文取り下げを勧告
10月	Journal of Human Hypertension が千葉大サブ論文を撤回
12月	厚労省「臨床研究に係る制度の在り方に関する検討会」が報告書 東京慈恵会医大の委員会が調査報告書 名古屋大の委員会が調査報告書
2016年 8月	日本高血圧学会が千葉大論文撤回を表明
2017年 3月	東京地裁がノ社と同社元社員に無罪判決、検察が控訴
4月	「臨床研究法」成立

厚生労働省「高血圧症治療薬の臨床研究事案に関する検討委員会」報告書、桑島・後掲などを参考に作成

> 医薬品医療機器等法（旧薬事法）　第 66 条より抜粋
> 1. 何人も、医薬品、医薬部外品、化粧品、医療機器又は再生医療等製品の名称、製造方法、効能、効果又は性能に関して、明示的であると暗示的であるとを問わず、虚偽又は誇大な記事を広告し、記述し、又は流布してはならない。
> 2. 医薬品、医薬部外品、化粧品、医療機器又は再生医療等製品の効能、効果又は性能について、医師その他の者がこれを保証したものと誤解されるおそれがある記事を広告し、記述し、又は流布することは、前項に該当するものとする。
> 3. 〈略〉

東京地裁は、2017 年 3 月 16 日、論文を雑誌に掲載したことが虚偽記述・広告の罪にあたるとする検察側の主張を退け、元社員（求刑・懲役 2 年 6 月）と同社（同・罰金 400 万円）にいずれも無罪判決を言い渡した（判決理由は後出。以下、「本判決」という。）[4]。東京地検は本判決を不服として控訴した。

同判決における事実認定上の争点となったのは、元社員がイベント数を水増ししたか、水増ししたものである場合それは意図的な改ざんか、意図的に水増ししたものである場合それが各論文におけるイベント発症率等の群間比較にどのように影響するかを認識していたか、恣意的な群分け又はそれを前提とした解析結果にすら基づかない数値を記載するなどして、意図的な改ざんを加えたデータを記載した図表等を提供したかなどであったが、東京地裁は、元社員がイベントの意図的水増し、イベント発生数の改ざんを前提としたデータに基づくサブ解析の実施、係る解析結果を記載した図表等のデータの提供、恣意的な群分け等を行ったと認定した。

2　論点の整理と解説

(1)　「論文」についての薬機法解釈をめぐる争点

検察側の主張は、虚偽のデータに基づいて執筆・掲載された論文が、虚偽

---

[4]　東京地判平成 29 年 3 月 16 日裁判所ウェブサイト。
　http://www.courts.go.jp/app/hanrei_jp/detail4?id=86751、LEX/DB25448656

の薬効を記述した広告物に当たるというものであったが、本判決は、虚偽のデータを基にした本件各論文が虚偽性を帯びていることを前提に、それが「効能、効果に関する虚偽の記事」に該当するか否かという論点に先立ち、そもそも係る論文を作成し、学術雑誌に掲載してもらう行為が、記事の「記述」にあたるかを問題にした。

　この争点に対する本判決のロジックは、大要、次のようなものである。

　立法経緯等を踏まえれば、薬事法66条1項は広義の広告を規制対象とし、その中には、「記事」の「広告」、「記述」及び「流布」の3つの態様が包摂される。係る意味での広告とは、社会通念上の広告の範囲内にあるもののうち、顧客を誘引するための手段として広く世間に告げ知らせる行為であり、記事の対象が医薬品等であることに即していえば、その情報受領者の購入意欲（処方薬に関しては医師の処方意欲を含む。）を喚起・昂進させる手段としてなされるものであることを要する。3つの態様の各意義としては、「広告」は典型的な広告がこれに当たるが、「記述」及び「流布」については、体裁や形式、情報伝達方法、情報の被提供者の特定性等の点から典型的な広告に当たるとはいい難い面があるものの、そのような情報提供行為のうち、少なくとも新聞、雑誌、ウェブサイト等に記事を掲載する行為は、記事の「記述」に当たると解される。

　一方、本件各論文の作成、投稿等についてみると、被告会社の従業員である元社員がデータの解析や提供等に大きな関与をしていたという問題があるにせよ、その著者である研究者らが医薬品に係る臨床試験の結果をまとめた学術論文であり、それらが医学領域の学術雑誌に投稿され、採択されたものである。そのような「学術論文は、一般に、医学、薬学等の専門家が、その専門的知識に基づき、臨床上重要であると考える医薬品の有効性、安全性等に関するテーマについて、試験に基づく客観的なデータを提示するとともに、それを評価・解釈し、医療水準の向上に資するような新たな知見をまとめたものであり、これを作成して学術雑誌に投稿し、掲載してもらうという行為は、研究成果の発表行為として理解されている」。このような「学術論文を作成して学術雑誌に投稿し、掲載してもらう行為は、それ自体が需用者の購入意欲ないし処方意欲を喚起・昂進させる手段としての性質を有するとはいい難い」。本件各論文については、その内容が「それらを閲読した医師らによる医薬品の処方等の判断に影響を与え得るものであった」にせよ、その雑誌の

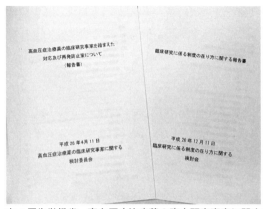

左：厚生労働省・高血圧症治療薬の臨床研究事案に関する検討委員会「高血圧症治療薬の臨床研究事案を踏まえた対応及び再発防止策について（報告書）」（2014年）。
右：厚生労働省・臨床研究に係る制度の在り方に関する検討会「臨床研究に係る制度の在り方に関する報告書」、（2014年）。

性格や、査読を経て採択され、掲載に至ったという経緯、論文の体裁、内容等を客観的にみた場合には、一般の学術論文の学術雑誌への掲載と異なるところはない。東京地裁はこのような視点から、本件各論文を作成して学術雑誌に投稿し、掲載してもらった行為は、薬事法66条1項所定の「記事を……記述」したことに当たらないと判断した。

(2) 利益相反
医学研究における利益相反（COI）

　医学・医療の分野における基礎・臨床研究（医学研究）を通じて、安全で効果的な新たな医薬品、新規の診断法・治療法・予防法を開発・実用化し、患者にいち早く届けるためには、研究者や臨床医が企業と協力する「産学連携」による研究開発は不可欠である。そして、医薬品等の有効性や有害性を確定するためには、多くの被験者・患者に研究へ参加してもらうこともまた不可欠である。

　ところが、上記それぞれのアクターが求める利益は同じとは限らない。製薬企業等は本来的に営利団体であり、対外的な経済活動を通じて利益を上げねばならない（ディオバン事案の背景にも、ARBの市場が増加する中、自社製品（ディオバン）の占有率が減少している状況へのノ社の危機感、および当該製品の付加価値を高めるような販売促進材料への強い期待があったことが判決でも指摘されている）。また、研究機関の長や研究者には、教育・研究を行う学術機関としての社会的責任を負いつつ、研究成果を上げる必要もある。

　しかし、仮に、医学研究において「企業の利益」、「大学や病院の利益」、

「医師や研究者の利益」のみが追求されてしまっては、「患者・被験者の利益」、「(研究の成果を信頼・享受する) 国民の利益」が犠牲になりかねない。こうした状態が Conflict of Interest（COI；利益相反と和訳される）と呼ばれるものである[5]。COI の適切な管理を通じて、「研究をバイアスから保護すること」と、「被験者が不当な不利益を被らないようにすること」が重要である。患者の利益は時に生命にかかわり、医学分野の COI 違反は深刻な問題に直結するおそれがあるからである（社会問題化した著名な事件として、例えば米国でのゲルシンガー事件（1999 年）がある[6]）。

　産学連携活動が盛んになれば、様々な利益の相反状態は必然的・不可避的に発生する。現在では、利益相反の存在を丸ごと否定するのは現実的ではなく、また、医師・研究者らの個人的な責任問題に問題を矮小化せずに、利益相反を適切に管理することで産学連携における「透明性」を確保し、それを社会に対して積極的に開示する必要があると解されている。具体的には、医療施設や医療機関は、企業から支払われる資金提供額を公開するなどをしている。

ディオバン事案における利益相反管理上の問題点

　ディオバン事案では、こうした COI の開示が極めて不適切で、臨床研究の信頼性を損なったとされた。「高血圧症治療薬の臨床研究事案に関する検討委員会報告書」（10-12 頁）によれば、以下の問題点があった。

---

[5] 厚生労働省の「厚生労働科学研究における利益相反（Conflict of Interest：COI）の管理に関する指針」の 2017 年改正版（平成 20 年 3 月 31 日科発第 0331001 号厚生科学課長決定、最終一部改正平成 29 年 2 月 23 日）によると、広義の利益相反は、「狭義の利益相反」と「責務相反」の双方を含み、「狭義の利益相反」は、「個人としての利益相反」と「組織としての利益相反」の双方を含むとしたうえで、「狭義の利益相反」の中の「個人としての利益相反」について、具体的には、「外部との経済的な利益関係等によって、公的研究で必要とされる公正かつ適正な判断が損なわれる、又は損なわれるのではないかと第三者から懸念が表明されかねない事態」をいうと定義する。appearance（利益相反を疑わせる外観）自体が重要である点に留意する必要がある。公正かつ適正な判断が妨げられた状態としては、データの改ざん、特定企業の優遇、研究を中止すべきであるのに継続する等の状態が考えられる。

[6] ゲルシンガー事件については、三瀬朋子『医学と利益相反——アメリカから学ぶ』42-53 頁（弘文堂、2007）参照。

第一に、製薬企業から大学への資金提供及び大学側研究者への労務や専門的知識の提供について、透明性が確保されていなかったことである。ノ社は5大学に奨学寄附金を寄付していたが、それが当該研究の支援に用いられることを意図・期待していたとノ社自身が述べており、およそ学術研究や教育の充実・発展という奨学寄附金本来の趣旨と異なっていたし、統計解析に関わった元社員も当初は営業関係に所属しており、ノ社からの長期間にわたる多額の資金提供及び労務提供は、営業を含めた業務の一環として行われていた（ノ社は、当該元社員の関与に関し、「大阪市立大学の肩書を使用していれば許されると思っていた」旨を証言していた）。ノ社もその後、利益相反の観点から、論文に元社員の所属が表記されていなかったこと（その旨の訂正を申し出なかったこと）が不適切であったことや、係る論文を引用してプロモーションを行ってきたことなどを通じて、日本の医師主導臨床研究の信頼性を揺るがしかねない事態を生じさせたことなどを深く反省する旨コメントを発している。

　第二に、大学、大学側研究者及びノ社の双方において、利益相反状態を適切に把握し、管理する組織・機能がないと考えられたことである。当時施行されていた「臨床研究に関する倫理指針」が研究者による利益相反管理の必要性を求めていたにもかかわらず、実際の対応はずさんで[7]、元社員の属性を認識していたか認識可能であったのに、関連論文に利益相反に関する適切な記載を行わなかったという（ノ社から多額の奨学寄附金を受領していたにもかかわらず、論文には「利益相反はない」と記載した〔千葉大〕等）。

　臨床試験の形式と目的に注目すれば、ディオバン事案とCOI管理について次のような指摘もできる。この医薬品は高血圧症の治療薬として日常的に用いられているが、臨床試験は、先述したように、「脳卒中や狭心症の発症」の予防といった付加価値を、他の医薬品との比較の中で示すことができ

---

[7]　「臨床研究に関する倫理指針」は2003年7月制定（平成15年厚生労働省告示第255号）であり、利益相反が明文で登場するのは2008年改正（平成20年厚生労働省告示第415号）以降である。ディオバン研究が開始された2001年から2004年当時、医師主導臨床研究における利益相反は明確には規定されておらず、製薬企業自らの研修教育等も十分ではなかった。製薬企業社員の医師主導臨床研究に対するかかわり方や利益相反の開示等についての理解は、一般に十分でなかったということができる。

るようなデータを得る目的で行われた。ディオバン事案を含め、こうした「市場拡大の面から同種同効医薬品の差別化」、すなわちすでに承認されている同種同効の医薬品のうち「どの医薬品がより強い臨床効果を持つか、副作用がより少ないか、あるいは異種同効の医薬品を併用するとどのような効果があるか」を検討する目的で行われる臨床試験は、特に企業間の販売競争が激化している生活習慣病において、2000年代以降、注目を集めてきた[8]。一方、このカテゴリーの臨床試験の一部で、試験の結果の取り扱いや患者への対応の問題も目立つ（**第3部の事案の要約59番、61番、62番**を参照のこと）。結果そのものが医薬品の市場価値を高める重要なエビデンスになりうる一方、普段の診療の現場を舞台として行われるため、一定の条件を満たせば、幅広い医療機関が試験の担い手になりうる。患者の診察をする診療の現場において、医師がそのまま試験の一端をも担うことになり、一方で新薬試験と比べて相対的に第三者の目が入りにくいこともあって、各機関で展開される試験の質の管理が問題視されてきた[9]。ディオバン事案では、こうした市販後試験の弱点を十分に管理できず、特に一部の医師が特定の意図をもって不適切な記録・報告に及んだ可能性が指摘されるなど[10]、医療機関側の問題点も指摘される事案であった。なお、このような問題の一部は後述する「臨床研究法」で対応されることになる。

利益相反に関するガイドライン

　ディオバン事案の影響もあって、以降、利益相反に関する開示が一層励行されるようになり、各種のガイドラインにもこうした方針が反映されている。

　この点に関する主なガイドラインには、例えば、厚生労働省の「厚生労働科学研究における利益相反（Conflict of Interest：COI）の管理に関する指針」の他、文部科学省などの「人を対象とする医学系研究に関する倫理指針[11]」、

---

8) 日本学術会議「我が国の研究者主導臨床試験に係る問題点と今後の対応策」2014年3月27日（http://www.scj.go.jp/ja/info/kohyo/pdf/kohyo-22-t140327.pdf）。
9) 景山茂「5. 医師主導の臨床試験実施上の問題点」臨床薬理36巻3号159-162頁（2005）。
10) 前掲注4)。
11) 平成26年12月22日文部科学省・厚生労働省告示第3号、平成29年2月28日一部改正。

日本医学会利益相反委員会による「日本医学会 COI 管理ガイドライン[12]」、全国医学部長病院長会議の「医系大学・研究機関・病院の COI（利益相反）マネージメントガイドライン[13]」などがある。このうち、「人を対象とする医学系研究に関する倫理指針」では、研究に参加する研究者の利益相反について研究責任者が把握していること、研究責任者はこうした状況を計画書に記載すること、また研究に参加する被験者に対して説明することを規定している[14]。また、倫理審査委員会が、研究機関の長から研究の実施の適否等について意見を求められたときは、同指針に基づき、倫理的観点及び科学的観点から、研究機関及び研究者等の利益相反に関する情報も含めて中立的かつ公正に審査を行い、文書により意見を述べなければならないこととされている（第11の1(1)）。

　企業側も、業界内での自主規制などを通じて、医療者への資金提供や医療者向けの販売促進活動に関して自発的に情報公開をしている。例えば、日本製薬工業協会（製薬協）は、「企業活動と医療機関等の関係の透明性ガイドライン[15]」を策定し、これを参考に会員各社が自社の「透明性に関する指針」を定め、自社における行動基準とすることを求めるなどしている。具体的には、研究費開発費等、学術研究助成費（寄附金等）、原稿執筆料等（講師謝金等）、情報提供関連費（講演会費等）、その他の費用（接遇等費用）等について、項目に応じて個別公開／総額公開を促すものである。

　こうした透明性確保や説明に加えて、一定の「回避すべき事項」を規定す

---

[12] 2017年3月改定。なお、改定前の名称は2011年公表の「日本医学会　医学研究の COI マネージメントに関するガイドライン」である。

[13] 2013年11月15日策定、2014年2月24日改訂。

[14] 第8章「研究の信頼性確保」の第19「利益相反の管理」と題する項において、(1)研究者等が研究を実施するときは、個人の収益等、当該研究に係る利益相反に関する状況について、その状況を研究責任者に報告し、透明性を確保するよう適切に対応しなければならないこと、(2)研究責任者は、医薬品又は医療機器の有効性又は安全性に関する研究等、商業活動に関連し得る研究を実施する場合には、当該研究に係る利益相反に関する状況を把握し、研究計画書に記載しなければならないこと、(3)研究者等は、(2)により研究計画書に記載された利益相反に関する状況を、インフォームド・コンセントを受ける手続において研究対象者等に説明しなければならないこと、などを基本的なルールとして定めている。

[15] 2011年1月19日策定、2013年12月17日最終改定。

るガイドラインもある。例えば、上記の日本医学会のガイドラインは、一定の研究成果を約束する契約や資金等の授受に加え、利害関係の大きな者が不適切な形で研究に参加することを、回避すべき事項として挙げている[16]。これに準ずるならば、ディオバン事案では、企業所属の者が、試験の結果自体やこれらの公表方針に直接影響力を行使できる状況であったこと、またデータの解析や発表に参加していながらその事実を明らかにしていなかったこと、などが本来回避すべき関与の仕方であったといえよう。

(3) 研究不正
研究不正の意義とそれへの対応

"研究活動における不正行為は、科学に対する背信行為"などとして、個々の研究者はもとより、大学等の研究機関はこれに対して厳しい姿勢で臨むべきだという声は至極当然であり、従来からも聞かれていた。

すでに、文部科学省「研究活動の不正行為への対応のガイドラインについて――研究活動の不正行為に関する特別委員会報告書――」(2006年)において、同省系の競争的資金による研究を対象として、研究者の「捏造、改ざん、盗用[17]」(特定不正行為)には厳しく対処することとされていたが、「STAP細胞」事案を受けて見直され、同省により「研究活動における不正行為への対応等に関するガイドライン」が制定された(詳細は、本書 **Case 15**

---

16) 前掲の日本医学会 COI 管理ガイドラインによれば、研究者主導臨床研究においてすべての研究者が回避すべき事項として、①臨床研究に参加する研究対象者の仲介や紹介に係る契約外報奨金の取得、②ある特定期間内での症例集積に対する契約外報奨金の取得、③当該研究に関係のない学会参加に対する資金提供者・企業からの旅費・宿泊費の受領、④特定の研究結果に対する契約外成果報酬の取得がある。また、その中でも、当該研究に関わる資金提供者との金銭的な関係を適正に開示する義務を負う研究責任者が特に留意すべき事項としては、①当該研究の資金提供者・企業の株式保有や役員等への就任、②研究課題の医薬品、治療法、検査法などに関する特許権ならびに特許料の取得、③当該研究にかかる時間や労力に対する正当な報酬以外の金銭や贈り物の受領、④研究機関へ派遣された企業所属の派遣研究者、非常勤講師および社会人大学院生が当該研究に参加する場合、実施計画書や結果の発表において当該企業名を隠ぺいするなどの不適切な行為、⑤当該研究データの集計、保管、統計解析、解釈、結論に関して、資金提供者・企業が影響力の行使を可能とする状況、⑥研究結果の学会発表や論文発表の決定に関して、資金提供者・利害関係のある企業が影響力の行使を可能とする契約の締結などがある。

を参照のこと)。この新しいガイドラインは、従来に比して、「大学等の研究機関の管理責任」を重視するのが特徴である。不正行為の事前防止のための取り組み(研究倫理教育の実施による研究者倫理の向上、大学等の研究機関における一定期間の研究データの保存・開示、不正事案を文科省にて一覧化し公開)、研究活動における特定不正行為への対応(大学等の研究機関における規程・体制の整備及び公表、特定不正行為の告発・相談窓口の設置、事案調査[18])、特定不正行為及び管理責任に対する措置(当該不正行為に係る競争的資金等の返還、体制不備や調査不十分等の場合には間接経費削減措置)、文科省による調査と支援などを定めている。

3 教訓と課題

(1) 研究不正事案があった場合の原因究明・責任追及の在り方

本事案のその後の検証過程では、厚労省、大学や医学系団体等による調査ないし自己規律の限界も垣間見えた。日本医学会等には関係者等をいきなり直接調査する何らの権限も手掛かりもなく、京都府立医大が調査に着手したのは日本循環器学会からの二度にわたる調査要請を経てのことであった。研究責任者がすでに退職していた千葉大は当初、中間報告では問題なしとしていた(その後、第三者を入れた最終報告では一転して厳しい結論だった)。厚労省に設置された調査委員会などにも強制調査の権限はなく、例えば元社員も、厚労省調査委員会のヒアリングでの供述を一転させて、裁判では、暗号化されていないオリジナルの登録症例データを受け取っていたことを認めた

---

17) 捏造、改ざん、盗用の3つを「特定不正行為」などとして位置付けるのが一般的であるが(厚生労働省による「厚生労働分野の研究活動における不正行為への対応等に関するガイドライン」(2015年1月16日厚生労働省大臣官房厚生科学課長決定)、経済産業省による「研究活動の不正行為への対応に関する指針」(2007年12月26日・2015年1月15日最終改正)、日本学術会議の「科学研究における健全性の向上について」(2015年3月6日)など)、それ以外にも、二重投稿、オーサーシップの在り方等に係る不正行為があり得る。
18) ここで事案調査とは、予備調査、本調査、認定、不服申立て、調査結果の公表までの一連のプロセスを指し、大学等の研究機関における調査期間の目安を設定するほか、調査委員会に外部有識者を半数以上入れること(利害関係者の排除についても規定)、調査委員会が必要と認める場合、調査委員会の指導・監督の下に再現実験の機会を確保すること、調査の専門性に関する不服申立ては、調査委員を交代・追加等して審査することなど、詳細な規律を行っている。

りしている。刑事裁判に至る以外に、対象者の手続的権利も十全に保障しながら、より実効的に真相の究明を図るための仕組みを設ける必要もあるのではないか[19]。

(2) データ保存の重要性・データの信頼性確保

　医師主導臨床研究であったディオバン事案の場合には、事後的な調査を試みてもすでに記録やデータが廃棄されており、検証できないという問題が生じていた。日本と同様、研究不正一般に関して法的基盤・制度のある国は少ないが、医薬品の臨床試験に関しては、法によりデータの不正操作を禁じ、罰則を科すこと、事後的な検証のためにデータの保存義務を課すなどの仕組みは存在している。治験を含めた医薬品の臨床試験については、EU の新しい臨床試験規則が 25 年保存を義務化したことなどを踏まえ、現行のカルテの保存期間に縛られることなく、データの長期保存について統一的な対応を図る必要があるように思われる。

　データの信頼性確保という観点からは、臨床試験データの適切な保存に加え、モニタリング・監査の実施等、様々な対応が必要である。この点、STAP 細胞を巡る研究不正などを受け文部科学省からの審議依頼を受けて作成された、日本学術会議「科学研究における健全性の向上について」(2015 年) では、「研究者としてわきまえるべき基本的な注意義務」の名のもとに、発表した論文の実験データの保存期間について、実験ノートなど文書や電子データ、画像などは原則、論文発表後 10 年、実験試料や標本などにつ

---

19) 例えば、アメリカであれば、FDA が監督する医薬品の臨床試験については、申請に用いられるデータの不正に関連する行政処分があるほか、一部について当該個人の刑事責任が追及されうる。研究活動が公的助成を受けている場合には、研究助成の停止など、助成資格に関する処分が検討される。さらに、研究不正を扱う厚生省内の専門の部局として研究公正局 (ORI) があり、各研究機関における不正対策や申し立て事案への対応について支援および監督を行う。1992 年に科学公正局 (OSI) と科学公正評価局 (OSIR) が統合されて成立した。以前は独自調査権限があったが、現在は各研究機関による調査活動の支援とその二次的評価のみを実施している (ORI には調査権限がない)。連邦規則においては、研究不正の主たる責任は研究機関にあるのであり、各機関こそが不正対応の手続を整備することを求められるという発想があるようである。なお、以下も含めて本稿で言及する海外情報の詳細については、磯部班報告書・後掲を参照されたい。

いては5年としている。これによって、仮に論文について不正行為の疑いが出た場合には、必要な検証作業等が可能になるし、仮に、研究者が定められた期間データを保存しておらず、それによって疑念を晴らす証拠を示せないこととなった場合には、研究不正を認定される可能性が高まるといえよう。

日本学術会議の回答では、「公的な資金によって実施された研究で生み出された成果やそのもととなるデータ等は公的資産としての性格も有する」ことが強調されている。もっとも、公的資金を原資としていない場合でも、およそ研究活動の有する公的な性格をかんがみれば、同様の議論は可能であり、係る成果やデータを適切に管理・保存し、必要に応じて開示することは、研究者及び研究機関に課せられた責務であると言ってもよいであろう。

(3) 研究不正に対する "制裁"

重大な研究不正等が明らかになった場合に、これを許した医療者の資格に連動した懲戒の仕組みが制裁として機能している国もある[20]。医療従事者の職業倫理の内容として医学研究の適正さ確保が当然のこととして取り込まれ、これに違背した者に対してはプロフェッションの自己規律の一環で懲戒処分の対象となり、係る仕組みを通じて医学研究に対する社会の信頼を確保できるという制度設計・運用は、規制の実効的確保という観点からも、我が国でも大いに参考にされてよいように思われる。

これをわが国に置き換えて考えれば、医師免許制度との関係を考察する必要があろう。非行や違法行為のあった医師に対して、医師法上、厚生労働大臣は免許取消・3年以内の医業の停止又は戒告の処分をなし得る（医師法7条2項）が、実際には、これらの処分は、当該医師への刑の確定後になされ

---

20) 例えば、イギリスのウェイクフィールド医師事件（2010年、予防接種の効果に関するデータ改ざん、倫理審査委員会の手続違反等により医師登録を除籍された事件）などが著名である。また、フランスでも、強制加入団体である医師会が命令制定権を行使して起草する「医師職業倫理法典（Code de déontologie médicale）」（公衆衛生法典R.4127-1条からR.4127-112条に組み入れられている。）において、「医師は、法律の定める諸条件のもとにおいてのみ、人を対象とする生物医学研究に参加することができる；医師は、当該研究の規則適合性、妥当性及びその結論の客観性を確保しなければならない。」（15条1項、公衆衛生法典R.4127-15条）などの定めがあり、係る職業上の義務に違反した場合には、制度上、医師会が懲戒裁判権を行使して、医師会名簿（医籍）からの削除、業務停止、譴責又は戒告等の懲戒処分を科すことが可能である。

るケースが多い。他方で、該当事例は極めて少ないとはいえ、「医師としての品位を損するような行為のあったとき」(同)における処分も不可能ではない。当該研究不正行為が、倫理指針等のガイドラインの定める諸原則のうち重要な事項に合理的な理由なく違反するものであったり、あるいは「国民の生命・身体に対する危険」ないし「医師による医薬品の処方等の判断に重大な影響」を及ぼすおそれがあったりする場合に、これを職業上の義務を懈怠したものとして取り扱う余地はないであろうか。医学研究に従事する医師のプロフェッションとしての責任について、考察を深める必要があると思われる。

(4) その他
「広告」の意義

　ディオバン事案では、臨床試験の結果を自社製品の広告に用いようとする企業側の意図が強くはたらいていた。先述したように、臨床試験自体もこの企業の提案と寄付によるものであった。厚生労働省は、ノ社が薬の宣伝のために大学の臨床試験結果を引用して専門誌に掲載した広告記事が、虚偽・誇大広告を禁ずる薬事法に違反すると想定し、容疑者を特定せず刑事告発したが、東京地検特捜部の捜査では、広告を出す権限がある幹部らがデータ改ざんを認識していた証拠までは得られなかった。そのため、ノ社の元社員が改ざんしたデータが使われた医師の論文に着目し、バルサルタンを処方する医師が読むのだから広告、すなわち「顧客を誘引する手段」に当たると解したのであった。

　これに対し、旧薬事法66条が、同法第十章「誇大広告等」の見出しのもと、広告制限(67条)や広告禁止(68条)と並んで規定されていることなどに鑑みると、同条の規制の対象は「広義の広告」であるとした本判決の説示は、十分に説得的であるといえよう。そのうえで、広義の広告の意義、具体的内容が問題となるが、元社員らは、本件ではいわゆる「広告3要件」(誘引性・特定性・認知性[21])が満たされていないと主張した。本判決も、誘引性について、客観的に顧客誘引の手段としての性質を有するものであれば足り

---

21) 平成10年9月29日医薬監第148号厚生省医薬安全局監視指導課長通知。

ると解したうえで、本件論文は、学術論文であり、それ自体が需用者の購入意欲等を喚起・昂進させる手段としての性質を有しないことを理由に、記事の記述にあたらないとしている。

　もっとも、本件記事が学術論文であり、「それ自体」が需用者に対する直接的な情報提供行為でないとしても、本件各論文には虚偽の内容が含まれ、それが雑誌に記述されたうえ、その目的が当該薬剤のプロモーションにあったことはノ社自身も認めている。本判決も、プロモーションへの利用、多額の奨学寄附金等が背景にあった本件の「経過等に鑑みると、本件各論文を作成して学術雑誌に投稿し、掲載してもらう行為は、医薬品の効能、効果に関する<u>広告を行うための準備行為</u>として、重要な役割を果たしたものといえる」（下線部筆者）と認定している。論文によって薬の商品価値が高められ、論文を読んで薬を処方した医師もいたのであって、そのように客観的データを装って販売を促進することの是非を問う余地はあろう。本条による「広告規制の趣旨は、国民の保健衛生に支障を及ぼすことを防止するにある[22]。」ことにかんがみれば、異なる判断もあり得たのかもしれない（臨床研究法との関係については後出）。

広告に対する「規制」

　あらためて、ディオバン事案では、当初の承認は高血圧症に対する降圧効果のみであったところ、自主臨床試験で、降圧効果に加え、心血管イベント抑制効果が「証明」され、大規模な販促に用いられたのであった。我が国では、医療者向けの広告は企業の自主規制に委ねられており、医薬品の添付文書と必ずしも一致しない広告が法的には許容されている。

　これに対して、然るべき規制当局内部に医療者向けの広告規制を担当する部局があり、企業のプロモーション活動を監視する仕組みは海外においてしばしば見られている。英仏では、事前チェックを含めた規制当局の積極的な関与があり、広告の内容についても製品概要（SPC）との一致を求めるなど一定の制限を加える。アメリカでも、あらゆる広告資材の提出と一部の医薬品に関する事前相談が義務化され、積極的な監視活動がされている。規制の

---

[22]　平野龍一他編『注解特別刑法〈5-1〉医事・薬事編1』36頁（青林書院、第2版、1992）。

実効的な仕組みについても、今後の検討課題であるといえよう。

　もちろん、過度な規制に及んでは、表現の自由ないし学問の自由との関係で深刻な問題が生じかねない。この点に関連して、例えば試験薬についてアメリカでは、プロモーション活動は禁じられるが、「科学的な情報交換（exchange of scientific information）」は許容されると整理する。両者の区別について明確な定義はなく、特にオフラベル広告規制の文脈で大きな問題となるが、この点、彼の国において企業側では、「営業担当者（sales rep）」と「医療情報担当者（medical rep）」の完全な分離を目途として、営業担当者は臨床試験の実施計画や臨床データについて医療者と意見交換しないこと、「科学的な情報交換」を担当するのは、薬理学等の専門教育を受けた医療情報担当者（多くは医療職）に限るなどの対応が見られている。わが国のMRはこの両者を兼ねるのが一般的であるが、コミュニケーションの内容と文脈を明確に区別する工夫は示唆に富むといえよう。

「臨床研究法」の制定

　本判決は、広告非該当である以上は薬事法では罰せられないけれども、「医薬品等の効能又は効果に関して虚偽の内容を含む論文を作成して学術雑誌に投稿し、掲載してもらう行為に当罰性がないと論じているものではない」としたうえで、「そうした論文が医師による医薬品の処方等の判断に影響を与え得るものであること」にかんがみ、そのような行為に当罰性を認め、「当該行為の性質に見合った別途の法規制を検討すること」はあり得る旨を述べている。同判決の1か月後に公布された「臨床研究法」（平成29年法律第16号）の立場に理解を示しているかのようで興味深い。

　同法の目的は、「臨床研究の実施の手続、認定臨床研究審査委員会による審査意見業務の適切な実施のための措置、臨床研究に関する資金等の提供に関する情報の公表の制度等を定めることにより、臨床研究の対象者をはじめとする国民の臨床研究に対する信頼の確保を図ることを通じてその実施を推進し、もって保健衛生の向上に寄与すること」（1条）にある。そのうえで、同法は「特定臨床研究」（法2条2項）という概念を創出する。すなわち、同法は、他者のために身体・精神を利用されるので保護が必要というような、"被験者保護"的な発想に立つものではなく、未承認・適応外の医薬品を用いた研究（法2条2項2号）のような未知の"身体的リスク"だけを問題と

するのでもない。企業資金を用いて当該企業の製品を評価する研究（法2条2項1号）のような、身体的リスクを伴わない研究についても（ディオバン研究それ自体は保険診療内での比較試験で、被験者への身体的リスクは日常診療と同等程度にとどまった）、それがいわば"社会的リスク"を持ちうることから、法の規制対象としていると解されるのである。

係る"社会的リスク"、すなわち、歪められた研究成果が診療ガイドラインや広告を通じて「医師による医薬品の処方等の判断に影響を与え得る」（本判決）ものであり、ひいては、パブリックヘルスに悪影響を与えかねないことを根拠とした法規制は妥当であろうか。「国民の臨床研究に対する信頼の確保」（法1条）の含意も含め、今後の解釈上の論点であろう。

臨床研究に関する教育機会・人材育成の重要性

桑島・後掲は、本事案の背景に、エビデンスを重視するがためにかえってそれを批判的に吟味することなく妄信してしまう風潮があるのではないかなどの貴重な指摘を行うが、同時に、我が国では生物統計学者（研究責任者とともに臨床研究のデザインを企画し、必要症例数を割り出し、結果の統計解析を行う専門家）が少ないことが、今回の事件につながったとも指摘する。医歯学部・医歯学研究科等での臨床研究に関する教育機会の充実や、さらには生物統計家を含めた臨床研究に関する専門性の高い人材育成を一層推進することが期待される。

参考文献

磯部哲（研究代表者）「臨床研究に関する欧米諸国と我が国の規制・法制度の比較研究」厚生労働科学研究費補助金（医療技術実用化総合研究事業（臨床研究・治験推進研究事業））平成25・26年度総括研究報告書（2014年・2015年）。

井上悠輔「臨床研究における不正と医師の『誠実さ』」年報医事法学29号196頁（2014）。

河内敏康＝八田浩輔（毎日新聞科学環境部）『偽りの薬　バルサルタン臨床試験疑惑を追う』（毎日新聞社、2014）。

桑島巌『赤い罠　ディオバン臨床研究不正事件』（日本医事新報社、2016）。

黒木登志夫『研究不正――科学者の捏造、改竄、盗用』（中央公論新社、2016）。

Case 14 臨床試験の支援スタッフと不正
―― 千本病院・北里大学事案

井上悠輔

キーワード：臨床試験コーディネーター、被験者の募集計画、役割相反

> **ねらい**
> 　研究不正は、研究者のみに関係する話題ではない。本稿が扱うのは、臨床試験のコーディネーターや試験を実施する医療機関の検査技師が不正に関与した事案である。こうした人々は、被験者の募集や参加後の状況把握にも深くかかわるなど、臨床試験の適正な実施の要としての機能が期待される。一方、臨床試験の実施を引き受けることが医療機関の経営上も重視されつつある中、こうした支援スタッフは、試験を実施する医療機関、試験依頼者、被験者それぞれの利益の衝突に直面し、翻弄される場合もある。試験の進行を支える人々の視点を取り入れた、無理のない計画の立案と進行、生じた問題の把握と共有など、臨床試験の運営に伴う問題と対応を学ぶ。

1　事案の概要

(1)　今日の臨床試験とコーディネーター

　近年、臨床試験は、臨床試験コーディネーター（Clinical Research Coordinator や略して CRC など、以下「コーディネーター」）の関与のもとに行われることが増えている。一般に、コーディネーターは、臨床試験を実施する医療機関からの委託を受けて試験の運営支援を受注した SMO（Site Management Organization の略、治験施設支援機関とも）等から派遣されたり、医療機関側に直接雇用されたりして活動することが多い。その業務内容は多岐にわたり、臨床試験に関する体制整備や施設間の調整、被験者の募集や参加中の問題への対応、得られたデータの管理などを主に担う。こうした役割の存在によって、多施設で展開される臨床試験のさらなる一体的運営が可能となるうえ、それまで経験や能力への不安から臨床試験に関与してこなかった医療機

関でも試験に参画することができ、リクルートできる患者やターゲットとなる疾患にも広がりがでてくることが期待される。

　一方、コーディネーターは、試験を依頼する事業者と、医療者、そして被験者（その多くは患者）のそれぞれの間での複雑な利害関係の中に身を置くことになり、臨床試験に絡む不祥事に巻き込まれる危険もある。以下、コーディネーターが臨床試験に関する不正に巻き込まれた近年の２つの事案を見てみよう。

ケース１：千本病院の事案
(1) 派遣コーディネーターによる被験者募集

　この事案は、大阪の民間病院である千本病院（当時）を舞台とした治験において起きた。治験は「肥満症」の治療薬に関するものであり、株式会社小林製薬（以下、「依頼企業」）が治験依頼者、千本病院が実施医療機関であった。この千本病院からの委託を受けて当病院に複数名のコーディネーターを派遣し、治験業務を SMO として支援したのが、サイトサポート・インスティテュート社（以下、「派遣元」）である。

　事案の経過は、以下のとおりである[1]。依頼企業との契約をもとに、治験責任医師および派遣されたコーディネーターは治験に向けた準備を進めていた。しかし、治験責任医師、および派遣されたコーディネーターは、被験者の確保に苦労した。コーディネーターは病院職員や派遣元である自社の社員にも声をかけていたという。「被験者の人数がそろわない」「同僚も参加するから」「人数あわせだ」という誘いが病院職員にもかけられ、「太ってはいなかったが、病院を助けようという気持ちだった」として参加を決断して、当病院の治験責任医師より感謝された職員もいたと報じられている[2]。

　被験者の確保に難航した一因は、被験者の適格基準、とりわけ依頼企業が設定した身長と体重で肥満度をみる体格指数（BMI）の範囲であった。同社

---

1) 別途明記がない限り、**ケース１**の再現には次の調査報告書の記載を参考にした。サイトサポート・インスティテュート株式会社「専門家調査委員会調査報告書」2013年12月20日（https://www.cmicgroup.com/files/user/corporate/pr/pdf/pr20131220.pdf　2018年6月20日最終確認、以下ウェブ資料の最終確認日は同じ）。

2) 「肥満薬治験で不正の疑い」朝日新聞朝刊東京本社版 2013年6月30日 38頁。

Case 14　臨床試験の支援スタッフと不正

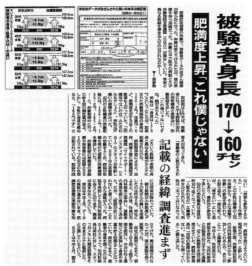

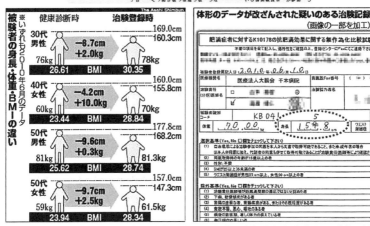

ケース1を報じた記事。実際の健診の結果と治験に登録された内容との乖離に注目が集まっている。下の二図は冒頭の記事の一部を拡大したもの。（朝日新聞朝刊大阪版2013年6月30日35頁）

は、肥満症の治験薬の効果を確かめるため、被験者の参加条件を「BMI＝25以上35未満」と設定し、またこの範囲の中でも低い数値に被験者が偏ることを嫌った。しかし、BMIの高い（すなわち、一般的には肥満度が高い）人はなかなか集まらなかった。担当コーディネーターの一人は、契約に基づく被験者募集の期限が迫る中、派遣元の上司や管理職に被験者募集が難航してい

```
ケース1の流れ
(コーディネーターが直面した課題と対応の問題)

┌─────────────────────────────────┐
│ 治験依頼者(K社):肥満治療薬        │
│ エントリー基準のひとつ:「BMI値=25以上35未満」│
└─────────────────────────────────┘
            ↓
┌─────────────────────────────────┐
│ 実施医療機関で活動する派遣コーディネーター │
│ 基準を満たす被験者の確保に難航          │
│ 期限が迫るが、派遣元から適切な指示を得られず│
└─────────────────────────────────┘
            ↓
┌─────────────────────────────────┐
│・コーディネーターの派遣元や実施医療機関の職員も│
│  リクルートしたうえ、                  │
│・うち5名分についての身長データを操作、    │
│  上記の基準に収まるように加工。         │
│  例:実際の身長より「4.7~9.7cm」低いデータを│
│  登録してBMI値を加工し、非該当者も含めて │
│  治験に組み入れた                    │
└─────────────────────────────────┘
```

る状況を相談したが、適切な指示がなされなかった。

窮したこのコーディネーターは、派遣先である千本病院の「治験責任医師の同意を得て」被験者の身長データを改ざんした。他の担当コーディネーターの2名は、こうした身長データの改ざんの事実を認識し、うち1名は派遣元の上司に相談したが、上司はこれについても何ら対処することなく、上記の相談の際と同様、こちらも放置した。その後の調査に対して、この上司は、自身がこうした相談を受けたことを否定したされるが、「適切な指示等を行わず、漫然と放置していた相当程度の疑い」があると調査報告書は指摘する。

(2) 症例報告書の数値の改ざん

この治験の被験者は72名であったが、このうち6名は当該病院の職員であった。また2名はコーディネーターの派遣元であるSMOの社員であった。後日の調査の結果、このうち病院職員の4名を含む計5名について、症例報告書記載の身長データが、低い数値に加工されていたことが判明している。同じ体重でも身長の値を低くすることで、BMI(体重(kg)÷(身長(m)×身長(m)))の値は高くなる。改ざんが認められた5名の症例報告書には、いずれも身長データが実際の身長より4.7~9.7cm低い値が記載されていた。上記の病院職員4名のBMIは、病院が行った職員の健康診断の記録では23.44~26.61であったが、上記の改ざんにより、依頼企業が設定した基準値に収まる形で記録された(28.34~30.35)[3]。このため、BMI値に照らして、治験の被験者候補から除外されるべき人物が2名いたにもかかわらず、治験は進められた[4]。後日、被験者になった病院職員は、実際よりも9cm以

上低い身長として記録されていた自身の身長データを見て、「これ僕じゃないですね、絶対ありえへん」と回答している[5]。

調査報告書は、上記のようにコーディネーターの派遣元の上司が適切な対応・指示を行わなかった結果、追い詰められた現場コーディネーターが、依頼者が提示した条件を満たす BMI 値の被験者を確保したことを装うべく、治験責任医師の同意を得て身長データの改ざんを行ない、他のコーディネーターもこれに追随したものと認定した。一方、治験責任医師は取材に対して、自身が多忙であったため「スタッフがカルテに測定値を下書きし、それをなぞっただけ」と話している[6]。なお、この治験については、治験責任医師が個人的に窓口となって治験の実施依頼を受け、かつ個人として謝礼を受けていたこと、事件が明るみに出た時期に千本病院を退職したため、同病院は一連の状況を十分に把握できていなかったとされる[7]。

試験期間中、上記の 72 人が被験者として開発中の試験薬を服用し、効果と副作用の診断を受けた。2011 年 11 月、依頼企業はこの治験の成績を踏まえ、市販薬としての製造販売の承認を国に求めた。しかし、告発があってこれらのデータに疑義の可能性が生じたことから、依頼企業は 2013 年に入ってこの申請を取り下げる一方、千本病院、治験責任医師及びコーディネーターの派遣元である SMO に真相の解明を求め、かつ訴訟以外の方法で損害賠償を求めていく方針を発表した。

---

3) 「肥満薬治験で不正か　被験者に職員、体格を偽装　大阪の病院」朝日新聞朝刊大阪本社版 2013 年 6 月 30 日 1 頁。
4) 「肥満薬治験データに虚偽　大阪の病院　製薬会社、申請取り下げ」読売新聞朝刊大阪版 2013 年 7 月 1 日 32 頁。
5) 「被験者身長 170 → 160 センチ『これ僕じゃない』肥満薬治験で不正の疑い」朝日新聞朝刊大阪本社版 2013 年 6 月 30 日 35 頁。
6) 「肥満薬治験、支援機関「不正の疑い」、改ざん疑惑」朝日新聞朝刊大阪本社版 2013 年 7 月 6 日 38 頁。
7) 「肥満薬の治験報酬、医師ら 2400 万円　病院には 3 万円　データ改ざん疑惑」朝日新聞朝刊大阪本社版 2013 年 7 月 1 日 31 頁。

ケース２：北里大学での事案
(1) 大学病院で行われた臨床試験

この事案は、北里大学の北里研究所病院が受託した、2014年6月に実施された治験をめぐるものである。この治験は、健康な人を対象とする第Ⅰ相の臨床試験を主に実施できる早期臨床試験専用病床で行われた。調査報告書[8]によれば、不正発覚の発端は、当該大学病院の検査室に勤務する検査技師による指摘であった。この検査技師は、この治験について、被験者の組み入れに当たっての検討材料の一つである、血清電解質検査を担当した。そして、この検査データの取扱いが適正でなかったというのである。この検査技師による告発は、（詳細は不明であるが）「外部有識者」等を経て病院長に伝えられ、最終的には法人の判断として外部委員中心の調査を早急に行うべきとの判断がなされた。

(2) 繰り返された検査

調査委員会が検討した結果、認定された事実は以下の通りであった。この検査技師が、ある被験者候補について検査したところ、血清中のナトリウム検査値は135mEq/Lであった。一方、この病院が設定していた当該検査に関する基準値の範囲は138～144mEq/Lであった[9]。

通常であれば、検査の結果はこれで出ており、この数値が被験者選択の際に用いられるはずである。ただ、この数値のままでは不都合と判断したのか、検査値の変動に期待して同じ検査が検査室でその後も複数回実施された。その一応の理由には、「被験者を可能な限り脱落なく組み入れることで治験実施上も経営上も組織の損失を避けたいという観点が検査技師にも伝わっていたこと」、および「被験者組み入れの際に施設内基準値をわずかに外れた測定値になったときなどに再測定を繰り返す

---

[8] 北里大学北里研究所病院「治験に係る臨床検査値データ不正取扱事案調査報告書」2015年5月15日（https://www.kitasato-u.ac.jp/hokken-hp/chiken/PDF/houkoku_20150515.pdf）。以下、北里大学が公表したこの報告書をもとに事案を復元した（引用箇所には「　」を付した）。

[9] 基準値は一般的な健常者の検査値の目安であり、報告書によれば、この基準値の範囲内であることが組み入れの絶対条件であるわけではないが、こうした基準値の範囲内にあることが「治験依頼者や治験責任医師等の関係者から一般に期待されることが多いもの」としている。

ような慣行があったこと」が挙げられている。その後も、再検値は136、136、137mEq/Lであったため、この検査技師は、基準値の範囲を満たさないが、その基準値に最も近い137mEq/Lを検査結果として治験現場に報告した。

ケース2の流れ（検査の繰り返しと検査値の操作）

血清中のナトリウム検査値
（施設基準値の範囲は138〜144 mEq/L）

認定された不正
被験者候補が基準値範囲を外れていたにもかかわらず、
- 「既に測定された検査値の測定間変動を期待して繰り返し再検」
- 検査値を改ざんして基準値を満たす数値に操作

↑

背景・実施機関の雰囲気
- 実施機関では再検査を繰り返す慣行
  「被験者を可能な限り脱落なく組み入れることで治験実施上も経営上も組織の損失を避けたい」
- 検査室および現場のコーディネーターの判断に影響

(3) 期待値に合わせた記録の操作

その後コーディネーターから検査室に口頭で再検査の要請があった。この要請の背景として、報告書では「既に測定された検査値のわずかな測定間変動を期待して繰り返し再測定するという慣行があったことから、（基準値との違いが）わずか1であれば変化する可能性がある」とコーディネーターが期待した可能性が指摘されている（括弧内は筆者が補足）。上記のこの検査技師は、既に検査室で再測定を複数回実施していたこともあって、コーディネーターの要請にそって更に検査を繰り返すべきか検査室の上司に相談したところ、この上司から「137」mEq/Lを「138」に手入力で操作するように指示があり、この上司の同席の下で記録を「改ざん」した。

2　論点の整理と解説

ケース1は、当該医療機関の治験を支援するために派遣されてきたコーディネーターが、その担当する臨床試験で計測した数値を医師と共に改ざんしたというものであった。**ケース2**は、大学病院で実施していた治験において、大学側の職員が検査値の加工に関与し、本来参加すべきでない被験者を参加させていたというものである。以下、主な論点を見ていこう。

(1) コーディネーターの立ち位置

臨床試験の運営のあり方

今日の臨床試験は、学術研究としての価値もさることながら、産業界の製品開発のプロセスや投資対象としても注目を集めている。このため、臨床試験自体について、一定の効率や質、コストが問われるようになる。例えば、臨床試験を多施設の医療機関で連携して進めることで、より多くの症例の蓄積を早め、また試験結果の適用の一般化が期待される。被験者の確保や開発コストの低減等の観点から、海外（とりわけ新興の途上国）で臨床試験を実施する場合もある。臨床試験をめぐる先進国間での各種の制度要件や基準の共通化（ハーモナイゼーション）が、この流れを強力に後押ししている。一方の医療機関や医療者にとっても、臨床試験の受託は、機関の収入や研究費獲得の手段として期待されている[10]。

こうした背景を踏まえ、円滑な運営のための施設間の調整、測定・評価の標準化、データ解析の中央化など、研究の組織的な展開の基盤整備が課題になる中、これを専門的に担うコーディネーターの役割が注目されるようになった。従来、わが国で、臨床試験の運営を専門とするスタッフの配置に対する意識が乏しく、過去には医師が診療の合間にこうした業務を引き受けていた。しかし、本書の他の事案でも検討されたように、不十分な運営体制のもとに臨床試験が進行したことで、問題を引き起こしたものもある（関連して、**Case 8**「製薬企業の従業員を対象とした研究」、**Case 12**「新薬開発における製薬企業と研究者の責務」を参照）。

コーディネーターへの期待

1997年、薬事法のもと、臨床試験の実施の基準を規定した省令（医薬品の臨床試験の実施の基準に関する省令、以下「省令GCP」）が制定され、その規定する要件の遵守が法的に義務付けられることになった。その中で、コーディネーター職を想定した「治験協力者」が登場し、「実施医療機関において、治験責任医師又は治験分担医師の指導の下にこれらの者の治験に係る業務に

---

[10] 医薬産業政策研究所、「医師の治験への取り組みに対する現状調査」2013年8月（http://www.jpma.or.jp/opir/research/rs_060/paper_60.pdf）。

協力する薬剤師、看護師その他の医療関係者」(第2条、強調部は筆者による)として定義された。省令 GCP の普及のあり方を検討するために組織された厚生省の研究班(「新 GCP 普及定着総合研究班」、主任研究者は中野重行)は、その作業の一つに「治験支援スタッフ」の役割の明確化と育成のあり方を議論した[11]。以降、日本臨床薬理学会や日本看護協会など、いくつかの団体が、コーディネーターの認定・研修の課程を運営している。ゲノム解析研究や疫学研究など、他の研究形態においても研究コーディネーターを配置して、研究参加者への対応やデータの管理に関連する業務を担わせることも多い(例えば、日本人類遺伝学会が認定する「ゲノムメディカルリサーチコーディネーター」)。コーディネーターの職歴・職種は、上記の省令 GCP が例示した薬剤師や看護師に限らず、多様である。国内の臨床研究・治験の実施体制や環境の整備に関する方向性と目標を示した「臨床研究・治験活性化5か年計画 2012」(文部科学省・厚生労働省)では、コーディネーターの確保と育成に加え、研修の標準化の必要性が謳われている。

　一方、臨床試験の計画者(自主的に試験を計画する学術研究者や試験を依頼する企業など)、試験を実施する医師及びコーディネーターのような実施支援者との関係は課題の一つになる。例えば、上記の通り、省令 GCP では「治験協力者」は、治験責任医師・分担医師の「指導」のもと、業務に協力するという姿勢が色濃く出ている。医師が最終的な責任を負うことのみが強調されれば、コーディネーターはその指導のもとに従っているだけでよく、責任主体にならないという偏った理解が生じる可能性がある。

　確かに、臨床試験の計画者や試験を実施する医療機関の医師には、研究の適切な運営と被験者保護について、主たる責任がある。しかし、コーディネーターが、患者や被験者と研究関係で実際に接する機会が多いこと、こうした人々の研究参加を決定する場面や参加状況を把握できる立場にあること、原データや記録に触れ問題に気づく機会が多いことなどを考慮すれば、コーディネーターもまた研究の質管理や被験者保護のために重要な役割を果たすことになる。

　省令 GCP は、臨床試験の実施に際して「治験責任医師等、薬剤師、看護

---

11)　山岡義生・寺野彰編『臨床試験(GCP)をめぐる諸問題』56頁(学会出版センター、1999)。

師その他治験を適正かつ円滑に行うために必要な職員」を十分確保すべきこととしており（第35条）、この点について厚生省による通知では、治験責任医師のみならず、「治験協力者」を含め、実施医療機関全体として治験を適正かつ円滑に実施することができるかどうか、治験の内容等に応じて判断すべきと補足している[12]。治験以外の研究においても、同様の規定がある。例えば、「人を対象とする医学系研究に関する倫理指針」（厚生労働省、文部科学省）は、「研究者等」の責任の一環に、所定の事前審査を経た研究計画書に従った研究の実施、「研究の倫理的妥当性若しくは科学的合理性を損なう事実若しくは情報又は損なうおそれのある情報を得た場合」や「研究の実施の適正性若しくは研究結果の信頼を損なう事実若しくは情報又は損なうおそれのある情報を得た場合」における報告を加えたが、こうした責任は主たる研究者のみならず「研究機関において研究の技術的補助や事務に従事する職員」にも担われるべきであるとしている[13]。つまり、こうした「協力者」も、科学的及び倫理的な諸要件に対応する責任の一端を負うことが期待されている。

コーディネーターの不安定な立場

　臨床試験は、人を対象とした科学活動であるが、同時に、製品開発の手段であり、また医療機関にとっては収入をもたらす活動という意味合いもある。少なくないコーディネーターは、個々の試験計画と一定の利害関係を有している。臨床試験を科学・倫理的要件に沿って誠実に運営することと、顧客関係や受委託関係自体を維持し発展させることとが、必ずしも同じ方向を向くとは限らない。例えば、SMOから派遣されたコーディネーターが、依頼者や実施医療機関の判断やその変更に柔軟に応じつつ、一方で臨床試験自体の科学性や倫理性を守る姿勢を貫くことが、容易でないこともあるだろ

---

12)　平成9年3月27日薬発第430号厚生省薬務局長通知「医薬品の臨床試験の実施の基準に関する省令の施行について」。特に「Ⅱ．新GCPの内容について」「2．承認審査資料の基準」「第4章　治験を行う基準」の(24)を見よ。
13)　文部科学省研究振興局ライフサイエンス課生命倫理・安全対策室、厚生労働省大臣官房厚生科学課、医政局研究開発振興課「人を対象とする医学系研究に関する倫理指針ガイダンス」16頁（2017年5月29日一部改訂版）。

う。医療機関側のコーディネーターにとって、臨床試験の受託収入から自身の人件費や所属機関の運営費が支給されている場合、そうした臨床試験の中止につながるような問題を把握したとしても、これを誠実に報告することに躊躇することも考えられる。

このように、コーディネーターが、臨床試験の依頼者および実施する医療機関の意向と、被験者保護、そして自分の所属先である SMO にとっての利益関心との間で板挟みになる状況について、どのように対応するべきであろうか。根本的な解決策は見いだされてはいないが、この問題意識について一定の共有はなされるようになった。例えば、日本 SMO 協会は、派遣されたコーディネーターが巻き込まれる不正の続発を振り返り、2015 年に「臨床試験データの信頼性を確保するための SMO 自主ガイドライン」を公表している。その中では、「臨床試験実施計画書（略）や契約書等に記載されていない治験依頼者等や実施医療機関からの依頼、要求、指示の妥当性」「臨床試験データの信頼性に関する報告・連絡・相談への対処方法」についてのトラブル発生をあらかじめ想定して、各社に「リスクマネジメント委員会」の設置が推奨されている（「Ⅳ．臨床試験データの信頼性を確保するための方策」など。なお、上記略は著者による）。また、実施医療機関の支援業務を行う場合は、適正な臨床試験の実施が可能であることの確認を行うこと（上記ガイドラインの 2.4）、治験依頼者等又は実施医療機関より、契約内容を逸脱した支援業務の依頼があった場合には、その依頼をした者に対して、SMO の業務範囲についての認識を求めること、治験依頼者等より実施計画書に記載されていない内容を依頼、要求、指示された場合は、再考又は実施計画書の改訂を求めることなど（同 2.6）を提案している。

(2) 臨床試験の成果と社会への影響

ケース1も**ケース2**も、研究計画に被験者確保に難儀しての逸脱行為であった点は共通する。被験者の確保は試験の関係者には頭の痛い課題であろうが、ずさんな数合わせは試験結果の正確さ、妥当性に大きく影響するばかりでなく、被験者保護の上でも問題である。一般に臨床試験は、期待される研究成果や知識と引き換えに、その時点で科学的に正当化できる最低限の負担や危険を被験者に背負ってもらう活動である。それだけに、試験を実施する側は、計画書に基づく諸々の判断基準や要件を厳格に運用することが不可

欠である（**Case 2**「プロトコルの規範性」を参照）。また、試験としてそもそも破たんしていたり、科学的な評価から外れるような研究に動員し、結局無意味な負担や危険を引き受けさせることは、被験者保護に関する原則に反し、こうした侵襲行為は正当化されない。

　また、検査値や最終結果が改ざんされた場合、ことは被験者保護のみならず、そうした不正確なデータを基に開発される製品のユーザーである医師やその患者にも影響することになる。「臨床研究・臨床試験の場合は、患者さんを含む被験者の参加の上に成り立っており、ミスコンダクトがもたらす社会的影響は深刻である。臨床研究・臨床試験の成果は、医療現場の判断や患者さんの治療選択を左右するエビデンスとなる。そのエビデンスが、もし有効性が過大に評価され、リスクが過小に評価されるよう捏造、改ざんされたものだとしたら、その行為は被験者となった患者さんを裏切るばかりでなく、無数の患者さんの健康を損なう可能性のある反社会的な行為と言わざるを得ない」[14]。改ざんによって、試験としての妥当性自体が問題視されることになった場合、試験に費やした膨大なコストが無に帰すとともに、当該活動への信頼も大きく失われる。加えて、臨床試験という活動一般への医療者や患者、その他多くの人々の信頼を失わせる可能性もある。

　治験及び臨床研究の国際化に伴い、「本邦で測定された検査データが海外の規制当局等で使用される機会が増加しており、国際的整合性を踏まえた上で、検査データの信頼性を確保することは重要な課題」[15]となった。臨床試験に関するデータの品質と記録保存の要件として、ALCOAの原則が知られている[16]。すなわち、Attributable（署名等により、帰属や責任が明示されている）、Legible（判読・理解できるものであること）、Contemporaneous（観察、検査し

---

14) 日本臨床薬理学会プレスリリース（理事長・大橋京一名義）「臨床研究におけるミスコンダクトについて」2013年11月21日（https://www.jscpt.jp/press/2013/131121press_release.html）。

15) 2013年7月1日厚生労働省医薬食品局審査管理課事務連絡「治験における臨床検査等の精度管理に関する基本的考え方について」。

16) 米国のFDA（米国連邦食品医薬品庁）による以下の規制などで引用されている。Food and Drug Administration. *Guidance for Industry Computerized Systems Used in Clinical Investigations.* 2007. https://www.fda.gov/downloads/Drugs/GuidanceComplianceRegulatoryInformation/Guidances/ucm070266.pdf.

た段階での情報を反映すること)、Original(原本を反映したものであること)、Accurate(正確であること)である。試験データとその結果は、試験の成果の誠実な報告と被験者保護の観点からも、適切に取り扱われる必要がある。

(3) 責任医師の役割

　本稿では、主に臨床試験の実施を補助する立場の人々が不正に関与しうる問題に注目している。しかし、公平な観点に立つならば、他の人々にも負うべき責任や役割があったはずである。特に、治験責任医師が本来果たすべきであった役割は重大である[17]。省令GCPの関連箇所も引用しつつ、整理すると以下のようになる。

　まず、いずれの事案の計画書についても、本来の計画書からの逸脱を指摘できる。計画書からの逸脱があっては、その試験の結果自体が無に帰す可能性がある。計画書からの逸脱がやむを得ず発生した場合には、少なくとも治験依頼者とこれを共有する必要がある（第46条）。被験者の適格基準の意図的な変更やその結果の隠ぺいは、科学的にも倫理的にも支持できず、また治験依頼者に大きな害をもたらす可能性がある。いずれの事案でも、告発により状況が明らかになるまで、研究計画書からの逸脱は積極的に隠されようとしていた。

　上記とも関係するが、被験者は計画に沿った基準に基づいて、選定される必要がある。「倫理的及び科学的観点から、治験の目的に応じ、健康状態、症状、年齢、同意の能力等を十分に考慮」してその作業を行うよう、求められる（第44条）。**ケース1**については、医師が積極的に改ざんに関与していた経緯が確認されており、前掲の調査報告書によれば**ケース2**でもデータの改ざんが医師の把握のもとに行われていたと指摘されている。また、いずれの事案でも本来参加すべきでない被験者が登録されていた。

　症例報告書の作成についても問題があった。治験責任医師には正確に報告書を作成する義務があるが（第47条）、これらの事案で積極的な対応がとられていたといえるだろうか。これらを総じて考慮して、治験責任医師としての資質自体に疑問符が付く。この医師は、治験を適正に行うことができる知

---

17)　井上悠輔「臨床研究の不正と医師の「誠実さ」」年報医事法学29号196-202頁（2014）。

識や判断力を有する治験責任医師としての要件（第42条）を満たしていたとは言い難い。報道によれば、**ケース1**は、当該病院が臨床試験を受託した最初のものであったうえ、受託した際の資金管理の不透明さも指摘されている[18]。

3 教訓と課題

(1) 臨床試験の受託と被験者確保の「ノルマ」

被験者の募集計画のあり方は、それらが研究計画の質や被験者保護に及ぼす影響の大きさのわりに、従来の研究倫理の議論においてほとんど注目されてこなかった[19]。両事案について、被験者の募集の方針やその手法、実現可能性の観点から、さらに検討されてよい。

臨床試験計画を開始するにあたって、まず計画の条件を満たす被験者候補を選択し、その同意を得る必要がある。無論、候補者が皆、試験への参加に同意してくれるとは限らない。募集する被験者の条件が厳しかったり、一般的でない医薬品の試験を行ったりする場合、候補者の確保自体が非常に困難なものとなる可能性もあるだろう。被験者が集まらなければ、臨床試験はいつまでも始まらないし、終わらない。契約のもと、試験を実施する医療機関や医師は、所定の期限まで開始できるよう、被験者を確保する期限が決められている場合がある。このことが、臨床試験を受託した医療機関はじめ、臨床試験を実施する人々には大きなプレッシャーとなる可能性がある。

実際、被験者の確保について、治験の実施依頼を受けた医師が、本来の治療判断よりも被験者への組み込みを優先させてしまうことの危険はこれまでも指摘されてきた（関連して、**Case 1**「被験者の同意なき臨床試験の実施」、**Case 2**「プロトコルの規範性」を参照）。臨床試験を依頼する企業が、研究参加者確保のために（要した実費を越えて）特別なインセンティブを医師に提示することは、医療者の判断を歪める危険な行為とみなされ、回避すべきこととされている[20]。同様の危険は、コーディネーターにも指摘できる。

---

18) 「肥満症治療薬の治験データ改ざん疑惑：2400万円医師ら受領　病院は3万円のみ」毎日新聞夕刊大阪版2013年7月1日10頁。

19) Miller F. G. Recruiting Research Participants. In: Emanuel EJ, et al, eds. *The Oxford Textbook of Clinical Research Ethics*. Oxford University Press; 2008: 397-403.

また、被験者が集まらない状況を打開するために、関係者が「数合わせ」に動員される可能性もある。**ケース 1** は、病院の職員やコーディネーターの派遣元などの関係者を動員して、被験者の不足を補おうとした。既に述べた通り、データの改ざんやそもそも参加条件を満たさない人を被験者に含めたこと自体が重大な問題であるが、これに加えて、こうした改ざんが関係者のデータに偏って行われていた点も、内輪の関係を悪用したものとして無視できない（**Case 8**「製薬企業の従業員を対象とした研究」も参照）。

　残念ながら、募集計画の妥当性の問題は、人を対象とした研究としての科学的要件からも、倫理的評価からも十分に位置づけられてこなかった。そのため、研究計画に関する倫理審査委員会による事前審査では、この視点が見落とされる可能性がある。本稿の事案に学ぶなら、臨床試験の実施に先行して、臨床試験の依頼者や医療機関側の関係者は事前に十分に協議し、被験者募集の計画に無理がないか、十分に検討するべきであるだろう。少なくとも依頼者は現場の意見を十分に考慮して、実現可能性に立った計画を立案するべきである。また、計画が開始した後でも、従来の募集計画に無理があると判断された際には、必要に応じて修正されるべきである。同様に、倫理審査委員会も、研究の実現可能性という観点から、募集計画の妥当性にもっと関心をもつべきであろう。

(2) 医学研究の支援職の責任とチームのあり方

　ケース 1 は、民間病院に派遣されていたコーディネーターによる試験データの改ざん、**ケース 2** は検査技師による検査報告の改ざんに該当する。いずれも研究責任者ではなく、研究の運営を支援する立場から臨床試験に関与している者が「不正」に関与した事案である。こうした構造は、臨床

---

20) 例えば、American Medical Association による The AMA Code of Medical Ethics' Opinions on Clinical Research の Opinion 8.0315 "Managing Conflicts of Interest in the Conduct of Clinical Trials" など（Anonymity. *American Medical Association Journal of Ethics* 2015: 17(12); 1136-1141.）。同様の趣旨は日本医学会のガイドラインにも規定されており、「臨床研究に参加する研究対象者の仲介や紹介に係る契約外報奨金の取得」「ある特定期間内での症例集積に対する契約外報奨金の取得」は回避すべきこととされている（日本医学会「COI 管理ガイドライン」2017 年 3 月（http://jams.med.or.jp/guidel6ine/coi_guidelines.pdf））。

試験の支援職に限らず、例えばゲノム研究についてインフォームド・コンセントを取得する際のリサーチコーディネーターなど、基礎・実験研究における支援業務従事者とも共通する課題である。新しいエビデンスを生み出す活動に従事する担い手の一員として、適切でない加工に従事した者の責任は重い。問題を認識したまま、これへの関与を続けることは、怠慢や逸脱行為に自分も当事者として関与したことになる。その限りにおいて、職務上、契約上の責任を個人が問われる可能性がある。

　ただし、問題は個人の責任に帰するものにとどまらない。検討した２つの事案は、機関を挙げての逸脱行為は認定されず、こうしたコーディネーターや検査技師の個人的な判断で行っていたものと認定されている。ただ、いずれの調査報告書においても、こうした個人的な判断の背景には「機関側の期待に沿いたい」という気持ちがあったことが明記されている点にも留意が必要である。また、周囲に相談しても、適切な指示が得られなかったり（**ケース１**）、直属の上司から改ざんの指示があったり（**ケース２**）など、本来、志を一にして目標に取り組むべき周囲からの適切な助言や指導に恵まれなかったという指摘もできるだろう。ある問題に直面した個人が、周囲の協力を得られず孤立無援の状況となり、周囲の期待のままに、あるいは自身を取り巻く利害関係のままに、近視眼的な判断によって行為に及んでしまったとの構図も否定できない。

　伝統的に臨床研究の倫理をめぐる議論では、医療者が患者を被験者とする研究を運営する際に、研究目的の達成と、患者個人のケアという２つの役割の対立に直面する場面があること（二重忠誠）が指摘されてきた。個々のコーディネーターが担う役割の多重性は一層複雑である。コーディネーターには一般的に、患者個人への配慮、被験者保護に関するルールの遵守、そして研究の推進という、ときにはお互いに背反する３つの役割がある。状況によっては、所属する機関と当該研究計画との関係（例えば、研究を受注することで機関に大きな資金が提供される場合）、担当する計画間での利害の対立といった、他の要因も関係してくる可能性もある。これをコーディネーターの役割相反（ロール・コンフリクト）と呼ぶこともある[21]。

　このように臨床試験の支援業務は、臨床試験自体の依頼者や実施医療機関との一定の利害関係と無縁ではない。その際、周囲の利害関係とは中立に、臨床試験の妥当性や被験者の保護の方針を貫徹することは、個々人の心がけ

では限界もある。SMO 協会が自主ガイドライン（上記）で提案しているように、こうした多様な利害関心の中で不正や被験者保護違反が生じる可能性を「リスク」として捉え、組織内および機関間の役割や責任の明確化、協議や相談の場を確保することの必要性は切実である。基本的なことではあるが、上下関係や利益相反に起因する逸脱行為の結果責任を特定個人に負わせるのではなく、対話と問題意識の共有が推進できるような日常的な関係構築が重要となる。

参考文献

椿広計・藤田利治・佐藤俊哉編『これからの臨床試験』（朝倉書店、2001）。

中野重行『医薬品開発と臨床試験——治験のあり方を考える』（ライフサイエンス出版、1995）。

公益財団法人パブリックヘルスリサーチセンターがん臨床研究支援事業（CSPOR）教育研究松陰海編集『がん臨床試験テキストブック』（医学書院、2013）。

日本臨床薬理学会編『臨床薬理学』（医学書院、2011）。

日本臨床薬理学会編『CRC テキストブック（第 3 版）』（医学書院、2013）。

---

21) Jill A. Fisher. Coordinating 'Ethical' Clinical Trials: The Role of Research coordinators in the Contract Research Industry. *Sociology of Health & Illness*. 2006: 28(6); 678-694.

Case 15 研究不正とオーサーシップの問題
―― STAP 細胞事案・大量論文ねつ造事案

伊吹友秀

キーワード：研究不正、ねつ造、改ざん、盗用、研究発表、オーサーシップ

> **ねらい**
>
> 　医科学研究の成果には、患者や市民の関心が高く、多くの期待がかけられている。国も各種の施策を通じて研究を推進し、多くの公費を投入している。一方、こうした成果は、研究者自身の地位や名声にもつながるため、研究者には、研究の「成功」を取り繕うべく、逸脱した行為に及ぶ者も皆無ではない。研究不正はそれ自体、決して新しい問題ではない。しかし、昨今では、研究者が不正に及んだ事例が次々と明るみに出る中で、研究者間のみならず社会からも一層注目される話題になりつつある。ここで扱う2つの事案は、なかでも代表的なものとして記憶に新しい。研究不正に該当する行為とは何であるのかを学び、研究不正が起きる背景的要因、対応策を考える。

1　事案の概要[1]

ケース1：STAP 細胞事案
(1)　研究成果の発表

　2014年1月、理化学研究所（以下、理研）は、体細胞に強い刺激を与えることで細胞を初期化させる新規の多能性細胞、いわゆる STAP 細胞（刺激惹起性多能性獲得細胞、stimulus-triggered acquisition of pluripotency cell）の作製に同研究所の研究者らが成功したことを大々的に公表した。この成果は、Nature 誌に Article 記事と Letter 記事との2編の論文として掲載された。同発表は、再生医療に新しい選択肢を提供するのみならず、細胞の初期化のメカニズムを解明する重大な発見として大きな注目を集めた。そのうえ、論文の筆頭著者であり、同研究において主要な役割を果たした X が若手女性

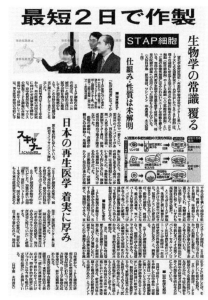

図1　左：STAP細胞の作製成功を報じた新聞記事（読売新聞2014年1月30日紙面より）。右：研究成果の公表以降の事案の流れ。文部科学省・平成27年版科学技術白書（11頁「STAP論文問題に係る対応の流れ」）をもとに作成。

研究者[1]であったこともあり、マスコミによる報道が過熱した。

---

1) 本稿にでてくる事案の中には、当事者や関係者の主張が出版・公表されているものもあるが、それらにおいて相互の認識や見解には矛盾や齟齬がある部分もある。しかし、本稿の第一義的な目的は事案の真相（不正の有無）について詳らかにすることよりも、あくまでも、これらの事案から研究倫理を考えるうえで必要な示唆を得ることである。そのため、事案の概要については、主として研究機関等の調査委員会がまとめた下記①②③の報告書に基づき、必要に応じて、当事者や関係者の主張についても触れることとする。
①研究論文の疑義に関する調査委員会「研究論文の疑義に関する調査報告書」平成26年3月31日（http://www3.riken.jp/stap/j/f1document1.pdf、2018年3月8日最終閲覧、以下同じ）
②研究論文に関する調査委員会「研究論文に関する調査報告書」平成26年12月25日（http://www3.riken.jp/stap/j/c13document5.pdf）
③日本麻酔科学会／藤井義隆氏論文調査特別委員会「藤井義隆氏の論文に関する調査報告書」2012年6月28日（http://www.anesth.or.jp/news2012/pdf/20120629_2.pdf）

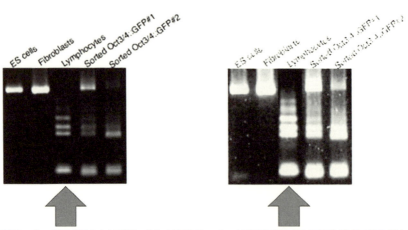

図2　左：論文(図1左)で用いられた画像の一つ。矢印(著者追加)の部分が「切り貼り」の疑いが指摘された個所。右：左の写真情報を調査委員会がより詳しく解析したもの。背景が他のレーンと異なって見える。調査の結果、この写真は二つの異なる画像を併せてできたものであり、加えて縦横の比率の変更や一部の内容の加工がなされたことも認定されている。画像提供：理化学研究所。

(2)　不正疑惑の浮上と調査、論文の撤回

　事態が変わり始めるのは、その1週間後くらいからである。論文中に登場する画像の不自然さ等についてインターネット上での指摘が現れ始めた。そのため、同年2月には理研も科学的な事実の検証を行うことを発表した。その後、研究者らは論文中の画像データの取扱い等について、故意ではないミスがあることを認め、論文の訂正を Nature 誌に求めた。ただし、この時点でも研究者らは、研究の成果自体には何ら問題はないと説明していた。

　このような状況において、当初とは打って変わって、マスコミや社会からは研究者らに対する疑念の声やさらなる説明を求める声が相次いだ。そして、同年3月31日、理研は Nature 誌の Article 記事中に、画像のねつ造と改ざんと判定される個所があると結論づけた（脚注1の報告書①）。具体的には、二枚の別々の電気泳動の画像を合成して一枚の画像に見せかけている個所（**図2**参照）と由来の不確実な画像を使用している個所が、研究における不正行為であるとされた。また、理研は、Xが単独で研究における不正行為を働いたとし、共同研究者として論文に名を連ねていた指導的な立場にある研究者らについては、データの正確性や正当性の確認を怠った点に問題はあ

るものの不正行為には関与していなかったとした。

この結果を受け、すべての研究不正の責任があるとされた X は、調査結果に不服があるとして申し立てを行った。しかし、同年 5 月、理研は再調査の必要はないとし、論文の撤回を研究者らに勧告した。この際に、画像の不正な処理が故意に行われたものであったのか、単なるミスであったのかが、X と理研との間での争点ともなった。

共同著者間でも論文の撤回に関する意見の相違などがあったが、最終的には同年 7 月になって Nature 誌に掲載された 2 編の論文は撤回されることになった。

(3) 研究成果そのものへの疑惑

しかし、論文を撤回した後になっても、再現実験の成功例が報告されなかったことなどもあって、一連の研究へのさらなる疑義が巷間を賑わした。今度は単に画像処理の問題だけではなく、STAP 細胞の存在そのものに疑いのまなざしが向けられることになった。

理研はこの問題について検討するために、再度調査委員会を組織し、数か月に及ぶ調査を実施したうえで、同年 12 月に最終的な調査報告書をまとめた（脚注 1 の報告書②）。その中では、STAP 細胞の増殖率に関する図について、これを測定するための実験が行われた記録がない点、および、得られたデータの一部を仮説に合うように恣意的に選別しデータの誤解釈を招いている点などについて、さらなる研究の不正があったとした。くわえて、STAP 細胞による現象とされたものの多くは、既に多能性があることが知られていた ES 細胞（胚性幹細胞：embryonic stem cell）が混入していた可能性が高い、あるいは、そのように考えると説明がつくとされた。つまり、これらの論文で報告された細胞の多能性を示す特徴の多くは、STAP 細胞という新しい細胞により観察されたものではなく、既存の ES 細胞が何らかの方法で混入したことにより観察されたのではないかと推測されたのである。結果として、理研は「STAP 論文は、ほぼすべて否定されたと考えて良い[2]」と結論づけた。ただし、（仮に事実だとして）ES 細胞の混入が、研究結果を不正に

---

[2] 前掲注 1）報告書② 30 頁。

操作するために故意に行われたものなのか、それとも、単なるミスによるものなのかについては、不正と断定するに足りる証拠はないとした。

(4) 博士号学位の取消し

この問題について検証が進んでいる最中に、X の博士論文についても、研究不正の疑義が指摘されるようになった。同博士論文の第1章のうち、約20ページが、米国国立衛生研究所（NIH）が一般向けに幹細胞について説明しているWebページの丸写し（いわゆるコピペ）であり、学術論文に求められる適切な引用の記述も示されていなかったことが判明した。このような疑義を受けて、2014年3月、X の博士号学位を認めた早稲田大学は、X の博士論文について調査をしていることを公表した。

上述の疑義について、X 自身も博士論文の提出の際の手違いで草稿段階のものが提出されたことを認めた。早稲田大学の調査委員会もその主張を受け入れた上で、一度授与された博士論文の取り消しまではできないとした。しかし、このような調査委員会の判断については、多くの批判が噴出したこともあり、早稲田大学は調査委員会の判断を受け入れずに、当該研究者の博士号の取り消しを決定した。一方で、大学側の研究指導や学位審査体制の不備も認め、1年間の時限付きで博士論文の再提出を認めるとの決定を下した。その後、期限までの間に博士論文が再提出されることはなかったため、最終的にX の学位は取り消されることとなった。また、この事件の余波を受けて、X の博士論文だけでなく、早稲田大学で X が在籍していた大学院（先進理工学研究科）全体でも博士論文の再調査が行われた。

ケース2：大量論文ねつ造事案
(1) 論文ねつ造の疑惑と調査

2011年7月、Anaesthesia 誌をはじめとする、麻酔科・外科系の複数の国際学術誌の編集者らから東邦大学に対して、同大学の麻酔科の准教授であった麻酔科医 Y の研究に関するデータのねつ造等について調査するよう依頼がなされた。依頼を受けた東邦大学の調査によって、Y が牛久愛和総合病院で行った8本の論文に関する研究について、本来、研究を実施した機関の倫理審査委員会の審査と承認を受けて実施しなくてはいけない研究であったにもかかわらず、東邦大学でも当該病院でも倫理審査を受けていなかったこと

が発覚した。この調査結果を受けて、Yは東邦大学を諭旨退職となった。

しかし、事態はこれで収まらなかった。Yが関与した論文については2000年前後より研究データのねつ造が疑われており、Anaesthesia誌では、引き続きYの研究に関して疑義を呈する記事が発表された。その記事によれば、Yの発表してきた168本の論文を統計学的に分析すると、研究対象者の基本属性（年齢、血圧等）の分布が明らかに不自然であるとされた[3]。

これを受けて日本麻酔科学会は、Yの発表した論文の疑惑について調査を開始した。その調査委員会は、Yが所属した大学や病院、および、Y本人や共同研究者（とされた人々）に聞き取り調査等を実施した。その結果、対象となる212本の論文を調査したところ、ねつ造がないと認定されたのが3本、ねつ造ありと認定されたのが172本、判定不可能であったものが37本と報告した（脚注1の報告書③）。調査によると、ねつ造は1993年から断続的に行われており、ねつ造研究の種類も動物実験から人を対象としたランダム化比較試験まで多岐にわたっていた。ねつ造の程度については、初期には実際の研究が行われていた形跡はあったものの、後期には多くの研究において研究対象者すら1名も実在せず、研究が全く実施されていないものが大半であったという。調査委員会は、このようなYの研究のねつ造のさまを、「あたかも小説を書くごとく（原文ママ）、研究アイディアを机上で論文として作成したものである[4]」と述べている。

(2) 大量ねつ造が可能だった理由

なぜ、ここまで長期に、そして、これほど大量に研究のねつ造が可能だったのかということについても、調査委員会は言及している。Yは、自分が所属している施設に対して、それ以前の勤務先の病院やアルバイト先の病院でデータを収集しているように装っていた。また、論文にも、実施施設や実施期間、審査を行った倫理審査委員会の名称等を明記しなかった。このため、長期にわたってねつ造が発覚しにくくなったと調査委員会は判断している。

さらに、論文のデータのねつ造だけではなく、研究に必要な倫理審査等の

---

3) John B. Carlisle, The Analysis of 168 Randomised Controlled Trials to Test Data Integrity. *Anaethesia* 2012; 67(5); 521.
4) 前掲注1）報告書③10頁。

手続きを受けたことすらなかったという問題（そもそも大部分の研究は研究自体が行われていないが）や、研究対象者からのインフォームド・コンセントを取得した記録が書面で一切残っていない問題（Y は口頭でのインフォームド・コンセントを取得したと主張したが、こちらも研究自体が行われていない場合には取得のしようがない）などの倫理的な問題も同時に発覚した。

　報告書では、研究データのねつ造は Y 単独の判断で行われており、大半の共著者らは関与していなかったとしているが、何人かの共著者には問題点も指摘された。例えば、Y とは一切協力して研究を行ったことがないにもかかわらず、38 本の論文で共著者に名を連ねていた研究者がいた。この研究者と Y は、互いに業績を増やすことを目的として、お互いの論文の著者として名前を入れ合うとの約束を結んでいたのだという。他にも、数年間にわたり Y の上司であった医師は不正に気付いていた可能性があったとし、看過していたのだとすればその責任は重いと、報告書は指摘している。

2　論点の解説

(1)　「研究不正」の基本理解
ねつ造・改ざん・盗用

　これら 2 事案のように、2010 年代に入って以降、研究の不正事例がしばしば社会的な話題となった。こうした状況を受けて、2014 年 8 月に文部科学省は「研究活動における不正行為への対応等に関するガイドライン」（以下、文科省ガイドライン）を改めて策定した[5]。同ガイドラインによれば、研究不正とは、「研究者倫理に背馳し、上記 1〔引用者註：研究活動〕及び 2〔引用者註：研究成果の発表〕において、その本質ないし本来の趣旨を歪め、科学コミュニティの正常な科学的コミュニケーションを妨げる行為にほかならない」（4 頁）とされる。特に、このガイドラインでは、ねつ造（Fabrication）、改ざん（Falsification）、盗用（Plagiarism）を「特定不正行為」として特別に規定している。なお、これらの研究不正は、その英語の頭文字をとって FFP とも呼ばれる。

---

[5]　文部科学大臣決定「研究活動における不正行為への対応等に関するガイドライン」2014 年 8 月 26 日（http://www.mext.go.jp/b_menu/houdou/26/08/__icsFiles/afieldfile/2014/08/26/1351568_02_1.pdf）。

「ねつ造」とは、「存在しないデータ、研究結果等を作成すること」(10 頁)である。例えば、Y の論文のように、実際には行われていなかった研究の結果を、あたかも実施した研究結果のように記述する行為がねつ造にあたる。

「改ざん」とは、「研究資料・機器・過程を変更する操作を行い、データ、研究活動によって得られた結果等を真正でないものに加工すること」(10 頁)である。STAP 細胞事案のような画像データの不適切な加工は改ざんとみなされる。ただし、画像データの処理の方法については、研究分野や投稿雑誌によって判断基準やルールにも相違があるため、どの程度の加工が改ざんかを判定するのは容易ではない場合もある。画像データに限らず、自身に都合の悪い研究データを書き換えるような行為も改ざんにあたる。ディオバン事案(本書 **Case 13** 参照)の行為などが代表的であろう。

「盗用」とは、「他の研究者のアイディア、分析・解析方法、データ、研究結果、論文又は用語を当該研究者の了解又は適切な表示なく流用すること」(10 頁)である。STAP 細胞事案の X の博士論文については、この盗用が問題になっていた。海外では、過去にあまり著名でない学術誌から論文をそのまま盗用し、自分の名前に書き換えて別の学術誌に投稿した者もいた[6]。あるいは、研究論文ではなく、大学生の課題レポートなどであったとしても、適切な引用のルールを守らない場合には、盗用という研究不正への第一歩を踏み出しているといえるだろう。

研究不正の本質

なぜ、これらの行為は厳しく批判されるのか。それは、文科省ガイドラインの第 1 節の考え方からも読み取れるが、これらの行為が研究活動という学問的な知の実践を崩壊させる恐れがあるからである。研究活動が、数多の研究者が時代を超えて積み重ねた知識のブロック塀の上に新たにもう一個のブロックを積むような営みであるとすれば、ねつ造や改ざんは、上に新しいブロックを積めば壊れてしまうような張りぼてのブロックを載せる行為である。結果として、研究分野全体の方向性を誤らせることになり、以後の多くの研究者らに無駄な労力を浪費させることになる。また、盗用は、すでに積

---

6) W. ブロード＝N. ウェイド (牧野賢治訳)『背信の科学者たち』第 3 章 (講談社、2006) に詳しい。

み上がったブロック塀から下方のブロックを引き抜いてきて、まるで自分が初めてそのブロックを作ったかのようにブロック塀の最上段に乗せる行為であり、これもまた塀全体を壊しかねない行為である。くわえて、盗用された側からすれば、自分自身が労力や才能をかけて生み出した研究のクレジット（著作者名）が適切に表記されず、自分自身の研究に対する評価を不正に貶められることにもなりかねない。

　さらには、FFPのような研究不正は、学問や研究の枠を超えて社会の側にとっても不利益となる。文科省ガイドラインも「厳しい財政事情にもかかわらず、未来への先行投資として、国民の信頼と負託を受けて国費による研究開発を進めている」（1頁）と述べているように、医科学研究の成果の少なくない部分が国費を使った研究によるものである。そのうえ、研究不正が生じた場合には、公的、私的にかかわらず多くの人的、金銭的資源がその不正の調査等に割かれることもある。くわえて、医科学知識の社会における公共財的な意義を考えた場合には、個人が研究不正に手を染めることは単に一個人の問題にとどまらない。すなわち、医科学研究の成果は、それを達成した者個人にとっての（手柄という）価値を超えて、その成果を広く社会で共有し、理想的にはその恩恵をすべての人が受けられるべきである。そのため、こうした成果に不正がある場合には、間違った知識や技術が広く社会に伝搬して、多くの人に害をもたらす恐れもある。

(2) その他の問題行為と不適切なオーサーシップ
その他の問題になりうる行為

　今日、狭義の研究不正は上記のねつ造・改ざん・盗用を指すが、研究の公正さを損ないかねない行為[7]は他にも存在する。たとえば、研究資金等の出資者に配慮して研究の成果がゆがめられたり、拡大解釈されるといった、いわゆる利益相反のような行為や、研究費公募の応募書類に業績を水増しすることや論文投稿の際の査読における不正[8]も存在する。研究室内での上下関係を利用したパワハラも問題になることがあるが、このような権力関係にある人間関係の中から組織ぐるみで（狭義の）研究不正に手を染めていたケー

7）　英語では、これらをQRP（Questionable Research Practices）と総称することもある。

スもしばしば明るみに出ている[9]。

また、本稿が取り上げたどちらの事案でも問題となったが、研究に関連する資料（実験ノートや研究の記録等）を適切に保管していないことも、問題になりうる。記録の保管それ自体が研究の重要な一部であることに加えて、適切に保管されていないと研究不正の嫌疑がかけられた際に自身の潔白を証明することが難しくなってしまう。

不適切なオーサーシップ

さらに、誰が論文の著者になるべきかの問題、いわゆるオーサーシップの問題も研究活動の中ではしばしば生じる。（その善し悪しはともかく）研究者の評価が書いた論文の数や質で大部分なされている慣行がある以上、論文の著者として名前が掲載されるか否かは研究者にとっての死活問題となっている現状がある。そのため、オーサーシップをめぐる問題は、被験者保護の問題や、(1)で見たような狭義の研究不正の問題よりも、研究者にとって身近な問題であると言えよう。例えば、米国医療物理学会の会員に対する調査では、被験者保護に関する問題の存在について「直接的に聞いたことがある」と答えた者は5％程度であり、盗用の問題については20％程度であったのに対して、オーサーシップの問題については40％程度に上った[10]。

上記のYの事案において、Yとお互いに論文に名前を入れあう約束をしていた共著者が存在していたことは既に指摘したが、これは「ギフト・オーサーシップ」と呼ばれる問題の典型である。ギフト・オーサーシップは、ギ

---

8) 例えば、自ら架空の研究者を作り上げ、その人物を自身の論文の査読者（論文の掲載の可否を審査をする者）に指定することで、自分で自分の論文の審査をした者などもいた。このようなことをしてしまうと、本来第三者による公平な審査を前提としている科学研究の査読システムの根本が崩され、査読が全く無意味なものになってしまう恐れがある。W. ブロード＝N. ウェイド・前掲注6）334頁を参照。

9) 例えば、東大の分子細胞生物学研究所のある研究室で起きた一連の研究不正に関しては、このような組織ぐるみのかかわりが指摘されている。東京大学科学研究行動規範委員会「分子細胞生物学研究所・旧加藤研究室における論文不正に関する調査報告（最終）」2014年12月26日（http://www.u-tokyo.ac.jp/content/400007786.pdf）。

10) Naim Otzturk et al. Ethics and Professionalism in Medical Physics: A Survey of AAPM Members. *Med. Phys.* 2013: 40(4); 047001.

フト（＝論文の著者として掲載されること）を受け取る側から見れば、研究に貢献していないにもかかわらず、著者としての功績だけを得ようとする行為である。一方で、ギフトの贈り手側から見れば、ギフトを贈ることによって人間関係の円滑化を図ったり、あるいは、特定の著者の名前が入ることで論文の査読が通りやすくなったりすることなどのメリットがある。STAP 細胞事案の X が主導した研究についても、世界的に著名な研究者が著者に名を連ねたことで、Nature 誌のような一流科学雑誌での掲載に結びついたとの見方もある。このようなケースでは、不正発覚後の調査に際して、自分自身はあまり研究に関わっていなかったと証言する研究者もいる。しかし、このような発言をする研究者は、ねつ造や改ざんへの関与について潔白を証明したことになるかもしれないが、一方で不適切なオーサーシップの問題に自身が関与していることを自白をしていることにもなる。

　研究室ごとや研究分野ごとの慣例もあり、どこからがギフト・オーサーシップとして問題となるのかについては、必ずしも明確な線引きがあるわけではないものの、医学系の研究分野に関しては、国際医学雑誌編集者委員会（International Committee of Medical Journal Editors＝ICMJE）の定める基準が、一応存在する。ICMJE によれば、①研究の着想／デザイン、あるいは、データの取得／分析／解釈への重大な貢献があること、②論文の執筆、あるいは、知的な内容に対する重要な改訂に貢献していること、③発表原稿に対して最終的に同意していること、④研究のあらゆる部分の正確さまたは完全さに関する疑問が適切に調査、解決されるように、研究の全側面について説明できることに同意することが、著者としての資格を得るための条件とされる。

　一方で、これらの資格を満たしながらも著者として名前が論文に明記されない場合にも、別のオーサーシップの問題がある。これを「ゴースト・オーサーシップ」という。この問題は、2つのパターンで問題となる。一つは、研究室や学会の力関係の中で、本来であれば正当な評価を受けるべき人間がそれを得られない場合である。これは、一種のアカデミック・ハラスメントにも値する。もう一つは、著者に値するような貢献を果たした者が、著者として表に出ないことによって利益相反が隠ぺいされる場合である。例えば、本書 **Case 13** のディオバン事案のようなケースで、製薬会社の社員が自社の商品に関連する研究で統計解析などを担当していたにもかかわらず、著者として名前が明記されなければ、当該研究における利益相反関係が隠ぺい

されてしまう恐れがある。

　これらの他にも、自分の発表済みの論文を別の論文で使い回して二重の業績をあげる「自己剽窃・二重投稿」や、本来一つの論文で事足りる研究を何本にも分けて論文化して業績を水増ししようとする「サラミ論文」も、オーサーシップの問題の一類型と考えることができる。

3　教訓と課題

(1)　研究不正の防止

　本稿で取り上げた2事案などの影響もあり、近年、わが国においても研究不正への対応が声高に叫ばれるようになった。そして、そのような人々の声が、医科学研究の規制に幾ばくかの影響を与えたのかもしれない。例えば、従来、医科学研究を規制するための行政指針においては、被験者保護の観点が最重要視されてきたが、2014年に公布された「人を対象とした医学系研究に関する倫理指針[11]」では、研究不正等の問題に対する対応が新たに盛り込まれた。

　具体的に指針に盛り込まれたのは、研究倫理に関する教育、研究に関わる資料や記録の保管、不正の疑いに対する倫理審査委員会の調査権限の明確化などである。研究者に対する倫理教育は従来から求められてきたが、同指針のガイダンスには、そのような教育対象の中に研究不正やその他の研究の公正さを損ないかねない行為（利益相反等）についても含めることが明記された（同ガイダンス42頁）。

　また、文科省ガイドラインに基づき、実際に大学等の各研究機関が、どのような取り組みを行っているのかについても調査がされている。平成27年度の調査によれば、87％の研究機関が研究不正を事前に防ぐための組織的な取り組みをしていると回答している一方で、そのような教育の受講を義務付けている機関は57％にとどまっているという[12]。こうした取組みに積極的な機関の比率を高めていくことが重要であることに異論はないだろうが、もちろん、それだけであらゆる研究不正等がなくなるわけでもない。

---

11)　平成26年12月22日文部科学省・厚生労働省告示第3号。
12)　文部科学省／科学技術・学術政策局人材政策課／研究公正推進室「平成27年度履行状況調査の結果について」2016年3月29日（http://www.mext.go.jp/a_menu/jinzai/fusei/1368869.htm）。

上記の規制に加えて、人間の心理的なメカニズムや、研究者のおかれた社会的状況等も勘案したうえで、より有効な研究不正の防止策が練られていく必要があるだろう。プレッシャーを感じた研究者が不正をはたらく事例自体は決して新しいことではない。例えば、1980年代に人工心臓の動物実験で生存期間の当時の世界記録を更新したと主張した研究において、研究結果をねつ造した広島大学の教授は、研究費獲得への焦燥感が不正の誘因になったと語った[13]。安定的な研究財源が縮小され競争的資金が増えている昨今の研究者らの置かれた状況を考えると、研究者を不正の誘惑から遠ざけることはより一層難しくなっているのかもしれない。そのような向かい風の中であろうとも、有効な教育方法や動機付けを高めていくための方策が求められている。真理を追い求めるはずの研究者がどうして研究不正に手を染めてしまうのか、どうしたらそれを防ぐことができるのかについて、研究者が置かれた状況や立場に注目して実証的に研究し、それを実践に活かすことが、研究不正を防ぎ、また研究者を守る観点からも重要となろう。

　また、社会の側も研究不正をめぐる問題とどのように向き合うべきなのかを考えていく必要があるだろう。とりわけSTAP細胞事案の時には、マスコミによる報道が過熱し、同時にネット社会もこの問題に大きな関心を寄せた。しかし、そのような報道の過熱やネット社会の監視が新しい研究不正の抑止力になっているのか。仮に、抑止効果があったとしても、そのメリットは、過熱する報道やネット社会の関心がもたらす弊害と比べて十分に妥当なものであるのか。例えば、あまりにも報道やネット社会による追及が行き過ぎれば、研究者に対する執拗な、しかも、家族の問題など研究とはあまり関わりのない詮索によるプライバシーの侵害や憶測による誹謗中傷、あるいは、それらを過度に恐れて研究者が委縮することなども予測される。こういった点についても適切な検証や研究が必要な問題であるといえよう。

(2) **研究不正の検証**

　研究不正があったのではないかという疑義が生じた際には、不正の有無を適切に検証する必要がある。**2**(2)でも触れたように、研究の記録の保存が義

---

13) **第3部の事案の要約25番**を参照。

務付けられたのは、この点に鑑みてのことである。過去には十年経ってから不正の嫌疑が晴らされたケースなどもあり、不正の検証は非常に困難なものである。

　研究不正の検証には、単なる事実関係の確認以外に困難な点がある。その一つは、「故意」の認定の問題である。文科省ガイドラインは、研究不正と断定される要素として、「故意または研究者としてわきまえるべき基本的な注意義務を怠ったこと」(10頁)を挙げている。ただし、「故意」という個人の内面を検証することは当然容易ではないため、本人の証言以外でこのような故意をどのように検証して認定するのか、というのは難しい問題である。

　また、STAP細胞事案について、Xはそれが故意でなかった、したがって「研究不正」に該当しないことを主張したが、この文科省ガイドラインに照らせば、そのような考え方も適切ではない。上記の基準によれば、それらの行為が故意になされたものでないとしても、「研究者としてわきまえるべき基本的な注意義務を著しく怠った」場合には、研究不正に該当するとみなされる可能性があるためである。しかし、故意の有無の検証よりは客観的に検証が可能であろうとはいえ、注意義務の範囲、言い換えれば、標準的な研究者であればクリアすることが要求されて然るべきレベルを確定することもまた難しい。そのような注意義務の範囲を確定する作業は、疑義がかけられた者、そしてそれを晴らそうとする者にとって、過大な負担になるという危惧もある[14]。すなわち、一度疑義をかけられた者が、自分は十分に注意義務を果たしたと主張したとしても、実際にミスが存在する場合にはその主張の妥当性を他者に認めさせることは決して容易ではないだろう。こうしたミスは、特に研究歴の浅い者を中心に、全ての研究者において生じる可能性がある。

(3)　オーサーシップをめぐる取り組み

　研究不正を防ぐ一つの手立てとして、オーサーシップの基準の厳格な運用、すなわち論文の著者になれる条件について現行の慣行よりも厳しい基準を用いるべきだという主張もある。山崎は、著者の数が増える傾向にある近

---

[14]　井上悠輔「研究不正と研究者の注意義務――「不正ガイドライン」とその先」薬学図書館60巻3号205-212頁 (2015)。

表1 オーサーシップをめぐる囚人のジレンマ状況

	厳格な基準の適用(他の人)	いい加減な基準の適用(他の人)
厳格な基準の適用(自分)	✓社会の信頼↑ ✓「著者」の価値↑	✓社会の信頼↓ ✓相対的評価↓
いい加減な基準の適用(自分)	✓社会の信頼↓ ✓相対的評価↑ ✓(研究不正に巻き込まれる危険性↑)	✓社会の信頼↓ ✓「著者」の価値↓

年の医科学研究論文の傾向に警鐘を鳴らし、論文の著者に名を連ねる者が増えようとも、研究や論文執筆に対する一人当たりの責任意識が希薄化してはいけないと主張している[15]。オーサーシップの基準を厳格に運用することで、一人一人がきちんと論文を確認することになれば、引用におけるミスやデータの誤記、あるいは、共著者の中の誰かがこっそり行った不正行為を見抜くことできる、または、その可能性は高まるはずである。

　ある研究者が、自身でオーサーシップの基準を厳格に用いるかどうか、そこには一種のジレンマが存在する。例えば、「囚人のジレンマ」という考え方を用いるなら、次のような状況があると言えるだろう（**表1**参照）[16]。すなわち、厳格なオーサーシップの基準を全ての研究者に適用することは、研究や研究者に対する社会の信頼が得られ、なおかつ、論文の「著者」であることの価値も上がるため、最善の状況となりうる。しかし、周囲の研究者がオーサーシップの要件をいい加減に適用して、著者として名前を連ねることができる範囲を広く捉えているのに、自分だけが厳しい基準に則って自分の著作への参加範囲を狭くした場合、研究や研究者に対する社会の信頼が損なわれる上に、自分だけ研究業績が積み上がらず、結果的に自身の相対的な評価も下がることになる。反対に、他の人が厳格に基準を運用している中にあって、自身についてはいい加減な基準を持ち出して、関与した自著の数を増やせば、自身の研究業績は相対的に多くなって見え、相対的な評価は上がるだろう。

---

15) 山崎茂明『科学者の発表倫理』（丸善、2013）。
16) 「囚人のジレンマ」とは、相互に協力した方が利益が大きくなる状況で、一方が他方を裏切ることで（協力した場合よりも小さいとしても）利益を得られる場合に、双方が互いに裏切ることで結果的には双方ともに損をするというジレンマ。David Shaw, Prisoner's Dilemmas: Authorship Guidelines and Impact Factors: Between a Rock and a Hard Place. *EMBO Reports* 2014: 15(6); 635.

なお、基準をいい加減に適用して業績の数を増やすことは、責任を負いきれない研究論文にまで自分の名前を入れることによって、研究不正に巻き込まれるリスクをも上昇させている側面があることは注目されるべきである。実際、本稿が取り上げた両事案においても、共著者となった研究者には、研究不正に直接的に関与していない（とされる）といえども、研究の進行と執筆に関する一定の責任が問われた。同様に、研究不正にかかわっていないことが認定されながらも、そのような不正を犯した研究の共著者となったことで処分が下されたような事例も存在する。例えば、iPS 細胞から作成した心筋細胞を世界で初めて人に投与したとする研究が、後にねつ造だったことが明らかになった事案では、当該研究者の大学院時代の指導教員で、この事案を含め、その後の論文の共著者として名を連ねていた研究者が、不正には関与していないと認定されたにもかかわらず、所属研究機関からの懲戒処分を受けている[17]。「実際の研究に携わらず、研究内容等の検証を行うこともなく、論理的校正のみの検証を行っただけで共著者、特にラスト・オーサーとなったことや専門知識がない非専門分野であるにもかかわらず共著者として名を連ねていることは、研究者としてあるまじき行為と言わざるを得ない[18]」というのがその理由であった。このケースのように、ギフト・オーサーシップの問題においては、そのギフトに「毒」が入っている場合があることを各研究者が自覚し、自分の責任を負える範囲を超えて著者になることには少なからぬリスクがあることも認識する必要がある。

参考文献
山崎茂明『科学論文のミスコンダクト』（丸善、2015）。
黒木登志夫『研究不正』（中公新書、2016）。
ニコラス・ステネック（山崎茂明訳）『ORI 研究倫理入門』（丸善、2005）。

---

17) 東京医科歯科大学／森口尚史氏と本学の教員との共著論文に関する調査委員会「森口尚史氏と本学教員との共著論文に関する調査委員会報告書」2012 年 12 月 20 日（http://www.tmd.ac.jp/archive-tmdu/kouhou/houkokusyo.pdf）。
18) 同上 7 頁。

Plus One 4 日本における倫理審査委員会の誕生と展開

會澤久仁子

　医療機関では、患者の診療やケアだけでなく、それらを改善するため人間を対象とする研究（以下、研究）も実施されている。大学病院や、多くの公的病院、主な私立病院には「倫理委員会」が設置されており、その種類は、診療に関する倫理的方針を定めたり困難事例について検討する病院（または臨床）倫理委員会（hospital (clinical) ethics committee）と、研究の審査や監督を行う（研究）倫理審査委員会に大別される。ここでは後者の、研究に関する「倫理審査委員会」に注目する。倫理審査委員会が治験やゲノム研究等の種類によって複数の委員会に分かれている場合もあるが、研究者が、研究計画書を倫理審査委員会に申請し、許可された計画書に従って研究を実施するという流れは共通している。このような形式に至るまでどのような過程があったのだろうか。またこうした委員会の運営は現在、どのような問題に直面しているのだろうか。倫理審査委員会の誕生の経緯を振り返り、その意義と、現在の課題について考えてみよう。

　倫理審査委員会の起源は、米国の研究機関におけるピア・レビュー（同僚審査）とされる[1]。1960年代にH.ビーチャーなどによる非倫理的な研究に関する告発を受け、公衆衛生局は研究費受給機関に対して、被験者の権利と福祉を護るための委員会審査を求めた。さらにタスキギー事件の社会問題化を背景に、1974年に国家研究法により機関内倫理審査委員会（institutional review committee: IRB）が法制化され、委員会には人文社会系有識者や地域代表者（外部委員）、男女両性を含めることも義務づけられた[2]。このIRB方式は、世界医師会のヘルシンキ宣言東京改訂（1975年）の際、研究計画の「検討と、コメント、ガイダンスのために特別に任命された独立委員会」（independent committee）として登場し

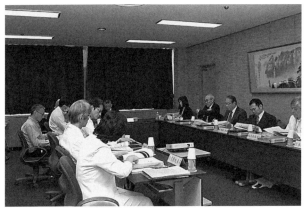
国立循環器病研究センター倫理委員会の様子（撮影は筆者）。

た。（後に、「倫理審査委員会」（ethical review committee、2000年改訂）や「研究倫理委員会」（research ethics committee、2008年改訂）と呼ばれている。）同時に、本宣言に従わない論文は不受理にすべきとする規定が置かれ、これが今日に至るまで踏襲されている。このように倫理審査委員会は、被験者保護の観点から研究計画を検討する組織として国際的に認知されており、同僚審査とともに、社会の複数の視点を含む第三者の関与が定められている。

　日本では、上記のヘルシンキ宣言東京改訂をきっかけに、また1968年の和田心臓移植事件（**第3部の事案の要約15番**、札幌医科大学が舞台）も影響して、1980年に設置された札幌医科大学臨床研究調整委員会が国内初の倫理審査委員会とされている（なお、これに先行する1976年、広島・長崎の放射線影響研究所は、米国政府から予算の半分を得ていたことから、人権擁護調査委員会を設置していた）。翌1981年には、東京大学医科学研究所倫理審査委員会が発足したが、当初は個別の研究計画について申請は行われていなかったという。

　続く1982年、体外受精卵（胚）の子宮内移植法について審議するため、徳島大学医学部に倫理委員会が設置された。この徳島大学の委員会は、先行する委員会とは異なり、委員会の構成や議論の透明性について日

本で初めて規定を設けた委員会として知られている。当時の関係者の手記をもとに、この経緯を振り返ってみよう。

当時国内で前例がなかった体外受精を実施するにあたり、徳島大学の森崇英産婦人科教授は、第三者を加えた客観的、社会的合意を得る手続が基本と考えた。なぜなら、上記の和田心臓移植事件の苦い経験と、体外受精には異常児の誕生への対応のような特別な論点もあったことから、従来の医師の良心と患者との信頼関係に基づく主観的、ヒポクラテス的倫理では限界があると考えたからである。

森は、こうした問題に対応すべく、次の5つの方式を検討した[3]。①私的諮問方式：有識者に意見を求めつつ実施責任者が決定する方式。②診療科レベルで実施基準を設ける方式：東北大学産婦人科教室が当時採用していた。③国内の専門家（学会や研究会）が実施基準を設ける方式：当時の日本産科婦人科学会幹部は時期尚早との考えであり、新設された日本受精着床学会も技術研修を目的とし、倫理問題を扱わない方針であった。④施設単位の審査委員会方式：大学（医学部）が議論の場を主催し、決定する形式。⑤国が審査機構を設ける方式：例えば、英国保健省がワーノック委員会報告書に基づき、ヒト受精・胚研究法を制定して設置したヒト受精・胚研究局がモデルになりえた。しかし、この中でも①や②は社会的な合意を得るためには不十分と考えられ、③も難航した。⑤についても国は消極的であった。④については、当時病院長をしていた斎藤隆雄教授に米国のIRBの見学経験があったことと、当時の文部省からもヘルシンキ宣言にもとづく倫理委員会設置の勧奨がなされたこともあり、斎藤病院長が委員会規則を起案し、教授会承認を経て、12月に医学部倫理委員会が発足した。

この委員会規則は、「人間を直接対象とした医学の研究及び医療行為（以下「研究等」という）において、ヘルシンキ宣言（1975年東京総会で修正）の趣旨に沿った倫理的配慮を図ることを目的と」し、学部外委員2名を含む8名の委員を構成要件とすることや、審議の公開について定めた。森教授の申請は、12月から翌1983年4月まで11回、女性3名を含む専門委員15名の意見を聴取して審議され、医療行為として対象者を限定し、安全確保のうえ、夫婦と子どものプライバシーに配慮するなど10

項目の条件付で承認された、大掛りな審査であった。そして、森教授らの計画は、同年8月、採卵8例目、子宮への移植6例目の試行で胚の着床に成功し、翌1984年3月に国内3例目の出産に至った。東北大学での国内1例目については情報公開のあり方が問題視されたのとは対照的に、徳島大学の手続きは、十分な研究準備と開かれた意思決定によって合意形成に寄与できた事例として評価され、日本産科婦人科学会の体外受精・胚移植に関する見解表明にもつながった[4]。一方、生殖技術のような新しい医療技術には本来、一研究機関の委員会で決定できない課題も多く、森ら関係者は当時から国の法律やガイドラインの必要性を訴えていた[5]。

ヘルシンキ宣言改訂に加え、徳島大学の倫理委員会が一定の評価を受けたこともあって、国内の他の医学部でも倫理委員会の設置が相次ぎ、1992年には国内の全80医学部に倫理委員会が置かれた。ただし、期待される機能はやや複雑であった。これらの委員会の設置規程を検討した当時の調査では、委員会の審議対象を「人間を対象とした医学の研究」に限定していたのは、調査対象となった47委員会のうち4委員会のみであり、その他の委員会は「医療行為」や「臨床応用」、「先進医療」も併記していた[6]。実際、これらの委員会で審査された課題には、体外受精や臓器移植、治験、放射線研究、遺伝子操作、宗教的輸血拒否などが挙げられており、研究と実験的治療だけでなく、臨床倫理の問題も含まれていた[7]。

90年代頃から、倫理審査委員会について国が基準を示す時代がはじまった。薬事法に基づく治験については、1989年の治験実施基準（旧GCP、1997年に省令化）により、治験審査委員会の設置が求められることになった。その他の研究についても、1990年代に起きた疫学研究や遺伝子解析をめぐる問題事例を踏まえ（**Case 9**参照）、これらの研究について一定のルールを求める声が高まり、研究領域ごとに国の倫理指針が作成され、研究機関の倫理審査委員会設置についても定められるようになった（**第3部の年表**参照）。こうした審査要件を含め、倫理指針の遵守が国の研究費を受ける条件とされたこともあり、医学部以外の主な病院でも機関の長の責任の下に倫理審査委員会を設置し、運営する体制が普及した。

こうして機関ごとに倫理審査委員会の設置が進むなか、その質の問題も

指摘されるようになった。そこでまず、委員会の審査能力向上のため、2008年から「臨床研究に関する倫理指針」により、倫理審査委員会の委員に教育研修の受講が求められるようになった。現行の「人を対象とする医学系研究に関する倫理指針」では「倫理的観点及び科学的観点からの審査等に必要な知識を習得する」ことが受講目的とされている。また、同じく2008年から、委員会運営についてチェックするため、委員会の手順書や委員名簿、議事要旨について国へ報告するとともに公表することが求められ、倫理審査委員会報告システムが整備された[8]。現在、指針に基づくものに限っても全国約1,700の倫理審査委員会が登録されているが、委員会の活動実態がなかったり、指針の要件に合わない審査をしたりする委員会の存在も指摘されている。こうした委員会の質の問題には、各機関の取り組みも重要であるが、その限界もある。例えば、医学部等の大規模研究機関では多数の研究課題の審査に追われ、本来必要な被験者保護の観点での議論に十分な時間や労力を割けているか不安がある。また、その他の学部や市中病院等では委員の確保や指針に沿った審査、研究の管理が難しくなっている[9]。

こうした観点から、機関を超えた倫理審査の効率化や役割分担の取り組みも行われている。欧州では機関内ではなく地域に倫理審査委員会を設置していることも参考に、自前で委員会を持てない小規模研究機関に限らず、研究機関の長が、共同研究機関や学会、NPO等に倫理審査を委託することが認められるようになった。また、近年の多施設共同研究の増加を背景に、一つの倫理審査委員会で共同研究を審査する一括審査も推進されている。2017年成立の臨床研究法でも、法が規定した医薬品等の臨床試験について国が認定した委員会による審査が義務づけられ、質の保証された委員会への審査の集約が目指されている。被験者保護と審査の質の確保は人を対象とする医学研究に共通の課題であり、こうした倫理審査委員会の役割分担や整理の動きは今後も進められるだろう。

1) Robert J. Levine, Institutional review board. In: Bruce Jennings editor in chief. *Bioethics*. 4th ed. Macmillan Reference USA; 2014: 1734.

2) 同上。
3) 森崇英『生殖・発生の医学と倫理——体外受精の源流から iPS 時代へ』32-38 頁（京都大学学術出版会、2010）。
4) 同上・69-83 頁および福本英子『生物医学時代の生と死』16-51 頁、65-85 頁（技術と人間、1989）。
5) 森・前掲注3) 65 頁、山口裕之ほか「徳島大学倫理委員会設立経緯の調査・インタビュー」2005 年 2 月 19 日（http://www.ritsumei.ac.jp/acd/gr/gsce/2005/0219.htm　2018 年 5 月 30 日最終閲覧、以下同じ）、斎藤隆雄『試験管ベビーを考える』14 頁（岩波書店、1985）。
6) 唄孝一「『倫理委員会』考—1—日本の大学医学部・医科大学倫理委員会（医と法と倫理—6—）」法律時報 61 巻 5 号 142-140 頁（1989）。
7) 岡本直正ほか編『医療・医学研究における倫理の諸問題』20-23 頁〔岡本直正ほか〕（東京医学社、1988）。
8) 日本医療研究開発機構「研究倫理審査委員会報告システム」(https://www.rinri.amed.go.jp/)。
9) 玉腰暁子（研究代表者）「疫学研究に係る倫理審査委員会の実態把握と臨床研究に係る倫理審査委員会等との比較研究」厚生労働科学研究費補助金・厚生労働科学特別研究事業（2014）。

第3部

わが国で起きた出来事

年　表

わが国で起きた事案の要約

わが国で起きた出来事
——主な事案と国内外の動き

　この第3部は、年表と国内の事案の要約の2つの部分から構成される。

　前者の年表部分は、「本書に収録した事案」と「国内外の主な出来事」に分かれる。「本書に収録した事案」は、第2部で扱った15のテーマについての事案（Case）と、それ以外にわが国で医学研究に関連して問題になった66の事案（事案の要約）を収録する。また、「国内外の主な出来事」には、それぞれの事案が起きた時期に国内外であった医学研究をめぐる主な動きや制度を示した。

　後者の事案を要約する部分は、分類番号と概要を示すタイトルに続いて、①問題の発生・発覚などの時期、②事案の内容や論点になったこと、③事案に関する資料の情報（他に明記しない限り、インターネット上の情報についてURLの最終確認は2018年7月6日）から構成される。

　ここに収録した66の事案は、医学研究の倫理的問題を論じる先行文献や資料を芋づる式に辿ったり、主要三大紙（朝日、読売、毎日新聞）の記事検索データベースで「人体実験」などをキーワードに検索したりすることを通じて集めた事案の中から、編者間の議論によって取捨選択したものである（すでに第2部でCaseとして扱った事案は除く）。それぞれの事案の問題の性質とその程度は様々であり、報道はされたが真相や詳細が明らかでないものや、研究倫理上の問題がないと判断された事案も含まれている点には注意されたい。また、医学研究に関連して一考に値すると判断した出来事について、参考資料として取り上げたものもある。

　　　　　　　　＊　　　　＊　　　　＊

年表
主な事案と国内外の動き

本書に収録した事案	国内外の主な出来事
1930年代以前	**1930年代以前**
・ハンセン病療養所における流産・中絶胎児の標本作成と保管（1924年～1956年：標本作成時期） 　→事案の要約1 ・旧日本軍による反人道的軍事医学研究の実施（～1945年） 　→Case 5内の年表参照	・アメリカ：連邦公衆衛生局の支援下で、黒人梅毒患者を対象としたタスキギー研究の実施（1932年～1972年） ・ドイツ：内務省「人体実験指針」公布（1931年）
1940年代	**1940年代**
・戦時中の捕虜を対象とした生体実験（1945年5月～6月：実験実施） 　→事案の要約2 ・原爆傷害調査委員会による被爆者調査（1947年：調査開始） 　→事案の要約3 ・囚人を利用した発疹チフス研究（1947年：研究開始） 　→PlusOne 2 ・学術研究目的でのレントゲン照射による強制不妊手術の承認（1949年：厚生省の通知発出） 　→事案の要約4	・戦時下での医師による被験者虐待の事例（戦中） ・「ニュルンベルグ綱領」（1947年） ・グアテマラ：アメリカ政府の主導による性感染症感染・治療実験（1940年代後半） ・日本：「薬事法」制定（1948年） ・日本：「優生保護法」制定（1948年） ・日本：「死体解剖保存法」制定（1949年） ・日本：ハバロフスク裁判において731部隊関係者が裁かれる（1949年）。その他、医師らによる戦争犯罪の一部が連合国により裁かれた。 　→Case 5及び事案の要約2を参照
1950年代	**1950年代**
・ロボトミー手術に伴う脳組織上乗せ採取（1950年） 　→Case 3の2(2)参照 ・精神疾患の患者に対する二硫化炭素の注射実験（1950年ごろ：実験実施、1983年6月：問題発覚） 　→事案の要約5 ・学童集団中毒の病源究明のための医学生実験（1950年10月：実験実施） 　→事案の要約6 ・ツツガムシ病感染実験事案（1952年11月～1956年1月：実験実施） 　→Case 6 ・名古屋市立乳児院収容児利用研究事案（1952	・James WatsonとFrancis CrickがDNAのらせん構造を発見（1953年→1962年：ノーベル賞受賞）。後にRosalind Franklinの研究成果（DNA結晶のX線解析データ）を無承諾で入手したことが問題になる ・アメリカ：ニューヨーク州承認下で、精神疾患児に肝炎ウィルスを投与する「ウィローブロック実験」が行われる（1956年～1980年） ・アメリカ：CIAによる、説明のない被験者への幻覚剤使用を伴うマインド・コントロール実験が行われる（1950年～1980年代） ・日本：「精神衛生法」制定（「精神病院法」と「精神病者監護法」の統合、1950年）

年開始)
　→Case 7
・肝炎患者の血液を用いた医師の自己注射実験（1954 年 4 月：実験実施）
　→事案の要約 7
・スモン薬害事件（第 2 次世界大戦前：販売開始、1955 年頃：適応拡大、1970 年：販売中止）
　→Case 12 の 3(1)参照
・クロロキン薬害事件（1955 年：販売開始、1974 年：販売中止）
　→Case 12 の 3(1)参照
・神戸医科大学乳児利用研究事案（1956 年開始）
　→Case 7
・膀胱がん患者に対する尿管切断・膀胱組織切除術（1956 年〜1968 年：実験実施）
　→事案の要約 8
・サリドマイド薬害事件（1958 年 1 月：薬剤販売、1962 年 5 月：出荷停止）
　→Case 12 の 3(1)参照
・造船作業工員に対する薬剤の安全性試験（1958 年 9 月：実験実施）
　→事案の要約 9
・博士号審査に対する謝礼金（1958 年〜1961 年：謝礼金の贈与・収受）
　→事案の要約 10

・日本：「らい予防法」制定（1953 年）

1960 年代

・小学校の児童を対象にした栄養研究（1960 年 11 月：研究実施）
　→事案の要約 11
・社員へのキセナラミン投与研究（1963 年 3 月：研究班発足）
　→Case 8
・C 型肝炎薬害事件（1964 年：フィブリノゲン製剤販売開始）
　→Case12 の 3(1)参照
・小中学校給食へのリジン添加についての大規模研究（1964 年〜1966 年：実験実施）
　→事案の要約 12
・医師によるチフス・赤痢菌投与事件（1964 年 9 月〜1966 年 3 月：投与期間）
　→事案の要約 13
・治験での精神疾患患者の死亡（1965 年ごろ：治験実施、1966 年 3 月：事件発覚）
　→事案の要約 14

1960 年代

・アメリカ：Stanley Milgram による服従実験（1961 年〜1962 年）
・世界医師会が「ヘルシンキ宣言」を採択（1964 年）
・アメリカ：Henry Beecher が 22 本の非倫理的医学研究を告発する論文を発表（1966 年）
・南ア：世界初の心臓移植手術（1967 年）
・日本：「医薬品の製造承認等に関する基本方針」公布（1967 年）

- 日本初の心臓移植の実施をめぐる議論（1968年8月：移植実施）
  →**事案の要約15**
- 非がん患者にがん細胞を投与した実験（1968年～1969年：実験実施、1969年10月：学会発表）
  →**事案の要約16**
- 乳児院における加工離乳食の実験的提供（1969年：実験実施）
  →**事案の要約17**
- けいれん新生児に対する侵襲的研究（1969年以降：研究実施）
  →**事案の要約18**

1970年代

- インシュリン・ブドウ糖負荷試験における患者の死亡（1970年3月：試験実施）
  →**事案の要約19**
- 白ろう病患者に対する侵襲的実験（1972年10月～11月：実験実施）
  →**事案の要約20**
- 薬害エイズ事件（1972年：非加熱製剤の輸入開始、1995年：地裁の和解勧告）
  →**Case 12の3(1)参照**
- C型肝炎薬害事件（1972年：血液凝固第Ⅸ因子販売開始）
  →**Case 12の3(1)参照**
- 札幌ロボトミー事件（1973年：手術実施）
  →**Case 3**
- ヤコブ病薬害事件（1973年：輸入販売承認、1997年：輸入販売規制）
  →**Case 12の3(1)参照**
- 消化酵素剤に関する動物実験データの改ざん（1975年：動物実験実施、1978年：製品販売開始、1983年：問題発覚）
  →**事案の要約21**
- 人工血液の製造承認申請に用いるデータの改ざん（1979年1月：人工血液使用、1980年5月：人工血液製造承認申請）
  →**事案の要約22**

1970年代

- アメリカ：連邦厚生省、被験者保護の連邦規則を制定（1974年、翌年に「全米研究法」に合わせて改正）
- 遺伝子組換え研究のリスク・ベネフィットを議論する「アシロマ会議」の開催（1975年）
- 世界医師会「ヘルシンキ宣言」東京改訂（1975年）
- 世界初の体外受精児 Louise Brown が誕生（1978年）
- アメリカ：「生物医学及び行動学研究の対象者保護のための国家委員会」が「ベルモント・レポート」を発表（1978年刊行）
- ICMJE（International Steering Committee of Medical Editors）：「Uniform requirements for manuscripts submitted to biomedical journals」公表（1979年、後の「Recommendations for the Conduct, Reporting, Editing, and Publication of Scholarly Work in Medical Journals」）
- 日本：日本学術会議「医薬品の臨床試験評価に関する体制の確立について」発表（1972年）
- 日本：放射線影響研究所（広島・長崎）に人権擁護調査委員会発足（1976年）
- 日本：国際人権規約A規約及びB規約を批准（1979年）
- 日本「角膜及び腎臓の移植に関する法律」制定（1979年）

1980年代	1980年代
・抗炎症剤の発がん性データの隠蔽と虚偽データに基づく承認申請（1980年8月：薬剤承認申請、1981年10月：不正発覚） 　→事案の要約23 ・新薬開発データのスパイ事件（1981年～1983年：窃盗・贈収賄行為、1983年7月：事件発覚） 　→事案の要約24 ・補助人工心臓の動物実験データの捏造（1982年：論文発表、1983年12月：不正発覚） 　→事案の要約25 ・製薬企業と大学研究者による新薬承認データの捏造（1982年11月：不正発覚） 　→事案の要約26 ・消炎鎮痛剤の多大な副作用例報告の懈怠（1952年：薬剤販売、1984年2月：不正発覚） 　→事案の要約27 ・統合失調症患者の中絶及び胎児脳解剖への同意強要（1984年2月：解剖・検査の実施） 　→事案の要約28 ・西ドイツでの日本人殺害事件から発覚した治験ツアー（1986年6月：治験参加、10月：殺人事件発覚） 　→事案の要約29 ・ソリブジン薬害事件（1986年11月～1990年2月：治験実施、1993年9月：薬剤販売開始、患者死亡） 　→Case 12 ・医学部生を用いた二日酔い防止薬無届け治験（1987年：治験実施） 　→事案の要約30 ・治験参加患者からの薬剤代金の不正徴収（1987年～1989年：治験実施） 　→事案の要約31 ・愛知県がんセンターでのプロトコル違反事案（1988年：治験実施） 　→Case 2 ・自治医大での死者試料の無断採取・保存事案（1988年：試料の採取） 　→Case 11	・アメリカ：連邦政府研究費に基づく研究成果についての発明特許権を研究者に認める「バイ・ドール法」制定（1980年） ・アメリカ：国家委員会（1978年参照）が関連省庁に共通の被験者保護の規則「コモン・ルール」を提案（1981年） ・アメリカ：William Broad と Nicholas Wade が多数の研究不正の存在を明かす「Betrayers of the Truth」を発表（1982年） ・CIOMS：「人を対象とする生物医学研究に関する倫理指針」発表（1982年） ・世界医師会「ヘルシンキ宣言」ベニス改訂（1983年） ・フランス：ミルオー事件、脳死状態の患者への薬物投与実験（1988年） ・フランス：「被験者保護法」制定（1988年） ・アメリカ：連邦厚生省が研究不正を調査する「Office of Scientific Integrity」と「Office of Scientific Integrity Review」を設置（1989年） ・アメリカ：NIHが助成を受ける全大学院生に責任ある研究活動の教育を受けることを要求（1989年） ・アメリカ：米国科学アカデミーが研究倫理教材本として「On Being A Scientist」を発行（1989年） ・日本：「医薬品の安全性試験の実施に関する基準」（通知GLP）発出（1982年） ・日本：徳島大学医学部に「倫理委員会」創設（1982年） 　→PlusOne 4 参照 ・日本：「医学及び歯学の教育のための献体に関する法律」制定（1982年） ・日本：「精神保健法」制定（＝「精神衛生法」の改正による、1987年） ・日本：「医薬品の臨床試験の実施に関する基準」（通知GCP）発出（1989年）
1990年代	1990年代
・死者由来試料の無断採取と保存（1990年：試料の採取）	・アメリカ：ヒトゲノム解析計画の開始（1990年） ・アメリカ：「Moore訴訟」、カリフォルニア州

- →事案の要約 32
- 副作用症例報告書の捏造と隠蔽（1990 年 9 月：薬剤の販売、1991 年 4 月：問題発覚）
  - →事案の要約 33
- 病気腎移植の実施の是非をめぐる議論（1991 年～2006 年：移植実施）
  - →事案の要約 34
- 降圧剤臨床試験をめぐる贈収賄、同意書偽造、副作用報告改ざん（1991 年 7 月～1993 年 11 月：治験実施、1994 年 11 月：事件発覚）
  - →事案の要約 35
- 降圧剤臨床試験をめぐる贈収賄事件（1991 年 12 月～1993 年 4 月：治験実施、1995 年 11 月：事件発覚）
  - →事案の要約 36
- 新薬開発のための共同研究実施に当たっての収賄事件（1993 年～1998 年：収賄期間）
  - →事案の要約 37
- 抗潰瘍薬の治療データ改ざんと収賄（1993 年 10 月～翌年 4 月：治験実施、1996 年 5 月：事件発覚）
  - →事案の要約 38
- 行政解剖と司法解剖の脳検体の研究無断転用（1994 年～1999 年ごろ：検体提供、2000 年：問題発覚）
  - →事案の要約 39
- 特養での家族同意なしのアルツハイマー治療薬治験（1995 年秋：治験開始）
  - →事案の要約 40
- 人体の不思議展における特殊加工遺体の商業的展示（1996 年～2011 年：複数件の開催期間）
  - →事案の要約 41
- 大学病院の医局内での新ホルモン剤投与実験（1996 年 5 月～6 月：実験実施）
  - →事案の要約 42
- 監察医務院による解剖後試料の無断採取（1997 年：試料の採取）
  - →Case 11
- 金沢大学医学部附属病院での無断臨床試験事件（1998 年：試験実施）
  - →Case 1
- 東京大学分子細胞生物学研究所での大量論文不正（1999 年以降：論文発表、2014 年：調査報告書公表）
  - →Case 15 の 2 (2)参照

- 最高裁判決が患者の細胞に由来する研究者の知財権を認める（1990 年）
- CIOMS：「疫学研究に関する倫理指針」発表（1991 年）
- アメリカ：「コモン・ルール」が 15 省庁の規則となる（1991 年）
- アメリカ：連邦厚生省に「Office of Research Integrity」(ORI) 設置（1992 年）
- CIOMS：「人を対象とする生物医学研究に関する倫理指針」改訂（1993 年）
- アメリカ：クリントン大統領が 1940～80 年代に行われた放射線実験の存在を公表・謝罪（1994 年、1997 年にはタスキギー事件についても謝罪）
- イギリス：「アルダー・ヘイ事件」、遺族の同意を得ずに保存されている大量の解剖臓器等の存在が明るみに（1999 年に表面化、実施時期は 80 年～90 年代）
- フランス：「被験者保護法」改正（弱者保護の強化、審査体制の改革など）（1994 年）
- WHO：「医薬品の臨床試験の実施基準に関する指針」を発表（1995 年）
- 世界初のクローン羊ドリーが誕生（1996 年）
- 日米欧三極での ICH による Good Clinical Practice が発表（1996 年）
- 世界医師会「ヘルシンキ宣言」サマーセット・ウェスト改訂（1996 年）
- Peter Lurie と Sidney Wolfe が発展途上国での HIV 母子感染予防研究における非倫理的な研究デザインに関して、NIH、WHO、国連などを告発する論文発表（1997 年）
- アメリカ：Craig Venter が Celera Genomics 社を設立し、ヒトゲノム解析計画を民間で始める（1997 年）
- 欧州評議会「オヴィエド条約」発効（1999 年、「生物医学研究議定書」が 2007 年に発効）
- アメリカ：「ゲルシンガー事件」、Jessie Gelsinger がペンシルヴァニア大学の遺伝子治療実験に参加中に死亡（1999 年）

- 日本：「医療法」改正により医療提供の理念を明記、「特定機能病院」を新設（1992 年）
- 日本：「遺伝子治療臨床研究に関する指針」「大学等における遺伝子治療臨床研究に関するガイドライン」発表（1994 年）

- 日本：「らい予防法の廃止に関する法律」制定（1996年）
- 日本：「母体保護法」制定（優生保護法の改正、1996年）
- 日本：厚生省「医薬品の臨床試験の実施の基準に関する省令（省令GCP）」制定（1997年）
- 日本：「精神保健福祉法」制定（1997年）
- 日本：「臓器の移植に関する法律」制定（1997年、同法改正 2009年）
- 日本：厚生省「手術等で摘出されたヒト組織を用いた研究開発の在り方」（黒川答申）発表（1998年）

2000年代

- 疫学研究における個人情報の収集の問題、遺伝子解析の無断実施（2000年前後）
  →Case 9のほか、大阪府吹田市や岩手県大迫町など
- 医師主導臨床研究に対する製薬企業の不適切な関与（2001年～2008年：試験開始から販促活動まで）
  →事案の要約43
- 昇圧剤の適応外使用臨床研究の無断実施（2002年1月～8月：研究実施、2002年9月：死亡事故）
  →事案の要約44
- イレッサ薬害事件（2002年7月：製造販売承認、2011年9月：被害公式発表）
  →Case 12の3(2)参照
- アルブミン製剤の製造承認データ不正（2005年～2007年：データ改ざん、2009年：不正発覚）
  →事案の要約45
- 倫理指針の施行前に開始された研究についての不十分な対応（2006年：計画改訂（1999年：計画開始））
  →事案の要約46
- 抗がん剤治験への参加に伴う損害賠償請求事件（2006年4月：治験薬投与日）
  →事案の要約47
- 国立循環器病研究センターLVAS治験事件（2007年春：治験実施、2008年春：死亡）
  →Case 4
- 補助人工心臓治験をめぐる損害賠償請求事件（2007年3月：手術実施）

2000年代

- 世界医師会「ヘルシンキ宣言」エディンバラ改訂（2000年）
- アメリカ：Celera社とヒトゲノム解析計画がともに99％のヒトゲノム解析の完了を公表する（2001年）
- EU：「臨床試験指令」制定（2001年）
- CIOMS：「人を対象とする生物医学研究に関する倫理指針」改訂（2002年）
- 韓国：「生命倫理及び安全に関する法律」の制定（2004年）
- フランス：「被験者保護法」改正（本人に益のある・ない研究の区分の廃止など）（2004年）
- イギリス：「人組織法」改正（2004年）
- イギリス：「臨床試験規則」制定（2004年、同じく同意能力のない人対象について2006年に規則）
- 韓国：ソウル大学の黄禹錫教授らによる、患者の体細胞に由来する細胞核の移植により作成したヒト胚性幹細胞の作成を報告した論文におけるデータ捏造（2005年）
- フランス：「メディアトール事件」、減量目的のために適応外処方されることの多かった脂血症治療薬の副作用により推定2000人の死者が出た（1976年～2009年販売、2007年に問題提起）
- アメリカ：世界医師会「ヘルシンキ宣言」ソウル改訂（2008年）
- CIOMS：「疫学研究に関する倫理指針」改訂（2009年）
- 日本：「ヒトに関するクローン技術等の規制に

- →事案の要約 48
- 多施設共同での大規模観察研究における指針違反（2007年～2014年：研究実施）
  - →事案の要約 49
- カフェイン併用療法臨床試験の指針違反（2008年～2014年：試験実施）
  - →事案の要約 50
- 倫理審査委員会の承認及び患者同意についての論文虚偽記載（2008年5月：論文発表）
  - →事案の要約 51
- ヒト幹細胞臨床研究の指針違反（2009年1月～11月：研究実施）
  - →事案の要約 52
- ヒト幹細胞臨床研究の指針違反（2009年2月～12月：研究実施）
  - →事案の要約 53
- 統合失調症患者を対象としたランダム化比較試験における不正（2009年～2016年：研究実施、2016年：不正発覚）
  - →事案の要約 54
- 慶應義塾大学病院での研究試料無断採取（2009年10月：研究開始、2012年3月発覚）
  - →Case 10

- 関する法律」制定（2000年）
- 日本：「遺伝子解析研究に付随する倫理問題等に対応するための指針」（ミレニアム指針）公布（2000年）
- 日本：「ヒトゲノム・遺伝子解析研究に関する倫理指針」公布（2001年）
- 日本：「遺伝子治療臨床研究に関する指針」公布（2002年）
- 日本：「疫学研究に関する倫理指針」公布（2002年）
- 日本：「利益相反ワーキング・グループ報告書」発表（2002年、文部科学省）
- 日本：「臨床研究に関する倫理指針」公布（2003年）
- 日本：「個人情報の保護に関する法律」制定（2003年、同法改正2015年）
- 日本：「研究活動の不正行為への対応のガイドライン」公布（2006年、文部科学省）
- 日本：「科学者の行動規範」発表（2006年、日本学術会議）
- 日本：「厚生労働科学研究における利益相反（Conflict of Interest：COI）の管理に関する指針」公布（2008年、厚生労働省）

2010年代

- 千本病院 CRC 症例報告書改ざん事案（2010年4月～2011年4月：治験支援業務）
  - →Case 14
- 光力学的診断の臨床研究についての研究倫理指針及び先進医療実施手順への違反（2010年7月～2013年2月：研究実施）
  - →事案の要約 55
- 発表論文と当初の研究計画との齟齬をめぐる調査（2011年：研究実施、2012年：論文発表）
  - →事案の要約 56
- 研究利用目的での大学内採血（2011年～2015年：研究実施（うち採血は2013年～2015年））
  - →事案の要約 57
- 鎮痛剤・鎮静剤比較試験の指針違反（2011年2月～5月：研究実施）
  - →事案の要約 58
- 医師による大量研究捏造事案（2011年7月：問題発覚）
  - →Case 15

2010年代

- 世界医師会「ヘルシンキ宣言」フォルタレザ改訂（2013年）
- EU：「臨床試験規則」制定（2014年）
- CIOMS：「人を対象とする生物医学研究に関する倫理指針」改訂（2016年）
- アメリカ：「コモンルール」改正（2017年）

- 日本：「ヒト幹細胞を用いる臨床研究に関する指針」公布（2010年）
- 日本：「医学研究のCOIマネージメントに関するガイドライン（後の「COI管理ガイドライン」）発表（2011年）
- 日本：「研究活動における不正の防止策と事後措置」（2013年、日本学術会議）
- 日本：「再生医療等の安全性の確保等に関する法律」制定（2013年、「ヒト幹細胞臨床研究指針」を廃止）
- 日本：「研究活動における不正行為への対応等に関するガイドライン」（2014年、文部科学

- 白血病治療薬の副作用アンケートへの製薬企業の不適切な関与（2011年8月～2014年1月：研究実施）
  →事案の要約59
- 倫理審査委員会承認前の採血（サンプル収集）実施（2012年4月～6月：採血実施）
  →事案の要約60
- iPS細胞の世界初臨床応用研究の捏造（2012年10月：報道発表）
  →Case 15の3(3)参照
- 医師主導臨床研究における同意無取得、プロトコル違反及び企業の関与（2012年10月～2013年8月：研究実施）
  →事案の要約61
- 製薬企業によるカルテ無断閲覧および副作用報告懈怠（2012年～2013年：カルテ閲覧）
  →事案の要約62
- 研究論文における倫理審査に関する虚偽記載（2013年8月：調査小委員会設置）
  →事案の要約63
- がんの臨床研究における不適切な同意取得（2014年1月：研究開始）
  →事案の要約64
- STAP細胞研究不正事案（2014年1月：研究成果発表）
  →Case 15
- 北里大学北里研究所病院の検査記録操作事案（2014年6月：治験実施）
  →Case 14
- 倫理審査承認前のスマートフォン・アプリによる健康情報収集（2015年11月：アプリ公開、2017年1月：研究許可取消）
  →事案の要約65
- 患者データの研究利用に関する指針違反（2015年以降：研究実施）
  →事案の要約66

省）、「厚生労働分野の研究活動における不正行為への対応等に関するガイドライン」を公布（2015年、厚生労働省）
- 日本：「疫学研究に関する倫理指針」と「臨床研究に関する倫理指針」を統合して「人を対象とする医学系研究に関する倫理指針」公布（2014年）
- 日本：「医療法」改正による「臨床研究中核病院」の新設（2017年）
- 日本：「臨床研究法」制定（2017年）

わが国で起きた事案の要約

1. ハンセン病療養所における流産・中絶胎児の標本作成と保管
①1924年～1956年：標本作成時期
②1915年以降、ハンセン病療養所では断種手術とともに妊娠中絶も行われていた。全国の国立ハンセン病療養所と国立環境研究所ハンセン病研究センターを対象に2003年から2004年に調査が行われた結果、戦前戦後の32年間にわたって作成された114体のハンセン病患者の流産又は中絶による死産胎児のホルマリン標本が確認された。1935年ごろまでは胎児標本を使った研究が行われたという推測も一応できるが、研究目的や標本保管理由は明らかではなく、保管方法にも問題が多い。なお、1948年成立の優生保護法下では、ハンセン病罹患を理由とした人工妊娠中絶が合法化され、3000件以上の人工中絶手術が行われた。
③日弁連法務研究財団ハンセン病問題に関する検証会議「ハンセン病問題に関する検証会議最終報告書（別冊胎児等標本調査報告）」2005年3月
(http://www.mhlw.go.jp/topics/bukyoku/kenkou/hansen/kanren/dl/4c.pdf)

2. 戦時中の捕虜を対象とした生体実験
①1945年5月～6月：実験実施
②日本を空襲し撃墜されたアメリカ軍機の搭乗員の捕虜8名を対象として、回復および生存を考慮しない生体実験が行われた（これらの捕虜はそのまま死に至った）。軍と九州帝国大学の医師らが関与して行われ、これらの関係者は極東国際軍事裁判の横浜軍事法廷にて裁かれた。軍との関係、組織の上下関係の中で、大学関係者個々人の責任をどこまで追求すべきかが、裁判の争点の一つとなった（軍関係者のうち2名が絞首刑、3名が終身刑、5名が重労働、同じく大学関係者のうち3名が絞首刑、2名が終身刑、看護婦長を含む9名が重労働の判決を受けたが、後で多くが減刑された）。なお、1944年のいわゆる「海軍生体解剖事件」など、他の軍関係者によっても、捕虜を対象とした実験や解剖が行われていたことが明らかになっている。
③熊野以素『九州大学生体解剖事件』（岩波書店、2015）
　上坂冬子『生体解剖 九州大学医学部事件』（毎日新聞社、1980）
　半藤一利ほか『「BC級裁判」を読む』（日本経済新聞出版社、2010）

3. 原爆傷害調査委員会による被爆者調査
①1947年：調査開始
②1946年に米国科学アカデミーが、原爆の放射線が人体に及ぼす後遺症などの長期的影響を研究する Atomic Bomb Casualty Commission（原爆傷害調査委員

会、ABCC）を設立し、1947年に広島で、1948年に長崎で調査を開始した。日本の厚生省国立予防衛生研究所（現在の国立感染症研究所）も1948年から調査に加わった。その調査は被爆者を前にしながら、治療を行なわずに研究対象者として扱い、現在でも調査の中で屈辱的な扱いを受けたと証言する人々もいる。ABCCは1975年に日米共同運営の放射線影響研究所に改組されたが、同研究所理事長が2017年の設立70周年記念式典で、被爆者に対する上記の扱いを謝罪した。

③毎日新聞2017年6月17日西部夕刊7頁、同6月18日広島版24頁・西部朝刊31頁、同6月20日西部朝刊25頁

笹本征男『米軍占領下の原爆調査　原爆加害国になった日本』（新潮社、1995）

4．学術研究目的でのレントゲン照射による強制不妊手術の承認

①1949年：厚生省の通知発出

②旧優生保護法（1948〜96年、現在の母体保護法）は「優生上の見地から不良な子孫の出生を防止するとともに、母性の生命健康を保護することを目的とする（法第1条）」法律であり、障害者らに対する強制不妊手術は合法化されていた。同法第28条は手術方法として、精管・卵管の結紮（結さつ）・切除など比較的容易で危険度の低いものに限定して、レントゲン照射を禁止したが、京都大学医学部が研究目的でのレントゲン照射の可否を京都府に問い合わせた。京都府による、法定外の術式は如何なる場合にも行えないと認識しているが、学術研究を特段の理由に行えるかという旨の疑義照会に対して、厚生省・公衆衛生局長が「大学（医学部）等において学術研究を目的としてこれを行うことは、さしつかえないと認められる」と明記した通知を発出した。

③毎日新聞2018年4月1日東京朝刊29頁

京都新聞2018年2月21日朝刊27頁

5．精神疾患の患者に対する二硫化炭素の注射実験

①1950年ごろ：実験実施、1983年6月：問題発覚

②1950年代に徳島大学医学部神経精神医学教室が、毒性の強い二硫化炭素を99名の精神障害者に注射し、症状の変化などを観察する研究を行った。研究目的・動機は、徳島市内のレーヨン工場で精神疾患者が多発し、レーヨン製造過程で出る二硫化炭素が原因であるという仮説を検証することにあった。教室内の助手2名が勤務していた市内の精神科病院の患者を対象に行い、急性中毒の症状はなかったが、多くの患者に頭痛・吐き気・不眠・意識障害・肝機能障害などの症状が出て、54名には精神疾患の症状が進行・再発した。同教室はこの結果をもとにレーヨン工場に通告し、2名の助手は学会発表を経て博士号学位を取得した。動物実験を経て、家族の了解を得たという証言もあるが、実験実施30年後に当時の教授が負い目のある「人体実験」であることを認めた。

③毎日新聞 1983 年 6 月 23 日東京朝刊 23 頁
読売新聞 1983 年 6 月 23 日夕刊 14 頁
朝日新聞 1983 年 6 月 24 日東京朝刊 3 頁

6．学童集団中毒の病源究明のための医学生実験
①1950 年 10 月：実験実施
②小学生に発生した集団中毒の病源を究明するため、中毒を起こした疑いのあるソーセージを使った「人体実験」が行われた。種々の研究結果から同中毒による死者がないなど、人体に「安全」なことを確認した上で、日本医科大学の協力で都立駒込病院において実行された。駒込病院院長を実験委員長として、厚生省の研究所や同大衛生学教室など多数の関係者が立会い、健康診断が行われた上で、実験に志願した同教室の学生 10 名が問題のソーセージを食べた。被験者は、ソーセージを食べた日から 2 日目ごとに病院で検査を受け、2 名が精神的圧迫からくる不快感を訴えた（一方、発熱・腹痛を訴えた者がいたという報道もある）ものの、結局、中毒症状を呈した者は出なかった。同一病状が判明すれば検便を行って菌を特定する計画であったが、中毒者と実験参加者との年が離れているため、この実験は妥当でないとの指摘もなされていた。
③朝日新聞 1950 年 10 月 10 日東京朝刊 2 頁、11 日東京朝刊 3 頁
毎日新聞 1950 年 10 月 12 日東京朝刊 2 頁

7．肝炎患者の血液を用いた医師の自己注射実験
①1954 年 4 月：実験実施
②京都大学医学部附属病院第一内科の医師 2 名（M 助手と Y 無給副手）が、輸血後肝炎の患者から採取した血液を自らに注射した。M 医師は注射から 46 日目に死亡し、病理解剖の結果、劇症型肝炎と診断された。Y 医師も肝炎を発症するが、倦怠感のみであった。当時は肝炎ウイルスの正体は不明で、A〜C 型の肝炎の区別もなかった。肝炎ウイルスはヒトとサル以外の動物に感染しないため、マウス実験では感染が成功せず、患者血液からの感染に関心を有して自己実験を行った。Y 医師はこの実験について論文発表した。
③鈴木厚『戦後医療事件史』84 頁（じほう、2011）
山本俊夫「流行性肝炎と血清肝炎の交叉免疫に関する知見補遺」内科寶函 4 巻 5 号 355 頁（1957）

8．膀胱がん患者に対する尿管切断・膀胱組織切除術
①1956 年〜1968 年：実験実施
②金沢大学医学部附属病院泌尿器科において 1956 年から 1968 年にかけて膀胱がん患者 31 名に対して実施された尿流遮断（尿管切断）術、および 31 名のうち 3 名に対して術後のがん進行検査を目的に膀胱組織切除術が行われた。2 名の患者が

膀胱組織を切除した数日後に、それぞれ腹膜炎と脳血栓を起こして死亡した。同科のH助手が1970年8月に新聞への投書により患者の人権を軽視する大学病院の姿勢を告発し、実施された手術が「人体実験」であったと問題提起した。それに対して、同科K教授は、それらは患者の苦痛緩和を目的にした治療であったと主張し、行われた手術が治療か「人体実験」かをめぐって両者の意見は対立した。手術を始めた段階では動物実験を行っていなかったが、同医局S助手が1964年から1968年にかけて行った動物実験の結果、尿流遮断術は効果がないとの見解を発表し、同科ではこれらの手術は実施されなくなった。H助手は、同科に残ることに様々な圧力があったとして1970年8月末に辞表を提出、福井県福井保健所に移った。

③朝日新聞1970年8月4日大阪朝刊5頁、8月12日東京朝刊3頁、9月17日東京朝刊23頁、11月8日東京朝刊23頁

9. 造船作業工員に対する薬剤の安全性試験

①1958年9月：実験実施

②神戸の川崎重工が造船作業中に使用する接着剤に混ぜる硬化剤「ハードナー」を18人の工員の腕に塗布し、その有害性を試した結果、全員が1時間後には火傷のような症状を起こした。ハードナー使用は、通常は有害なものではないが、特異の過敏体質（アレルギー体質）者には危険であるのでゴム手袋と薬用クリームの使用を促す注意書があった。しかし、この試験では対象になった者にこうしたアレルギー体質があるかどうかを事前に確認しなかった。また、試験実施に際しては身体検査を行うという説明のみであったこと、ハードナーを塗布して腕に巻いた包帯を一週間（2日間という報道もある）外してはいけないと指示をしていたことなどが問題視された。

③朝日新聞1958年10月22日東京朝刊11頁

1958年10月21日第30回国会衆議院社会労働委員会「会議録第9号」8頁（http://kokkai.ndl.go.jp/SENTAKU/syugiin/030/0188/03010210188009.pdf）

10. 博士号審査に対する謝礼金

①1958年～1961年：謝礼金の贈与・収受

②1961年8月、三重県立大学（現・三重大学）医学部の教授選考に関連する派閥争いに端を発して、博士号審査の合格者が審査主査、副査の教授に謝礼を渡していることが告発された。合格者は最高8万円、平均して3万円の謝礼を贈っており、I医学部長は数十回にわたって1万円から5万円程度を受け取ったと認めた。収受側の教授6名と贈与側の博士号合格者51名は書類送検され全員が起訴猶予となった。

　なお、近年でも学位審査における謝礼の授受はたびたび問題になっており、2001年には奈良県立医科大学第一内科のD教授が収賄罪捜査の過程で20人以上

の学位論文の謝礼を受け取っていたことが明らかとなる、2008 年には横浜市立大学医学部 O 前副学部長ら教授 20 名が処分される、2009 年には東京医科大学で内部調査により教授 33 名と大学院生ら 47 名が現金授受を認める、同年北海道大学では 4 人の教授が訓告処分を受けるなどが報道された。
③鈴木厚『戦後医療事件史』118-119 頁（じほう、2011）
朝日新聞 1961 年 8 月 17 日東京朝刊 11 頁、同 8 月 19 日東京朝刊 13 頁、同 8 月 20 日東京朝刊 10 頁
毎日新聞 2001 年 2 月 10 日大阪夕刊 9 頁、同 2009 年 2 月 4 日東京夕刊 8 頁、同 4 月 24 日北海道朝刊 26 頁

11．小学校の児童を対象にした栄養研究
①1960 年 11 月：研究実施
②国立公衆衛生院の栄養生化学部長が東京都渋谷区立千駄ヶ谷小学校の児童 5 人を同院に入院させて研究を実施した。入院期間中の 3 食は各回とも、たんぱく質補給用の錠剤 40 錠と粉薬 6 包、ビタミン剤薬 1 包み、カロリー補給のビスケットと紅茶であり、体温・体重・大小便・血液・呼吸・疲労度などを毎日測定し、学校には同院の専用車で通学し、親の面会も学校で行われた。希望者を募り、親の承諾を得て、区の教育委員会にも事前に連絡していたが、報酬として 1 日 300 円が小学校長に支払われていた。1 人の児童が、実験開始 3 日後に体調を崩し、自宅に返された後に容態が悪化し、別の病院で急性糸球体腎炎と診断され治療を受けた。関係者は実験と児童の体調悪化との間に因果関係はないと話した。
③朝日新聞 1960 年 12 月 3 日東京朝刊 13 頁、12 月 8 日東京朝刊 12 頁

12．小中学校給食へのリジン添加についての大規模研究
①1964 年～1966 年：実験実施
②民間の「必須アミノ酸研究委員会」が、東京、青森、山梨、四国、大阪の小中学校生約 3000 人を対象にして、リジン添加のパンを与える学校と普通のパンを与える学校に分けて追跡し、1～2 年後に生徒の体位や運動能力への影響を調査した。国会ではこの調査をめぐって、リジンが発がん性物質を含むことで安全性に問題がある点（この点をもって「人体実験」とされた）、この調査結果をもって文部省が学校給食用パンにリジンを添加することを推奨する通知を各都道府県教育委員会に通知した点、必須アミノ酸研究委員会の中には大学研究者とともに関係企業の代表が含まれていた点などが追及された。
③1975 年 6 月 24 日第 75 回国会参議院文教委員会「会議録第 16 号」1 頁
(http://kokkai.ndl.go.jp/SENTAKU/sangiin/075/1170/07506241170016.pdf)
1975 年 6 月 25 日同衆議院決算委員会「会議録第 16 号」16 頁
(http://kokkai.ndl.go.jp/SENTAKU/syugiin/075/0410/07506250410016.pdf)
朝日新聞 1975 年 6 月 25 日東京朝刊 22 頁

13. 医師によるチフス・赤痢菌投与事件

①1964年9月〜1966年3月：投与行為期間
②千葉大学医学部附属病院に勤務していた内科医が、同大学医学部などで、チフス菌や赤痢菌をカステラやバナナなどの食品に添付して食べさせたり、診療・治療の名目で注射や経口投与したりして、研究室の同僚や患者、親戚など64名を腸チフスや赤痢に罹患させた。傷害罪で起訴され、懲役6年の有罪となった。犯行動機について、本人は、当初、赤痢菌の薬剤耐性伝達などを調べるための「人体実験」であると自白していたが、裁判中に自らこれを否定している。裁判所は、異常性格によるもので合理的な動機が見出せない特異な事件であるとしている。
③東京地裁判決昭和48年4月20日（刑事裁判月報5巻4号624頁）
　東京高裁判決昭和51年4月30日（東京高等裁判所刑事判決時報27巻12号182頁）
　最高裁決定昭和57年5月25日（判例時報1046号15頁）
　上田信太郎「疫学的証明——千葉大チフス菌事件」別冊ジュリスト203号・刑事訴訟法判例百選（第9版）138-139頁（2011）

14. 治験での精神疾患患者の死亡

①1965年ごろ：治験実施、1966年3月：事件発覚
②当時東北地方で最も近代的と評された岩手県立南光病院で、精神疾患入院患者42名に対して、てんかんの新薬エピアジン及び神経毒性のある複数の治験薬が投与され、約20名に高熱や皮疹などの副作用が現れ、3名が死亡した。この実験は担当医にも知らされず、実体のない自称の「県立精神医学研究所」を設立した病院長の独断で行われ、患者への説明もなかった。患者の遺族が提訴したが、裁判は和解で終結した。「人体実験」の存在は、同病院の労使紛争に発展した技師の解雇を巡る裁判の過程で明らかになった。
③鈴木厚『戦後医療事件史』251頁（じほう、2011）
　1966年4月21日第51回国会衆議院社会労働委員会「会議録第25号」1頁
　(http://kokkai.ndl.go.jp/SENTAKU/syugiin/051/0188/05104210188025.pdf)

15. 日本初の心臓移植の実施をめぐる議論

①1968年8月：移植実施
②札幌医科大学附属病院にて、胸部外科のW教授ら20人の医師団により日本初の心臓移植手術が実施された。1968年8月7日に溺水状態で発見されたY氏の心臓が摘出されM氏に移植された。この移植手術は当初社会的な絶賛を受けるも、術後83日目のM氏の死亡で「患者に移植が必要だったか」「提供者は生存していたのでは」との疑惑が噴出することになった。札幌地検はW教授に対する殺人容疑の3件の告発を受理、捜査したが証拠不十分で不起訴処分とした。本事案は移植医療への不信を生み、脳死体からの臓器移植の再開に1997年の臓器移植法成立まで約30年を要する要因となった。

③鈴木厚『戦後医療事件史』201-204頁（じほう、2011）
朝日新聞2013年4月27日東京夕刊4頁
共同通信社社会部移植取材班編著『凍れる心臓』（共同通信社、1998）
加藤一郎「心臓移植手術をめぐる問題点」ジュリスト407号65-74頁（1968）

16. 非がん患者にがん細胞を投与した実験

①1968年〜1969年：実験実施、1969年10月：学会発表
②広島大学放射能医学研究所のI助教授は、がん患者のがん細胞を3名の突発性血小板減少患者（非がん患者）に注射して、10日後に同患者の脾臓を摘出し、放射線・生理食塩水で処理した脾臓細胞を元のがん患者に注射してがんの増殖作用を抑制する実験を行ったことを日本癌学会で発表した。非がん患者の脾臓で免疫抗体を作らせることができ、突発性血小板減少症患者の脾臓摘出は一般的治療法であるので問題ないと考えたようだが、動物実験でも成果が出ていない実験であったこと、被験者のインフォームド・コンセントを得ていなかったことが問題視され、日弁連人権擁護委員会が警告を発した。
③日本弁護士連合会『人権白書（昭和47年版）』199頁（日本評論社、1972）
鈴木厚『戦後医療事件史』256頁（じほう、2011）
法務省人権擁護局編『人権擁護関係法令事例集　事例編』（第一法規、1966）632頁

17. 乳児院における加工離乳食の実験的提供

①1969年：実施時期
②乳児院の医師と大学の小児科医が共同で、加工食品（缶詰めの離乳食）を組み合わせた献立を通じた一連の実験・観察を行った。この食品自体はすでに市販され流通しているものであったが、医師らは7人の乳児に対して、「何はともあれかん詰め食品だけで離乳を進めて見て、そこに潜む問題点を明らかにする」（原文ママ）べく、6か月間、当該食品に大きく偏った献立を継続し、摂取の様子や体重増加などの観察、鉄分濃度を調べるための採血を繰り返した。過半の乳児には親や親類がいたが、この件について連絡をとらなかった。発生した有害事象の有無や程度については、関係者間で見解が食い違う。都による「むずかしい問題」、「施設の子どもを対象とした研究には事前報告させチェックしている」とのコメントもあり、同様の活動が他にも展開していたことが想像されるが、具体的な条件は不明である。

　その他、90年代には、名古屋の乳児院で「保護者の同意なし」で市販後のワクチンの抗体検査が行われ、またこうした製造販売企業へのデータ提供が当該院へのワクチンの無償提供の見返りとなっていた可能性を問題視する報道がある。
③馬場一雄ほか「離乳食について」小児科診療34巻6号667-671頁（1971年）
読売新聞1973年4月3日朝刊23頁
毎日新聞1998年12月28日北海道夕刊6頁

18. けいれん新生児に対する侵襲研究

①1969 年以降：研究実施

②1971 年 5 月の日本小児神経学研究会で発表された、名古屋市立大学医学部小児科学教室による新生児対象研究「早期新生児の連続血管撮影による脳循環時間」に批判が生じた。当時、新生児に生じるけいれんや吐き気は原因不明な上に、処置が遅れると死亡、脳性小児まひ、てんかんなどの原因になり、治療方法は脳切開・血腫摘出手術しかなかった。そこで同教室は原因を究明するために血液の脳循環時間を調べる研究を 1969 年から生後 1 週間未満の新生児 27～28 名を対象に実施し、へその動脈からカテーテル管を頸動脈まで通して、そこから造影剤を注入して複数回レントゲン撮影し、造影剤が脳のどの部分まで流れ込むかを調べた。研究対象には未熟児も含まれ、暴れる児には麻酔剤も使用された。レントゲン照射、造影剤、麻酔剤を新生児に用いることの安全性や動物実験を前段階で行っていないことなどが疑問視された。

③朝日新聞 1971 年 5 月 24 日東京朝刊 3 頁

19. インシュリン・ブドウ糖負荷試験における患者の死亡

①1970 年 3 月：試験実施

②バセドウ病による周期性 4 肢麻痺の診断確定と治療方法決定のために、当時、慣例的にインシュリン・ブドウ糖負荷試験が実施されていた。この「試験」は検査法の一種で、バセドウ病の患者に対して人為的に麻痺を誘発させて血液中のカリウム濃度を調べることが目的であった。この負荷試験を東北大学医学部附属病院で実施中に、患者が急性心停止によって死亡した。不必要かつ違法な「人体実験」により死亡したとして遺族が提訴。裁判所は、本試験の「人体実験」としての性格を否定しながらも、麻痺という重疾患状態を人為的に出現させ、副作用として人体の最重要器官である心臓などに負担をかけることが明らかな試験を実施する医師は、これが危険であると警告する文献の有無などにかかわらず、死亡・傷害の結果が生じないよう回避する注意義務を負うと判示している（患者側勝訴）。

③仙台地方裁判所昭和 52 年 11 月 7 日判決（判例時報 882 号 83 頁）
仙台高等裁判所昭和 62 年 3 月 31 日判決（判例時報 1234 号 82 頁）
田上富信「インシュリン・ブドウ糖負荷試験事件」別冊ジュリスト 140 号・医療過誤判例百選（第 2 版）180 頁（1996）

20. 白ろう病患者に対する侵襲的実験

①1972 年 10 月～11 月：実験実施

②1970 年 2 月に白ろう病認定を受けた高知営林署員 2 名が、1972 年 10 月 16 日から 11 月 30 日の 45 日間にわたって国立長野病院において 60 種類の「人体実験」をされた、と全林野労働組合四国地方本部に訴え、同本部が高知営林局に抗議

し、林野庁の責任を追求した。白ろう病は握力が極度に弱まる振動障害・難病であり、チェーンソーを使う山林労務者の職業病として、1960年代後半から認識され始めた。患者2名は高知営林局からは「ゆっくり温泉につかりながら治療してくれ」と言われたが、入院時には同病院院長に「実験のために来てもらったから病院の言うとおりにしてくれ」と言われ、繰り返しの採血、2～3時間目が見えなくなる点眼を受ける、電気コード付きの針を肩から腕にかけて十数本打たれ指にしびれや麻痺が起こるなど、退院後症状が悪化したと訴えた。
③毎日新聞1973年5月3日東京朝刊3頁

21. 消化酵素剤に関する動物実験データの改ざん

①1975年：動物実験実施、1978年：製品販売開始、1983年：問題発覚
②明治製菓から委託を受けて、昭和大学薬学部薬理学教室は消化酵素剤エクセラーゼの動物実験を行った。消化器切除手術や実験の結果、複数の実験犬が死亡し、実験データ自体も通常予測されるものと異なる数値が出たため、教授が助手にデータ改ざんを指示し、データ集計の席には明治製菓薬品開発部長も同席していたとされる。改ざんデータを含む実験データに基づき製造承認申請がなされたが、厚生省は同社に対する厳重戒告処分とともに、申請資料からの動物実験データの取下げ、同データを掲載する宣伝パンフレットの回収及び会社の責任の明確化と管理連絡体制の再点検を指示した。問題発覚当時、エクセラーゼには月に3億円の売上げがあった。
③読売新聞1983年3月7日朝刊1頁・同日夕刊11頁、同3月8日朝刊6頁、同3月11日朝刊23頁、同3月29日朝刊22頁

22. 人工血液の製造承認申請に用いるデータの改ざん

①1979年1月：人工血液使用、1980年5月：人工血液製造承認申請
②1979年1月、ある胆のうがん入院患者に輸血を要する事態が発生した際、ミドリ十字開発担当役員が「新規開発された」「安全性を保証する」と説明して持ち込んだ人工血液が使用された（翌月にこの患者は死亡した）。しかし、翌年の製造承認申請時に、ミドリ十字がこのときの使用日時と使用量を改ざんして報告していたことが発覚した。実際には1月に使用し、2月に患者死亡事故があったのに、3月に使用したと記載した。改ざんの理由は、2月に同社会長らが社内実験をして安全性をアピールしており、それを踏まえての投与にしたかったものと推測されている。また、通常の治験で必要な第1相試験を行わないまま、本件の患者に投与したため「人体実験」と批判された。
③読売新聞1982年9月20日夕刊15頁、同9月21日朝刊22頁、同9月22日朝刊9頁
毎日新聞1982年9月15日東京朝刊23頁、同9月17日東京夕刊10頁

23. 抗炎症剤の発がん性データの隠蔽と虚偽データに基づく承認申請

①1980年8月：薬剤承認申請、1981年10月：不正発覚

②抗炎症剤ダニロンを大鵬薬品工業が輸入・製造・販売する承認申請をした際に、マウスを用いた実験結果による発がんデータを隠していたことが、同社の研究者と労働組合によって明るみに出た。労組に対する会社の弾圧は激しかったが、社内研究者・労組の活動は反薬害運動・市民運動として発展した。最終的に厚生省の中央薬事審議会は承認を取り消さなかったが、同社はデータ不正を重く見て製造・販売を中止した。本事案の影響により「医薬品の安全性試験の実施に関する基準（GLP）」の実施が早まり、旧薬事法施行規則が改正され、承認に不利なデータの提出が義務付けられた。なお、大鵬薬品では女性用避妊具マイルーラを巡って同様の問題が生じた。

③毎日新聞1981年10月10日以降の多くの紙面記事
朝日新聞1988年1月13日東京朝刊3頁
牟田和恵「製薬企業労働者の告発運動――大鵬薬品労組のケーススタディ」宝月誠編『薬害の社会学』163頁（世界思想社、1986）
大鵬薬品工業労働組合「企業の不正・横暴を許さない労働組合に求められる姿勢」安全情報2002年12月号7頁

24. 新薬開発データのスパイ事件

①1981年～1983年：窃盗・贈収賄行為、1983年7月：事件発覚

②国立予防衛生研究所の抗生物質部抗生物質製剤室の技官が、藤沢薬品工業、富山化学工業、帝三製薬の社員らとそれぞれ相互に共謀し、他の製薬企業が厚生省に製造承認を申請し、中央薬事審議会が審議中の資料ファイルを、自社の開発データの参考にする目的で盗んだ。また、同技官は当時開発競争の激しい抗生物質の国家検定において検定結果を待たずに千件あまりを合格させた。本件はさらに、中央薬事審議会委員が同委員会の秘密文書資料を製薬企業に横流した国立衛生試験所薬剤部長の問題、および、日本医師会内で新薬の薬価基準収載の可否を審議する疑義解釈委員会の責任者でありながら製薬企業に新薬データを横流しした医師会事務局保健課長の問題へと発展した。関係者は窃盗や贈収賄等の罪で逮捕され有罪判決を受けた。

③朝日新聞1984年9月19日東京夕刊14頁
読売新聞1983年9月29日朝刊1頁、1984年6月29日朝刊23頁
東京地裁昭和59年6月15日判決（刑事裁判月報16巻5・6号459頁）、同6月28日判決（同476頁）

25. 補助人工心臓の動物実験データの捏造

①1982年：論文発表、1983年12月：不正発覚

②広島大学のT外科教授は、国内の代表的な人工心臓研究者であったが、アメリ

カ人工臓器学会に発表した論文で、補助人工心臓の動物実験の世界最長生存記録及び完全人工心臓の動物実験の日本記録を達成したというデータを捏造した。捏造の動機には、T教授自身が語ったように、国の研究助成金への申請が実らず、研究費を獲得すべく焦燥感に駆られたことがあった。結果的に、同大の人工心臓実験施設の新年度予算は大蔵省からゼロ査定になったほか、県警が補助金適正化法違反で捜査に入る事態まで招いた。
③鈴木厚『戦後医療事件史』347頁（じほう、2011）
読売新聞1983年12月6日朝刊1頁・23頁、同7日朝刊9頁・夕刊15頁、同8日朝刊3頁、同13日夕刊14頁、同17日朝刊9頁、同1984年1月30日朝刊3頁

26．製薬企業と大学研究者による新薬承認データの捏造
①1982年11月：不正発覚
②日本ケミファ社は消炎鎮痛剤ノルベダンと血液降下剤トスカーナの新薬製造承認に際して、必要な臨床試験を行わずに承認申請データを捏造した。別の消炎鎮痛剤シンシナミンについては不利な結果の動物実験データを隠し、副作用により3名の死者が出たことも後に明らかになった。販売直後からヒット商品になったノルベダンについて、社長が問題発覚後の株主総会で「処分が決まるまで出来るだけ製品を売りたい」と述べたこともあり、厚生省は当時前例のない80日間の製造停止と輸入業務停止を命じた。また、日本大学医学部の講師が捏造データを基にした論文を発表し、事件の背景に製薬企業と大学研究者の癒着があった。
③岩城利一郎『日本ケミファ・悪の構図——新薬開発ねつ造事件』（エール出版社、1983）
鈴木厚『戦後医療事件史』324頁（じほう、2011）

27．消炎鎮痛剤の多大な副作用例報告の懈怠
①1952年：薬剤販売、1984年2月：不正発覚
②チバガイギー社の消炎鎮痛剤ブタゾリジンとタンデリールには世界中で約30年間に亘る販売・使用実績がある中で1182件の副作用死があること、日本では5例の死亡報告があったが実際には死亡例は18例あって報告を怠っていたことが、1984年2月にスクープされた。チバガイギー社は両剤を医師の処方箋がないと買えない要指示薬に指定していたと説明したが、実際には薬局で店頭販売されていたことも明らかになった。クロロキンやスモンの薬害被害者が薬事法の副作用報告義務に違反するとして刑事告発したが不起訴に終わり、厚生省が副作用報告を強化する通知を発出して幕引きされた。なお、チバガイギー社は1996年にサンド社と合併してノバルティス社になった。
③毎日新聞1984年2月9日以降の多くの紙面記事
読売新聞1984年4月28日朝刊3頁

第101回国会衆議院予算委員会及び決算委員会の会議録（1984年2月14日～5月9日の複数件）

28. 統合失調症患者の中絶及び胎児脳解剖への同意強要

①1984年2月：解剖・検査の実施

②1984年5月の日本精神神経学会において、岐阜大学医学部精神科で胎児の脳を解剖するために中絶させたという内部告発があった。同大T助手とN教授らが妊娠中の統合失調症の患者を同年1月末から2月はじめにかけて人工流産させ、胎児を解剖し、この患者に投与していた抗精神病薬（ハロペリドール）の胎児の脳への影響を検査したところ、母体血中よりも高濃度の抗精神病薬を検出したことが明らかになった。人工流産や解剖に対する同意の強要が問題視され、1985年4月には衆議院法務委員会で追求された。1986年5月に、日本精神神経学会・研究と人権問題委員会により「非治療的な人体実験」とする調査報告書が公表された（精神神経学雑誌88巻8号573-617頁収録）。

③鈴木厚『戦後医療事件史』349頁（じほう、2011）
毎日新聞1985年4月17日東京朝刊20頁、同1985年4月17日東京夕刊8頁
読売新聞1985年4月17日夕刊14頁、同1986年5月21日朝刊22頁
1985年4月17日第102回国会衆議院法務委員会「会議録第16号」2頁
(http://kokkai.ndl.go.jp/SENTAKU/syugiin/102/0080/10204170080016.pdf)
淵文明『反精神医学の狂風の中で――岐阜大医学部"人体実験"告発の真相を抉る』（星雲社、2001）

29. 西ドイツでの日本人殺害事件から発覚した治験ツアー

①1986年6月：治験参加、10月：殺人事件発覚

②日本人女性が、1986年10月31日デンマーク・コペンハーゲンでバラバラ死体となって発見された未解決事件に端を発し、「治験ツアー」として注目を集めた。被害者T氏は、臨床薬理試験受託会社バイオデザイン（フライブルク本社）日本代理店の募集に応じ、4人の日本人女性とともに1986年6月9日から3ヶ月間の経口避妊薬の治験に参加、終了後の欧州旅行中に消息を絶った。当時、新薬の製造申請時には日本における日本人対象の治験で得られたデータを添付せねばならず、治験を計画した製薬会社や外国での治験ツアーが行われた理由はわかっていない。

③鈴木厚『戦後医療事件史』397-398頁（じほう、2011）
恩田揚子「昭和＆平成13の『旅』怪事件簿 『デンマーク・ピル治験ツアー』参加女性バラバラ事件」新潮45・2007年8月号46-48頁

30. 医学部生を用いた二日酔い防止薬無届け治験

①1987年：治験実施

②1987年7月6日と16日に、琉球大学医学部保健医学講座A教授及び他講座の教授・助教授各1名が、学内の治験委員会には無届けで、医学部生43人に対して二日酔い防止薬の薬効試験を実施した。各自にウィスキーボトルを与え二時間飲酒させ、飲酒の直前・直後・二時間後に、対象者の半数には試験薬3錠を投与、残りには偽薬を同量投与し、血中のアルコール度分解程度を比較した。5～6人が嘔吐、うち1人は点滴治療を受けた。両日参加した被験者には製薬会社から6万円支払われたが、A教授は被験者全員から1万円を徴収、製薬会社などから批判され、全額を学生に返還した。
③朝日新聞1988年3月5日東京朝刊31頁、同日東京夕刊11頁
　読売新聞1988年3月6日東京朝刊26頁
　毎日新聞1988年3月7日東京朝刊22頁

31. 治験参加患者からの薬剤代金の不正徴収
①1987年～1989年：治験実施
②大阪府池田市の池田回生病院にて、非A非B型慢性肝炎患者を対象に実施した治験で、治験薬の費用を患者から徴収していたことが判明した。同病院副院長は、1987年1月に大阪市内の大手製薬会社と契約し、インターフェロンαと免疫賦活剤ピシバニールを半年間投与する治験を実施した。患者から自費注射代として一回3万円、総額300万円以上を徴収したことが1989年3月1日に発覚した（のちに全額返還すると発表）。また、同副院長は、1987年秋に別の製薬会社の依頼により消炎酵素剤を慢性肝炎患者に用いる治験を実施したが、患者への明確な説明やその同意がなかったことを病院は認めた。
③朝日新聞1989年3月2日大阪朝刊26頁
　毎日新聞1989年3月2日東京朝刊30頁、同3月5日東京朝刊26頁

32. 死者由来試料の無断採取と保存
①1990年：試料の採取
②医療過誤により死亡した3歳の患者の担当医師が、患者の死後間もなく両親に説明することも同意を得ることもなく、死因の解明のために、死体の一部である肝細胞を採取、保存し、宮崎医科大学病理学教室による組織学的診断を受けた。このため、遺族である両親が民事裁判を起こした。裁判所は、遺族の承諾なく死体から細胞を採取することは、死因の解明という正当な目的を有するものであっても、遺族の死者に対する追悼の感情を害する不法行為に当たるとして、精神的苦痛の慰謝料として両親に対する各300万円の支払いを認めるなどした。
③福岡高等裁判所平成12年2月1日判決（判例タイムズ1045号240頁）
　佐藤雄一郎「死者からの組織の採取・保存に関する二事例」年報医事法学17号167頁（2002）

33. 副作用症例報告書の捏造と隠蔽

①1990年9月：薬剤の販売、1991年4月：問題発覚

②大塚製薬株式会社は慢性心不全の画期的な治療薬として期待されたアーキンZ錠60を販売したが、半年間で死亡者4人を含む副作用症例が400人に1人という高頻度で発生した。厚生省が使用患者全体に対する調査を命じたところ、同社社員が副作用なしの内容の症例報告書17例分を捏造（水増し）したり、副作用が生じた4例の症例報告書を隠蔽したりしたことが分かった。発覚の経緯は、慣例より高額な症例報告謝金を不審に思った診療所の医師が問い合わせたことである。

③毎日新聞1991年4月12日〜10月24日の多くの紙面記事

34. 病気腎移植の実施の是非をめぐる議論

①1991年〜2006年：移植実施

②宇和島徳洲会病院泌尿器科部長M医師を中心とする「瀬戸内グループ」が、腎臓がんなどで摘出された腎臓を腎不全患者への移植に用いていたことが、2006年2月に臓器売買事件を機に発覚した。2006年までに、中国・四国地方の10病院において42例が実施されていたが、こうした病気腎を移植することの是非が問われた。2007年厚生労働省は臓器移植法運用指針を改正し、臨床研究以外の病気腎移植を禁止。腎不全患者らが、日本移植学会幹部の発言により運用指針が改正され移植を禁じられたとして当時の学会幹部に損害賠償を請求したが、2016年に高松高裁は訴えを棄却。瀬戸内グループは2009年12月に臨床研究として再開、先進医療の承認を申請し、2018年7月5日に承認された。

③鈴木厚『戦後医療事件史』589-590頁（じほう、2011）
第25回厚生科学審議会疾病対策部会臓器移植委員会資料1「臓器の移植に関する法律違反事件について」及び資料2「病腎移植に係る調査等の状況について」2007年4月23日
(http://www.wam.go.jp/wamappl/bb11GS20.nsf/0/555df304e3d74013492572c800215580/$FILE/20070425_4shiryou1~3.pdf)
小久保亜早子「病気腎移植をめぐる政治学」日本医事新報4508号89-94頁（2010）
藤田みさお・児玉聡・赤林朗「病気腎移植を実施する前に解決すべき三つの倫理的課題」日本医事新報4320号107-111頁（2007）
高松高等裁判所平成28年1月28日判決（公刊物未搭載）
朝日新聞2018年7月6日東京朝刊33頁

35. 降圧剤臨床試験をめぐる贈収賄、同意書偽造、副作用報告改ざん

①1991年7月〜1993年11月：治験実施、1994年11月：事件発覚

②1991年7月から1993年11月の間に香川医科大学で実施された日本グラクソ株

式会社の血圧降下剤の臨床試験に対する謝礼として、同社社員から治験担当医2名（F氏、S氏）に対して、1993年5月から翌年2月までに計170万円の贈収賄が行われた。これら治験担当医2名と同社社員2名が贈収賄で逮捕・起訴され、いずれも有罪となった。同治験は、被験者の同意を得ないで実施され、患者の承諾書そのものを偽造し、データを流用して症例の数合わせをするなどのデータ改ざんなども行われていた。頭痛や麻痺などの重大な副作用報告がありながら上記の担当医師はこれを報告せず、また担当医師のうち1名が副作用発生データの破棄を条件に金銭を受け取っていたことが発覚した。なお、捜査段階で、同社から香川大学に対して、正規の委託研究費の他に「奨学寄附金」名目で200万円が出されていたことも判明している。
③朝日新聞1994年11月11日東京夕刊15頁～1996年12月19日東京朝刊4頁の多くの紙面記事

36. 降圧剤臨床試験をめぐる贈収賄事件
①1991年12月～1993年4月：治験実施、1995年11月：事件発覚
②参天製薬が熊本大学医学部附属病院に委託した血圧降下剤の新薬臨床試験の実施に対する報酬として計80万円の収受があったとして、製薬会社役員2名と治験担当医師2名が贈収賄容疑で逮捕、起訴された。被告人らは「労務に対する正当な報酬」と主張して、賄賂性を否定したが、裁判所は「臨床試験は病院の業務で個人業務ではない」などとして、ともに有罪とした。試験対象者からの同意は口頭で得たのみであった。また、治験対象者の全数を同製薬会社と臨床試験について契約を締結していた同附属病院で確保できなかったために、不足分を別病院で確保していた。なお、医師は自身が代表を務める実体のない腎臓病研究団体の預金口座に製薬会社から100万円の支払いを受けたが、熊本地検は「製薬会社社員は研究団体を通じて大学側に奨学寄附金を支払ったつもりだと主張し、架空の団体と認識していたか不明」として、この点については起訴を見送った。
③毎日新聞1995年11月23日大阪朝刊27頁～1996年10月24日大阪朝刊26頁の多くの紙面記事

37. 新薬開発のための共同研究実施に当たっての収賄事件
①1993年～1998年：収賄期間
②名古屋大学医学部教授が、製薬会社3社（株式会社富士薬品、日本新薬株式会社、大塚製薬株式会社）から、新薬開発の共同研究実施に当たり、研究生として受け入れた各社社員を指導して新薬開発の研究を行い、その研究結果報告を提供するなど、有利便宜な取り計らいを受けた謝金等の趣旨で総額2億5600万円の賄賂を収受した。新薬開発に関する学内外での企業の経済的活動に結び付いた指導・助言等は、国立大学医学部教授としての職務執行との密接性や、企業側から支払われた金員との対価性などから、教育公務員として、本来の職務行為の域を

越えているなどとして、同教授は賄賂の罪で有罪となった。
③名古屋地裁判決平成 11 年 3 月 31 日（判例時報 1676 号 155 頁）
門田成人「新薬開発の共同研究と賄賂罪」年報医事法学 15 号 157 頁（2000）

38. 抗潰瘍薬の治験データ改ざんと収賄

①1993 年 10 月～翌年 4 月：治験実施、1996 年 5 月：事件発覚
②1993 年 10 月から翌年 4 月頃にかけて杏林製薬の抗潰瘍薬の臨床試験を引き受けた茅ヶ崎市立病院の医師が、同社から 200 万円を受け取ったとして収賄容疑で逮捕、起訴され、同社の意に沿うよう症例記録を改ざんするなど同社に便宜を図っていたなどとして有罪判決を受けた。また、同医師が、1991 年 6 月から 95 年 8 月までに、計 22 社から約 600 症例の治験を引き受けていたことから、厚生省によって治験データの信頼性に対する疑問が呈され、治験審査委員会の機能など同病院に問題がなかったかについて、厚生省の査察官による調査が行われた。
③読売新聞 1999 年 5 月 25 日東京朝刊 34 頁など多くの紙面記事

39. 行政解剖と司法解剖の脳検体の研究無断転用

①1994 年～1999 年ごろ：検体提供、2000 年：問題発覚
②国立精神・神経センター（現国立精神・神経医療研究センター）の神経研究所が、SIDS（乳幼児突然死症候群）の研究目的で収集した小児の脳検体を、同センターが運営する小児脳バンクに保存していた。最初に発覚したのは、東京都監察医務院の監察医が行政解剖遺体の脳検体 31 件を、遺族に無断且つ有償で提供していたことである。次に、国立・私立大学の法医学教室が司法解剖遺体の脳検体 18 件を遺族に無断で（対価関係は不明）提供していたことが発覚した。両事案については他にも、提供検体には SIDS 以外のものも多数混在していること、SIDS 以外の研究利用のためにも提供するバンクに保存されていたことが問題になった。
③朝日新聞 2000 年 8 月 15 日朝刊 1 頁・夕刊 15 頁、同 8 月 18 日朝刊 27 頁

40. 特養での家族同意なしのアルツハイマー治療薬治験

①1995 年秋：治験開始
②1995 年秋から、奈良県立医科大学精神科 K 教授は、親族が理事長・施設長を務める特別養護老人ホームちくさの郷の入所者 4 名を対象に、同ホームが治験契約外施設であるにもかかわらず、武田薬品工業から依頼されたアルツハイマー病の新薬の治験を実施した。1 名は家族からの反対で治験参加を中止、3 名は 3 ヶ月間投薬を継続した。4 名中 1 名は記憶力低下症状が著しく改善したが、うつ病であることが判明するも企業には報告しなかったり、薬物アレルギーを持つ入所者も対象になっていたなどの問題も発覚した。K 教授は前施設長であった弟に、被験者の家族への説明とその同意の取得を指示したが、前施設長は入所者の家族に

伝えず、自ら代理人として同意書に署名していた。1997年3月18日、厚生省は薬事法省令のGCP違反の疑いで、大学に対する調査を行った。
③1997年3月3日第140回国会衆議院予算委員会第四分科会「会議録第1号」31頁（http://kokkai.ndl.go.jp/SENTAKU/syugiin/140/0390/14003030390001c.html）
毎日新聞1997年1月21日東京朝刊1頁、同1月29日大阪朝刊27頁、同2月6日大阪夕刊1頁、3月18日大阪夕刊18頁

41．人体の不思議展における特殊加工遺体の商業的展示
①1996年～2011年：複数件の開催期間
②人体の不思議展とは、プラスティネーション加工死体の商業的展示である。1996年から1999年にわたって日本国内8箇所で開催され約262万人が来場、2002年から2011年にかけては南京蘇芸生物保存実験工場で加工された死体を用いて36箇所で開催され約650万人が来場した。展示についての献体者の同意に疑念が残ることや、遺体の商業利用、標本に無理なポーズを取らせるなど死者に対する敬意を欠く扱いが問題視された。同展実行委員会は、石川県と京都府において死体解剖保存法違反として刑事告発されたが、嫌疑不十分で不起訴になる。また、展示会場付近の住民が違法な展示で精神的苦痛を受けたとして損害賠償請求訴訟を提起したが、京都地裁は棄却した。
③香西豊子『流通する「人体」――献体・献血・臓器提供の歴史』（勁草書房、2007）
末永恵子『死体は見世物か――「人体の不思議展」をめぐって』（大月書店、2012）
辰井聡子「死体由来試料の研究利用――死体損壊罪、死体解剖保存法、死体の所有」明治学院大学法学研究91号45-86頁（2011）

42．大学病院の医局内での新ホルモン剤投与実験
①1996年5月～6月：実験実施
②1996年5月～6月に弘前大学医学部第三内科において、教授の指示に基づいて、教授自身、講師1人、技官1人及び大学院生11人（実験者2人を含む）に対して、ラットのホルモンと同じ組成の化学合成物質「ラット・ウロコルチン」を投与する評価試験が行われた。投与後に血圧低下で点滴を受けたり、顔に紅潮が表れた被験者が出た。1997年には医学部長が同教授ら関係者に非公式な事情聴取を行い、教授が強制を伴う「人体実験」であったことを否認し、また他の教授らも「特に問題は無い」との参考意見を示した。その後、当実験を批判する内部告発文書が出回り、2000年1月に医学部が設けた調査委員会は、同薬剤は米国で開発し、試薬として市販されて、動物実験のデータもあること、被験者に強制はなく、参加を拒否した者もいたことから、問題がある「人体実験」ではないと判断した。一方、同意文書がないことと学内倫理委員会に申請をしていないことは

問題とされた。
③毎日新聞2000年2月18日北海道朝刊18頁及び6月9日青森版頁数不明
　読売新聞2000年2月18日東京朝刊34頁及び3月1日東京朝刊30頁

43. 医師主導臨床研究に対する製薬企業の不適切な関与
①2001年〜2008年：試験開始から販促活動まで
②CASE-J試験は、高リスク高血圧患者における心血管系イベントの発生を主要評価項目として、カンデサルタン（武田薬品工業が高血圧症治療薬ブロプレスとして1999年より販売）とアムロジピンの二群間での比較を目的とした日本初の大規模医師主導型臨床試験として京都大学を中心に実施された。2014年の専門家の指摘に問題発覚の端を発し、第三者機関の調査が行われた。その結果、試験データ改ざん等は見出されなかったが、武田薬品工業は37.5億円の寄付金など、試験の公正性に疑惑を生じさせるような関与があったことを認めた。また、試験結果と相違して、治験薬が他社降圧剤より高い効果を持つと掲載した医師向け販促資材について、厚生労働省は誇大広告に当たるとして業務改善命令を出した。
③「武田薬品のスポンサーとしての関与が明らかに　CASE-J試験、第三者機関はデータ改ざんなしと結論」国際医薬品情報2014年7月14日4-6頁
　ジョーンズ・デイ法律事務所「調査報告書」平成26年6月18日
　朝日新聞2014年6月21日東京朝刊8頁、38頁
　読売新聞2015年6月13日東京朝刊38頁

44. 昇圧剤の適応外使用臨床研究の無断実施
①2002年1月〜8月：研究実施、2002年9月：死亡事故
②東京大学医学部附属病院に所属する麻酔科医師が、血圧低下に伴う臓器不全の治療薬として承認されているウリナスタチンを適応外使用して、同薬剤の手術に伴う炎症反応の防止効果の有無を検証する比較臨床研究を実施したが、研究対象となった腹部大動脈瘤手術を受けた患者15名からインフォームド・コンセントを得ていなかった。また、申請・許可の時間がかかることを嫌って、倫理審査委員会への申請もしなかった。1名の患者が手術後に昇圧剤点滴の誤抜管事故による血圧低下・ショック死したことをきっかけに、この研究計画が発覚した。医師は、上司の麻酔科長に相談し、他の麻酔科医や手術担当医にも協力を要請していたが、同僚らは医師が患者の同意を得たと思っていた。医師は問題発覚前の2003年3月末に東大病院を退職し、処分対象とならなかった。
③朝日新聞2003年8月8日東京朝刊33頁
　読売新聞2003年4月18日東京朝刊35頁
　毎日新聞2003年4月18日大阪朝刊29頁

45. アルブミン製剤の製造承認申請データ不正

①2005 年～2007 年：データ改ざん、2009 年：不正発覚
②田辺三菱製薬株式会社及びその子会社バイファが、火傷や大量出血のショック時に使うアルブミン製剤メドウェイの製造承認についての申請データを改ざんしたことを公表し、承認取下げと製品自主回収を行った（後に両社に 1 か月弱の業務停止命令）。メドウェイは世界発の遺伝子組換えアルブミンであり、血液を原材料にする従来品よりも感染リスクが低いと期待されていた。両社ともに薬害エイズ事件の旧ミドリ十字社の流れを汲み、田辺三菱製薬が被告になった薬害 C 型肝炎事件の裁判の最中にも、子会社が不正を繰り返したことになる。薬害エイズ事件の賠償で経営難にあったバイファ社が、期待の製品の開発・承認が進まないことに焦り、社内一部からの指摘も放置し、不正を組織的に行った。
③メドウェイ問題社外調査委員会「報告書」2010 年 4 月 2 日
（https://www.mt-pharma.co.jp/announcement/pdf/medway1004.pdf）
朝日新聞 2009 年 3 月 25 日東京朝刊 38 頁、同 2010 年 4 月 11 日東京朝刊 39 頁、同 4 月 14 日東京朝刊 1 頁、同 5 月 7 日東京朝刊 33 頁

46. 倫理指針の施行前に開始された研究についての不十分な対応

①2006 年：計画改訂（1999 年に計画開始）
②日本小児肝癌研究グループ（JPLT）によって、1999 年に「小児肝癌治療プロトコール JPLT-2」が開始された。当時、「臨床研究に関する倫理指針」は施行されておらず（2003 年施行）、この計画は倫理審査を経ていないほか、被験者からの同意書も残されていなかった（カルテに説明と同意取得を行った旨の記載はあった）。2006 年の改訂プロトコルへの移行の際、すでに施行されていた上記の倫理指針を踏まえ、各施設で倫理審査委員会の承認を得ることと、研究参加や試料の新規採取をする際には上記の倫理指針に沿った同意を取得することが合意事項となっていた。しかし、当該センターでは、以降も、倫理審査の手続き、および指針に対応した同意の取得を行わなかった。その背景として、当該活動が「研究」であるとの認識が共有されておらず、疫学的な患者の症例登録と考えていた可能性が高いこと、試料の研究利用のあり方についての認識が不足していたことが指摘されている。
③国立成育医療研究センター「「臨床研究に関する倫理指針」違反に関する調査報告ならびに再発防止策」2013 年 12 月 25 日
（https://www.ncchd.go.jp/center/information/public/131225-2.pdf）

47. 抗がん剤治験への参加に伴う損害賠償請求事件

①2006 年 4 月 21 日及び 28 日：治験薬投与日
②非小細胞肺がん（ステージ 4 期）の化学療法後に再発した二次治療段階の患者が、近畿大学で抗がん剤治験薬（マツズマブ）の第 2 相臨床試験に参加した後に

死亡したため、投与実施や説明義務に違反があったとして遺族が提訴した。裁判所は、(1)本治験には医学的な適応と必要性が相応にあり、同治験に重篤な副作用発生の可能性は少ないと考えられていたことなどから、本投与は医師の医学的裁量の範囲内であり、また、(2)治験の目的・方法、健康被害が生じた場合の対応などに関して、患者が自由意思によって治験参加を判断するのに十分な事項を説明し、1週間の熟慮期間を与えるなど説明義務違反もなかったとして、訴えを退けた。
③大阪地方裁判所平成23年1月31日判決（判例タイムズ1344号180頁）

48. 補助人工心臓治験をめぐる損害賠償請求事件
①2007年3月：手術実施
②植込み型補助人工心臓LVAS-C01（エヴァハート）の安全性・有効性を評価する治験に参加した重症心不全の患者が、東京女子医科大学病院で植込み手術を受けた後、胃穿孔を起こして最終的には死亡した。同手術は、プロトコル（治験実施計画書）の適応除外基準に違反して実施されたなどとして裁判となった。東京地裁は、プロトコル中の除外基準は、基準への適否を正確に判定できるよう明確・具体的に設定されており、治験責任医師にはその遵守が求められるとして、実施された本件手術は、手術検討時の患者の体格などが除外基準に該当しており、プロトコルに違反して違法だと判示した。
③東京地方裁判所平成26年2月20日判決（判例時報2223号41頁）
　佐藤雄一郎・戸田宏一「判決紹介　医療機器の治験におけるプロトコル違反の民事法上の効果［東京地裁平成26.2.20判決］」年報医事法学30号213頁（2015）

49. 多施設共同での大規模観察研究における指針違反
①2007年〜2014年：研究実施
②厚生労働省と新エネルギー・産業技術総合開発機構による軽度認知機能障害（MCI）から初期アルツハイマー病への移行を示す客観的マーカー特定のための観察研究（J-ADNIプロジェクト）において、データ改ざんなどが指摘され、研究が中断された。J-ADNIは東京大学医学系研究科脳神経医学のI教授が研究代表者になり、38医療機関が参加し、健常者・MCI・初期アルツハイマー病患者600名を対象に、2007年から2012年までの予定で開始した。だが、2014年に不適切な患者のデータがあるという内部告発を受け、東京大学は第三者調査委員会を設置した。同委員会は、準備不足を原因とするデータセンターによる誤った指示、プロトコル違反、倫理指針違反（同意取得のない被験者14例）などの問題を指摘した（改ざんは認定されなかった）。その他、上記のデータセンターや当該プロジェクトの事務局に関連会社の社員が出向しているにもかかわらず、適切に利益相反の管理をしていなかった点も問題視された。
③J-ADNI研究に関する第三者調査委員会「調査報告書」2014年12月19日

(http://www.u-tokyo.ac.jp/ja/administration/codeofconduct/pdf/20141222/F-file-1-2.pdf)
永尾総一・青木田鶴「サイエンス最前線　軽度認知症　早期発見できれば予防につながる」エコノミスト 2015 年 7 月 28 日号
毎日新聞 2008 年 2 月 24 日東京朝刊 12 頁、同 2014 年 8 月 21 日東京朝刊 25 頁
朝日新聞 2014 年 1 月 10 日東京朝刊 1 頁、2 頁、同 2014 年 6 月 26 日東京朝刊 37 頁

50．カフェイン併用療法臨床試験の指針違反
①2008 年～2014 年：試験実施
②2004 年 1 月に高度先進医療として開始された、抗がん剤の作用を増強するためカフェインを併用する療法について、2008 年の先進医療制度改正により臨床試験として実施が始められた。治療を担当した金沢大学附属病院整形外科による、承認期間を超えた実施、症例登録のない患者への適用（186 症例）、臨床試験の不適切でずさんな管理運営（43 症例）といった臨床研究倫理指針違反が判明した。また、適格基準外で臨床試験に参加していた骨肉腫の 16 歳女性が死亡し、教授らが業務上過失致死容疑で起訴された（金沢地検は不起訴の判断）。この死亡事故が隠蔽されていることを知った、薬理学研究室の准教授は厚生労働省に告発をしたが、告発を受けた担当専門官は、告発があった事実と告発者である准教授の名前を整形外科教室に知らせてしまった。同准教授は国に対する損害賠償請求訴訟を起こし、国が和解金を支払った。2014 年 4 月に同療法が中止され、調査委員会は臨床研究実施体制の抜本的整備などを提言した。
③金沢大学附属病院カフェイン併用化学療法に関する調査委員会「『カフェイン併用化学療法』に関する諸問題の調査報告並びに再発防止策等の提言」平成 26 年 8 月 28 日（https://web.hosp.kanazawa-u.ac.jp/oshirase/houkokusyo.pdf）
第 21 回厚生労働省先進医療技術審査部会「資料 4-1　金沢大学附属病院における事案について」2014 年 9 月 11 日
(http://www.mhlw.go.jp/file/05-Shingikai-10801000-Iseikyoku-Soumuka/0000057577.pdf)
朝日新聞 2015 年 6 月 5 日石川朝刊 27 頁
毎日新聞 2017 年 7 月 26 日高知 27 頁
朝日新聞 2014 年 12 月 19 日朝刊 35 頁、同 2015 年 10 月 10 日石川朝刊 29 頁
本間誠也「内部告発者に「報復」する社会　法の欠陥、修正できるか」2018 年 8 月 2 日（https://news.yahoo.co.jp/feature/1037、2018 年 8 月 7 日最終確認）

51．倫理審査委員会の承認及び患者同意についての論文虚偽記載
①2008 年 5 月：論文発表
②2008 年 4 月に東京大学医科学研究所で実施されたある臨床研究が、患者から採

取した骨髄や血液の使用について同意を得ず、また倫理審査委員会の承認を得ずに実施されたとの外部通報があった。同研究所がヒト検体取扱いに関する緊急対策委員会を設置し、同研究所全体で過去5年間に発表された全論文2100本を対象に調査を行った結果、倫理審査委員会の承認を得ていないまま行われ、患者同意の記録がないのに、その点を偽って発表論文に記載したものがあることが明らかになった。その後、同研究所は、「人を対象とした研究の倫理再構築委員会」において再発防止策を検討し、同年8月に研究倫理支援室の設置、研究分野ごとの研究倫理指導員の配置、研究者のための事前相談体制の構築などを再発防止策として講じた。
③東京大学医科学研究所ヒト検体の取扱いに関する緊急対策委員会「人を対象とした研究の倫理審査と同意取得に関する内部調査報告書」2008年9月9日
(http://www.ims.u-tokyo.ac.jp/imsut/jp/files/080926-1.pdf)
読売新聞2008年7月11日東京夕刊1頁及び23頁

52. ヒト幹細胞臨床研究の指針違反
①2009年1月～11月:研究実施
②名古屋大学医学部附属病院において、厚生労働省の審査を受けずに、学内の審査のみで、ヒト幹細胞を用いる臨床研究が行われた。これは同省の「ヒト幹細胞を用いる臨床研究に関する指針」違反に該当した。同病院泌尿器科G教授らは、2009年に前立腺がん術後の尿もれ改善のために男性患者5人に対して、また腎臓がん切除手術後の虚血性腎障害治療のために男性患者5人に対して、それぞれ本人の幹細胞を注入した。また同病院小児科のK教授らが、臍帯血移植後に拒絶反応を示した女児に幹細胞を注入した。外部検証委員会などが調査し、関連論文が取り下げられ、男性患者10人には指針違反を説明して謝罪した。
③日本経済新聞2010年8月12日電子版
朝日新聞2010年8月12日名古屋朝刊23頁

53. ヒト幹細胞臨床研究の指針違反
①2009年2月～12月:研究実施
②金沢大学医薬保健研究域医学系のK教授らのグループが、虚血性心不全や肝硬変の患者7人に、患者自身の脂肪に含まれる幹細胞を投与する臨床研究を実施した際、学内の倫理審査委員会の承認は得ていたが、「ヒト幹細胞を用いる臨床研究に関する指針」の定める厚生労働省への研究計画書の提出および承認取得を怠った。2010年4月に匿名の情報提供を受けた厚生労働省から指針に抵触するという指摘を受けて研究は中止された。調査では、違反の原因として研究計画書に幹細胞という語が使用されておらず、学内での審査の際に指針の対象ではないと判断されたと説明された。
③第64回厚生科学審議会科学技術部会資料3-1「金沢大学におけるヒト幹細胞臨

床研究倫理指針違反の発生原因と再発防止のための今後の対応について【最終報告書】」2011 年 7 月 25 日
（http://www.mhlw.go.jp/stf/shingi/2r9852000001kb2r-att/2r9852000001kb7u.pdf）
毎日新聞 2011 年 7 月 22 日大阪夕刊 10 頁、同 2011 年 7 月 23 日石川朝刊 25 頁

54．統合失調症患者を対象としたランダム化比較試験における不正

①2009 年～2016 年：研究実施、2016 年：不正発覚
②聖マリアンナ医科大学の神経精神科学教室が計画した、統合失調症患者 40 名を無作為に 2 群に割り付けて 2 種類の治療薬の効果を比較検証する臨床研究において次の問題があった。(1)無作為割付がなされなかった、(2)一部の患者のインフォームド・コンセントがなかった、(3)被験者の問合せに対して虚偽回答をして、カルテ改ざんや資料廃棄を行った、(4)適格基準に違反した被験者の組入れがあった、(5)学内規程に反して試験薬の製薬企業からの講師謝金を報告しなかった、(6)この研究に基づいて発表した論文が科学的適格性を欠く内容であった。この事案は、2015 年に発覚した同大学 23 名の医師の精神保健指定医資格の不正取得を知り、研究参加の撤回を患者が求めたことを契機に露見した。
③聖マリアンナ医科大学／臨床試験に係る調査委員会「臨床研究に関する倫理指針違反についての調査報告書」2017 年 1 月 12 日
（http://www.marianna-u.ac.jp/wp-content/uploads/2017/02/20170214houkokusho.pdf）
朝日新聞 2016 年 5 月 19 日東京夕刊 10 頁、同 2017 年 2 月 13 日東京夕刊 13 頁、同 2 月 15 日東京朝刊 7 頁

55．光力学的診断の臨床研究についての研究倫理指針及び先進医療実施手順への違反

①2010 年 7 月～2013 年 2 月：研究実施
②高知大学医学部泌尿器科教授を研究責任者とする未承認の薬と機器を用いた光力学的診断に関する臨床研究が、先進医療実施計画として承認された後、改めて同大学の倫理審査委員会を経ないまま、被験者 60 名を対象に実施されていた。以前から実施継続している臨床研究と、先進医療の実施に際して行われる臨床研究とを混同し、かつ、臨床研究と先進医療申請とでは、別個独立した実施計画書の審査と承認を倫理審査委員会から得る必要があるとの認識を欠いていたためであった。後にモニタリング等の作業につき委託契約を結んだ外部専門機関の指摘により、研究倫理指針及び先進医療実施手順の違反が判明した。臨床研究継続について学内委員会による調査が行われ、先進医療申請は取り下げとなった。
③高知大学医学部「先進医療における倫理指針違反及び実施手順違反に関する中間報告書」2014 年 1 月 30 日
（https://www.kochi-u.ac.jp/information/2014013100044/files/140131iryo-chukan.pdf）

56. 発表論文と当初の研究計画との齟齬をめぐる調査

①2011 年：研究実施、2012 年：論文発表

②札幌医科大学の研究者による血液腫瘍に関する研究の成果について、匿名での通報があった（2016 年に 6 月に札幌医科大学、同 8 月に厚生労働省にそれぞれ郵送でなされた）。これによると、当該研究が患者に由来する試料を用いているにもかかわらず、「臨床研究審査委員会における承認手続きを経ていない」「承認を得た計画書と論文に相違ある」とのことであった。大学病院長の依頼を受けて、同委員会が調査したところ、当該研究は、委員会の承認を得て実施されていることが確認された。一方、過去の保存試料の使用に関する手続きが明確でなかったり、同意取得の書類が適切に管理されていなかったりしたこと、研究計画書の記載と論文で示された方法論の説明との間に齟齬があったことなどが判明した（ただ、後者は、科学的に妥当な範囲であり、これには仮説の維持が難しくなったため研究方法の見直しを行ったことによるものや、雑誌の査読者の指摘を受けて研究方針を変更したものが主であり、捏造や改ざんなどの不正は見出されなかったとされている）。

③札幌医科大学、「臨床研究倫理指針違反に関する調査及び再発防止策に関する報告書」、2018 年 6 月 13 日
(http://web.sapmed.ac.jp/jp/news/topics/jmjbbn0000003z2w.html)

57. 研究利用目的での大学内採血

①2011 年～2015 年：研究実施（うち採血は 2013 年～2015 年）

②山形大学工学部で歯の組織やがんの早期診断の研究をしていた教員が、同学部の倫理審査委員会の承認した期間を超えて、研究に用いる血液を収集していた。採血の対象となったのは、学内の研究員や学生であり、同教員によると合わせて 26 名から計 134 回の採血を行っていたという（後に「27 名」「145 回」に修正）。1 回の採血量は 25 ミリリットル程度で、医師資格を持つ共同研究者が工学部内で実施していた。同氏は、これらの採血に際して事前に国の倫理指針に沿って同意を得ていた旨を主張するが、人数分の文書が揃って残されておらず、また中には説明との矛盾があったり、真贋が定かでなかったりする書面の存在が判明している[※]。なお、倫理審査委員会は、承認を得ていなかった期間について遡って承認をしたが、その経緯の詳細も明らかになっていない。

（※本稿執筆段階、当大学の調査委員会による検討が続いている。調査の結果、これらの情報が変わりうる点、留意されたい。）

③朝日新聞 2018 年 5 月 17 日山形朝刊 19 頁、読売新聞 2018 年 5 月 18 日東京朝刊 27 頁。

58. 鎮痛剤・鎮静剤比較試験の指針違反

①2011 年 2 月～5 月：研究実施

②宮崎大学医学部附属病院麻酔科助教が、2011年2月から5月にかけて、倫理審査委員会での承認や患者の同意を得ずに、成人患者44人に対して4種類の鎮痛剤・鎮静剤の効果を検討する介入研究を行った。研究開始後の5月に同科教授の指摘を受け、すでに実施した44症例について秘したまま倫理審査委員会に申請し、実施の承認を得て10月まで研究を継続した。11月、承認前に得たデータを用いた学会報告があったと指摘する内部告発文書が学長と病院長に届き、助教は訓告と一年間の臨床研究への関与禁止、教授は文書での厳重注意、医学部長と病院長は口頭注意に処せられた。
③宮崎大学医学部「『臨床研究に関する倫理指針』違反事象調査並びに再発防止策に関する最終報告書」2012年11月1日（宮崎大学医学部ウェブサイト掲載、すでに削除）
朝日新聞2012年4月21日西部朝刊34頁

59. 白血病治療薬の副作用アンケートへの製薬企業の不適切な関与
①2011年8月～2014年1月：研究実施
②東京大学医学部附属病院の血液・腫瘍内科に事務局を置く研究会組織が、慢性期慢性骨髄性白血病患者の副作用をアンケート形式で調査し、副作用管理を行っても改善しない症例をノバルティスファーマ株式会社製品に切替え、副作用症状の改善度合いを検討する多施設共同の医師主導臨床研究（SIGN研究）を行った。データ収集・運搬・解析に同社社員が関与していると報道されたことを受けて調査が行われた。その結果、本臨床研究の企画・実施に同社社員が関与し、全255例の研究データ（個人情報を含む）が同社に流出、また、研究関係者による利益相反の開示も不適切であったことなどが発覚した。
③東京大学「SIGN研究に関する調査結果概要」2014年6月24日
（http://www.u-tokyo.ac.jp/content/400007761.pdf）

60. 倫理審査委員会承認前の採血（サンプル収集）実施
①2012年4月～6月：採血実施
②東京医科歯科大学難治疾患研究所が実施する臨床研究において、同所の教員と大学院生2名が、同大学医学部附属病院の協力のもと、患者の同意を得たうえで、計362名からサンプル採取のための採血を実施した。ところが、その採血行為は倫理審査委員会の承認を得る前の4月から6月にかけて行われていた（倫理審査委員会への臨床研究の申請は2012年2月になされていた。また、採血のみで、その後の実験はなされていなかった）。同年6月下旬にヒトゲノム・遺伝子解析研究に関する倫理指針に違反することが発覚し、7月から調査委員会による学内調査が行われ、9月に再発防止策を含めた発表が同大学からなされた。
③東京医科歯科大学「研究倫理違反について」2012年9月21日
（http://www.tmd.ac.jp/news-archive/20120921/index.html）

61. 医師主導臨床研究における同意無取得、プロトコル違反及び企業の関与

①2012年10月～2013年8月：研究実施
②札幌東徳洲会病院で実施された、協和発酵キリン社製の貧血治療薬を使った医師主導の臨床研究においてプロトコル逸脱が発覚し、院内調査が行われた。同医師は、患者の同意や倫理審査委員会の承認を得ていないにもかかわらず、検体採取のための採血を実施し、また、プロトコルに定める症例数や対象患者の選択基準も順守していなかった。さらに、同社の営業担当社員がプロトコル作成に関与し、患者データの解析を担当していたことなども判明した（研究が未完遂のため、データの改ざんや研究公表、同社による広告資材等への利用などの事実はない）。同社から同病院附属施設に提供された奨学寄附金50万円も、同医師の自主研究の費用を賄うためのものであり、実質的には同治験薬の販売促進の手段であったなどと同社発表の調査報告書内で指摘されている。
③腎性貧血治療薬「ネプス注射液」に係る医師主導臨床研究に関する社外調査委員会「調査報告書」2014年7月7日（http://www.kyowa-kirin.co.jp/report/20140711.pdf）

62. 製薬企業によるカルテ無断閲覧および副作用報告懈怠

①2012年～2013年：カルテ閲覧
②バイエル社の社員が宮崎県の診療所でカルテ数百名分を患者の同意なく閲覧し、収集したデータをもとに同社が実質的に執筆した論文を医師の名前で発表し、自社製品血栓症治療薬イグザレルトの販促に使用した。個人情報保護法違反の可能性のみならず、問題発覚後の調査の過程で、同薬剤の使用に伴う副作用報告12例（うち7例は重大な副作用）について国への報告がなかったことも判明した。問題を社内通報した同社社員は、その直後に退職を勧告され、その後厚生労働省に通報して発覚した事案である。背景にはドル箱薬となりうる生活習慣病薬の販売競争があり、ディオバン事案との類似性を指摘する見方もある。
③毎日新聞2017年4月12日東京朝刊25頁、4月20日東京朝刊26頁、5月27日大阪朝刊27頁、7月15日東京朝刊26頁
村上和巳「生活習慣病市場で起きた論文不正　倫理より広告優先したバイエル薬品」エコノミスト95巻36号43頁
バイエル薬品株式会社「『服薬における患者様の嗜好に関するアンケート調査』に関する一連の問題へのお詫びと再発防止に向けて」2017年7月14日（https://byl.bayer.co.jp/html/pdf/yakuhin3.pdf）
長島・大野・常松法律事務所「調査報告書（公表版）」2017年7月14日（https://drive.google.com/file/d/0B7yNf5pggAuUX2dzZ1VXZWVBams/view）

63. 研究論文における倫理審査に関する虚偽記載

①2013年8月：調査小委員会設置
②防衛医科大学校の歯科口腔外科の講師が著者である欧文論文15編のうち、3編

の論文に、「倫理委員会の承認を得た」との虚偽の記載を含む、研究データの複数の捏造、改ざんが確認された。倫理審査委員会の中に設けられた調査小委員会は、この出来事の背景として、倫理指針に対する認識不足、当大学校における教育体制の不備、事務管理・運営体制の不備を指摘した。それを受けた再発防止策として、臨床研究に関する倫理講習会受講の義務化、不正防止教育の開催、倫理委員会の態勢見直しと強化が示された。

③防衛医科大学校「「臨床研究に関する倫理指針」違反に関する調査並びに再発防止策に関する報告書の提出について」2014年3月28日
（http://www.ndmc.ac.jp/wp-content/uploads/2016/03/20140328.pdf）

64. がんの臨床研究における不適切な同意取得

①2014年1月：研究開始

②2014年1月、北里大学北里研究所病院で実施されていたがんの臨床研究において、研究対象となる医薬品を投与する前に文書同意を取得してから被験者として登録すべきところ、同意を取得せずに投与を開始し、投与開始から1か月以上経ってから研究のための同意署名が取得された。この事案は患者の訴えにより翌年の8月に発覚した。研究に使用された医薬品（ホルモン療法薬）は既に製造販売に関する国の承認を得ており、投与を受けた患者の健康被害は確認されていない。なお、この事案の調査をする過程で、2008年まで遡って他の研究も検討したところ、3件の臨床研究（2010年から2013年にかけて実施）について「倫理指針への重大な不適合」があることが認定された。その内訳は、1件がインフォームド・コンセントの未実施、2件が倫理審査を受けずに研究実施したというものであった。

③北里大学「研究倫理指針違反について（第1報）」2015年9月18日
（https://www.kitasato-u.ac.jp/hokken-hp/chiken/REC/kenkyu_kouhyou.htm）
同上「研究倫理指針違反について（第2報）」2015年10月3日
（https://www.kitasato-u.ac.jp/hokken-hp/chiken/REC/kenkyu_kouhyou_2.htm）
同上「北里研究所病院における研究倫理指針違反に関するご報告（最終報告）」2018年6月1日
（https://www.kitasato-u.ac.jp/hokken-hp/chiken/REC/kenkyu_kouhyou_3.htm）

65. 倫理審査承認前のスマートフォン・アプリによる健康情報収集

①2015年11月：アプリ公開、2017年1月：研究許可取消

②慶應義塾大学医学部内科学教室（循環器）は、自ら開発したスマートフォン向けアプリケーション「Health & Brain」を用いて、ヘルスケアデータの収集方法と不整脈などの病気を早期発見する可能性の検討を目的にして、大学病院患者を対象に使用情報の提供を求める研究を計画し、医学部倫理審査委員会の承認を受けて開始した。しかし、実際には倫理審査承認前にアプリが一般公開され利用さ

れていたことが、医学部・病院生命医科学倫理監視委員会（臨床研究の点検、評価、必要な改善などの対応を行う組織）の指摘により判明した。その結果、有害事象、情報漏えいなどの問題は発生していないが、研究中止になった。
③慶應義塾大学医学部「本学において開発したスマートフォン向けアプリケーション『Heart & Brain』の提供中止について」2017 年 2 月 28 日（http://www.med.keio.ac.jp/news/2017/2/28/5-19904/index.html）
「慶応大医学部、iPhone アプリによる臨床研究を中止」日経デジタルヘルス 2017 年 3 月 1 日
（http://techon.nikkeibp.co.jp/atcl/news/16/030106516/?ST=ndh_print）

66. 患者データの研究利用に関する指針違反
①2015 年以降：研究実施
②愛知県がんセンター愛知病院で 2016 年、消化器内科の医師が、倫理審査委員会の承認および病院長の許可を得ずに、また研究計画書の記載に反して患者の同意なく、検査データを研究利用していたことが発覚した。この医師は、ピロリ菌感染と胃がんの関連性を調べる研究において、過去の内視鏡検査などで得た 471 人分のデータを利用した。いずれも観察研究であり、中には同意の取得を省略する手続きを検討することが倫理指針に照らして可能な研究もあったが、こうした手続きはとられていなかった。病院は当該医師を口頭厳重注意処分とするとともに、学術誌に掲載された研究論文を撤回させた。厚生労働省に上記の報告をした後、当病院は他の医師による研究についても追加の調査を行った。その結果、他の医師 5 人（消化器内科、乳腺科、整形外科）の研究でも同様に患者のデータ計 225 人分を、同意を得ずに、または同意の省略の手続きを経ないままに研究利用していたことが判明した。
③愛知県がんセンター愛知病院「愛知県がんセンター愛知病院で行われた医学系研究における倫理指針不適合事案について」2018 年 6 月 6 日
（http://www.pref.aichi.jp/uploaded/attachment/269757.pdf）

※以上の事案の要約の執筆分担は次の通りである。
和泉澤千恵：6, 13, 19, 32, 35, 36, 37, 38, 47, 48, 55, 59, 60, 61 番の事案
一家綱邦：1, 3, 4, 5, 7, 9, 11, 12, 14, 16, 18, 21, 22, 23, 24, 25, 26, 27, 33, 39, 42, 44, 45, 51, 54, 62, 65 番の事案
井上悠輔：2, 17, 46, 56, 57, 63, 64, 66 番の事案
小門　穂：8, 10, 15, 20, 28, 29, 30, 31, 34, 40, 41, 43, 49, 50, 52, 53, 58 番の事案

索 引

あ行

IRB···3, 71, 290〜292
ICHGCP→GCP
ALCOAの原則·······································268
アセント（賛意）····································137
アルツハイマー······························322, 326
医学的正当性··47, 50
医学的適応性（目的の妥当性）·······47, 55, 201
医師患者関係、患者−治療医（主治医）の
　関係·································33, 116, 118, 186, 196
医師主導臨床研究·····················238〜251, 324, 331
医師法···252
医術の正当性・妥当性（治療手段としての
　妥当性）·······························47, 54, 55, 57
遺族承諾·······································203〜209
遺伝子解析→遺伝子・ゲノム解析
遺伝子・ゲノム解析·············11, 168, 171〜173,
　185, 211, 216, 272, 290, 293, 331
遺伝子治療··13
遺伝情報·······························11, 168〜174
意図モデル··29
医薬品医療機器総合機構（PMDA）······29, 48, 225
医薬品医療機器等法→薬事法
医薬品の安全性に関する非臨床試験の実施
　の基準に関する省令（GLP）··········226, 316
医薬品の製造販売後の調査及び試験の実施
　の基準に関する省令（GPSP）·············228
医療革新→革新的治療
医療機器··10, 65
医療行為の妥当性→医術的正当性・妥当性
医療法··84, 207
イレッサ事件·································230〜234
インサイダー取引····························224, 229
インセンティブ·····································154
インフォームド・コンセント→同意
隠蔽・隠ぺい····························269, 316, 320
ウィローブルック事件······················130, 135
vulnerability··152
上乗せ採血・上乗せ採取························193
疫学研究··175, 293
SMO······································257〜261, 266, 273
FFP··280, 282
エマニュエル·································6, 48, 151
Emanuel. E. J→エマニュエル
MR（Medical Representative、医療情報

　担当者）·······································221, 255
オーサーシップ······················250, 274, 283, 287
ギフト・オーサーシップ··················283, 289
ゴースト・オーサーシップ·····················284

か行

改ざん··········39, 159, **237〜256**, 260, 263, 268,
　269, 271, 274, 276, 280〜282, 284, 315,
　321, 322, 325, 326, 329, 330, 332
介入研究·································11, **113〜116**, 331
解剖·······93, 96, **101〜103**, 203〜214, 307, 309, 318, 322, 323
科学的妥当性·····················**30**, 47, 139, 161, 165
革新的治療（革新的な医療処置）·······6, 52, 62, 84〜88
未確立医療··61
学生·············**144**, **150**, 155, 162〜164, 309, 319, 330
学用患者··8
ガバナンス···········18, 141, 172, **174**, 175, **180**, 197
カルテ無断閲覧·····································332
環境要因···168
がん告知···································26, 33, 232
監査······································10, 46, 48, 251
幹細胞治療→再生医療
観察研究·······························9, 11, 113, 326, 334
偽造···321
寄附→奨学寄附金（寄附金）
captive population································162
QRP（Questionable Research Practices）···282
旧GCP→GCP
九州帝国大学「生体解剖」事件··········103, 307
強制不妊手術··308
共著者・共同著者···················277, 280, 283, 289
強要··78, 195, 318
虚偽・誇大広告······························253, 324
クロロキン事件······························231, 317
計画書→プロトコル
刑事告発·······························224, 240, 253, 317, 323
刑事裁判······································224, 251
刑事責任・刑法上の責任（罪）··········43, 130,
　201, 207, 211, 251
刑法上の責任→刑事責任
刑務所···162〜165
ゲノム研究・ゲノム解析→遺伝子・ゲノム
　解析
ゲルシンガー事件·································245

索 引

研究計画書→プロトコル
研究と診療のグレーゾーン→研究と治療
　（診療）の区別
研究と治療（診療）の区別……………6, 20, 28,
　32～34, 42, 50, 61, **84～88**
研究と治療（診療）の境界→研究と治療
　（診療）の区別
研究不正……14, 237～256, 257～273, 274～289
健康医療・戦略推進法………………………236
健常者………………………………141, 153, 326
健診……………………………175～178, 184, 259
献体法…………………………………………212
故意…………………………43, 276～278, 287
効果安全性評価委員会………………………48
抗がん剤………………………21, 37, 224, 325, 327
広告………………233, 237～243, **253～255**, 324, 332
高度先進医療…………………………………327
高難度新規医療技術……………………84～86
国際医学雑誌編集者委員会（ICMJE）……284
個人情報………………………171, 174, 179, 332
個人情報保護法………………………………332
コーディネーター…………………71, 257～273
子ども………………………………7, 122～140, 292
　小学生（学童）………………………309, 311
　乳児………………………………122～140, 313
　新生児……………………………………314
個別化医療……………………………………216
コホート研究………………168, 175～179, 216

さ 行

災害研究…………………………………215～217
最後の手段……………………………52, 57, 63, 81
最小限のリスク、最低限の負担や危険……
　115, 267
再生医療（幹細胞治療）……………13, 82, 86, 274
再生医療等の安全性の確保等に関する法律
　…………………………………………………13
最善の利益……………………………40, 76, 114
搾取………………………………………5, 115, 151
サラミ論文……………………………………285
残余検体（残余検体）…………………193, 212
サリドマイド事件……………………………230
産学連携………………………………………237, 244
CIOMS（国際医科学団体協議会）……5, 34, **152**,
　158, 182
GHQ（連合軍総司令部）………………162～164
GCP……………………………………………………8
医薬品の臨床試験の実施の基準に関する省令
　（省令 GCP、新 GCP）………9, 37, 40, 43, 45, 48,
　159, 226, **234**, 264～266, 269, 293, 323

医療機器 GCP（医療機器の臨床試験の
　実施の基準に関する省令）………10, 73, 82
医薬品の臨床試験の実施に関する基準
　（通知 GCP、旧 GCP）………40, 293, 226
医薬品の臨床試験の実施の基準（GCP）
　の内容（答申 GCP）………………………235
ICH-GCP………………………………10, 40, 159
自己決定………………75, 115, 120, 137, 178, 192
自己注射実験…………………………………309
自己剽窃………………………………………285
死体……………………95～101, 203～214, 319, 323
死体解剖保存法……………14, 203～214, 323
実施計画書→プロトコル
児童→子ども
児童福祉法……………………………126, 128
自発性の担保…………………………………165
市販後調査………………………23, 25, 31, 228
市販後臨床試験（市販後試験）………25, 247
社会的意義→社会的利益
社会的弱者………………7, 107, 113, 114, 117, 120, 122,
　132, 133, 165
社会的に脆弱な立場・社会的に弱い立場→
　社会的弱者
社会的利益・社会的意義……20, 30～32, 139, 233
自由意思（自由意志）……71, **75～78**, 162～166,
　152, 156, 168, 173, 174, 177, 326
従業員・社員（被験者として）………141～161,
　258, 260
囚人→受刑者
囚人のジレンマ………………………………288
住民→地域住民
受刑者（囚人）………………………7, 154, 162～166
守秘義務………………………………170, 177
傷害罪…………………………………112, 130, 312
奨学寄附金（寄附金）…239, 246, 248, 254, 321,
　324, 332
承諾能力→同意能力
承認申請→製造販売承認
承認モデル……………………………………29
省令 GCP→GCP
除外基準→適格基準
所有権…………………………………205, 213
自律・自律性………………6, 75, 134～137, 153
試料（生体試料、人体組織）…13, 59, 173, 179,
　184, **186～202, 203～214**, 216, 251, **319**, 325,
　330
人格の尊重……………………………………6
親権……………………………………128～130, 134
新 GCP→GCP
心臓移植………………………………67, 291, 312

人体組織→試料
人体の不思議展·····················210, 323
診療との誤解→治療との誤解
診療との混同······························199
STAP 細胞·····················274〜287, 241
スポンサー····································157
スモン事件··························230, 317
正義・正義原則···············6, 132, 153
精神疾患················7, 107〜121, 308, 312
精神保健福祉法··························118
製造承認→製造販売承認
製造販売承認（承認申請）······9, 25, 37, 42, 68, 82, **220〜236**, 315〜317, 325
製造物責任法······························234
セカンド・オピニオン··················69
責務相反・役割相反···········245, 272
説明義務···················20, 26, 45, 326
説明文書····························45, 69〜83
善行··6
先進医療···························320, 327, 329
臓器移植法···························212, 312, 320
贈収賄···························310, 316, 321, 322
損害賠償······23, 42, 52, 130, 201, 206, 261, 320, 323, 325, 327

た行

体外受精································291〜293
胎児·····································307, 318
対象集団の関与・参画···········168, 182
代理判断（代諾）······65, 71, **75**, 107, **115**, **119**, 139, 212
多施設共同研究·········169, 181, 294, 326, 331
タスキギー事件·····························3, 290
地域住民（住民）····8, 168〜185, 215〜218, 323
治験·················9, 25, 36〜51, 65〜83, 155〜160, 220〜236, 257〜273, 293, 312, 315, 318, 319, 321, 322, 324, 326, 332
治験審査委員会······10, 46, 48, 72, 82, 159, 235, 293, 322
地方自治体····························215〜217
中絶······································307, 318
治療行為の限界···························61
治療効果への過大評価···················34
治療手段としての妥当性→医術的正当性・妥当性
治療との誤解·············34, 81, 118, 199
賃金（労働）モデル····················155
通知 GCP→GCP
適応外使用····················12, 255, 324
適格規準→適格基準

適格基準···············25, 86, 258, 269
　選択基準··································156
　除外基準·················25, 69, 156, 326
添付文書···············40, 44, 222, 231, 233, 254
同意······2, 10〜12, **20〜35**, 37〜45, 47〜48, 54, 55〜57, 59, 70〜73, **65〜83**, 86, **107〜121**, **122〜140**, 146, 151, 153, 156, 162, 164, 172〜174, 178, 180, **186〜202**, 204, 211〜213, 261, 269, 284, 313, 318, 321, 322〜328, 330〜334
　インフォームド・コンセント（IC）······4, 6, 20, 23, 27, **32〜34**, **36〜51**, 61, 115, 157, **168〜185**, **186〜202**, 235, 248, 272, 280, 313, 324, 329, 333
同意能力（判断能力、承諾能力）······56, 107, **115〜119**, 122, 133, **136〜138**, 153
統合失調症················108, 111, 119, 318, 329
答申 GCP→GCP
動物実験··59, 143, 151, **224**, **227**, 286, 308, 310, 313, 314, 315, 317, 323
盗用······························249, 280〜283
特定不正行為························249, 280
特定臨床研究··························12, 207, 255

な行

ながはま0次予防コホート事業·············183
ナチス······························2, 78, 90, 164
731部隊、七三一部隊·······59, 90〜106, 164
ナフィールド生命倫理カウンシル（ナフィールド報告書）···············134〜137
二重忠誠····································272
二重投稿·····························250, 285
二重盲検法····························145, 222
日本弁護士連合会（日弁連）人権擁護委員会·····································122
　人権擁護委員会·········109, 112, 313
乳児院··································122, 313
ニュルンベルグ綱領（ニュルンベルグ・コード）·················2, 40, 90, 106, 151
任意・任意性（意思の任意性）······65, **76〜81**, 141, 150, **152〜155**, 174, 179
認定臨床研究審査委員会···········12, 255
ネガティブデータ························164
ねつ造（捏造）·····250, 268, **274〜289**, 317, 320, 330, 333

は行

バンク（バイオバンク）·········213, 216, 322
反人道的医学研究·················90, 103
ハンセン病··································307

判断能力→同意能力
非現実的な楽観……………………………………81
被験者選択………………48, 132, 141, 165, 262
被験者の募集………………………34, 257, 270
久山町研究……………………………………175
ビーチャー（ヘンリー・ビーチャー）………15, 290
筆頭著者………………………………228, 274
ヒトゲノム計画………………………168, 172
被爆者調査……………………………………307
病院（または臨床）倫理委員会……………290
病気腎移植……………………………………320
標準的治療法………………21, 24〜31, 37, 43
窃盗（データのスパイ）………………………316
標本……………96, **203〜214**, 251, 307, 323
Firstin-Human（FIH）試験…………65, 68, 79
副作用（発生対応・副作用報告）……146〜149, **220〜236**, 317, 320, 321, 332
負担軽減費……………………………………154
不当な影響………………………………………78
プライバシー……………134, 171, 177, 179, 292
プラセボ………………………………………145, 222
プロトコル／プロトコール（計画書）……4, 6, 10, 17, 22, 24, **36〜51**, 86, 141, 156, 159, 180, 188〜191, 248, 266, 269, 290, 325, 326, 328〜332, 334
ヘルシンキ宣言……………4, 33, 41, 48, 61, 86, 115〜118, 139, 151, 160, 195, 290〜293
ベルモント・レポート（ベルモント・リポート）………………3, 29, 61, 132, 153
ヘンリー・ビーチャー→ビーチャー
包括同意………………………………………212
法務省・法務局……112, 124, 142, **146〜152**, 163
保健事業………………………………………177
補償…………………………………77, 149, 155, 158
補助人工心臓……………………49, 65〜83, 316, 326
母体保護法……………………………………308
ボランティア…………………………145, 152〜156
捕虜……………………………………………105, 307

ま行

未承認新規医薬品等…………………………84
ミスコンダクト………………………………268
未成年後見人…………………………………128
無作為化比較試験→ランダム化比較試験
目的の妥当性→医学的適応性
モニタリング………………10, 48, 159, 251, 329

や行

薬害……………………………220〜236, 317, 325
薬害エイズ事件………………………40, 231, 325
薬害C型肝炎事件……………………………232, 325
薬事法（医薬品医療機器等法、薬機法）……9, 37, 40, 149, 159, 227〜230, 235, **240〜245**, 253, 264, 293, 316, 317, 323
ヤコブ病事件…………………………………231
薬機法→薬事法
誘引……………………………………………155
有害事象…50, 71, 79〜81, 86, 154, 158, **227**, 313
優生保護法……………………………………307, 308
余剰検体→残余検体

ら行

ランダム化比較試験（無作為化比較試験）…22, 24, 25, 27, 279, 329
利益相反（COI）……12, 33, 126, 229, **237〜256**, 273, 282〜285, 326
リスク・ベネフィット（利益）評価（比較衡量）………………6, 48, **134**, **137**, 165, 193
リスク・ベネフィット比→リスク・ベネフィット評価
リスクと利益の評価→リスク・ベネフィット評価
リスクの最小化、危険の最小化、リスク低減………………………47, 50, 139, **156**, 160, 165
臨床研究法…………8, **12**, 17, 160, 237, **255**, 294
倫理審査委員会（審査委員会、倫理審査）…38, 84, 116, 118, 136, 160, 172, **179**, 187〜192, 197〜201, 215〜217, 248, 271, 278, **290〜295**, 324, 325, 327, 329, 330, 331, 332, 334
倫理的妥当性……………………47, 138, 165, 266
倫理指針（研究倫理指針）……180, 212, 235, 326, 327, 328, 329
　ヒトゲノム・遺伝子解析研究に関する倫理指針（ゲノム指針）………13, 172, 173, 183, 331
　疫学研究に関する倫理指針……………………13
　臨床研究に関する倫理指針（臨床研究倫理指針）…………11, 117, 191, 198, 246, 325, 327, 328, 329, 331, 333
　人を対象とする医学系研究に関する倫理指針………11, 157, 160, 192, 212, 247, 266
　ヒト幹細胞を用いる臨床研究に関する指針………………………………………………328

執筆者一覧
(掲載順。※印は編者)

井上悠輔※　　　東京大学医科学研究所　准教授
山本圭一郎　　　東京大学大学院医学系研究科　助教
船橋亜希子　　　東京大学医科学研究所　特任研究員
田代志門　　　　国立がん研究センター 社会と健康研究センター 生命倫理・医事法研究部　部長
松井健志　　　　国立循環器病研究センター 研究開発基盤センター 医学倫理研究部　部長
土屋貴志　　　　大阪市立大学大学院文学研究科　准教授
中澤栄輔　　　　東京大学大学院医学系研究科　講師
永水裕子　　　　桃山学院大学法学部　教授
横野　恵　　　　早稲田大学社会科学総合学術院　准教授
大北全俊　　　　東北大学大学院医学系研究科　講師
須田英子　　　　国立環境研究所 環境リスク・健康研究センター　特別研究員
髙島響子　　　　国立国際医療研究センター メディカルゲノムセンター　上級研究員
佐藤雄一郎　　　東京学芸大学教育学部　准教授
飯島祥彦　　　　名古屋大学医学部附属病院　特任准教授
一家綱邦※　　　国立がん研究センター 社会と健康研究センター 生命倫理・医事法研究部 医事法研究室　室長
磯部　哲　　　　慶應義塾大学大学院法務研究科　教授
伊吹友秀　　　　東京理科大学理工学部　講師
會澤久仁子　　　国立循環器病研究センター 研究開発基盤センター 医学倫理研究部 倫理研究室　室長
和泉澤千恵　　　国立成育医療研究センター 臨床研究教育部 生命倫理研究室　研究員
小門　穂　　　　大阪大学大学院医学系研究科　助教

編著者紹介

井上悠輔（いのうえ・ゆうすけ）

東京大学 医科学研究所 公共政策研究分野 准教授
〔主な著作〕
"Noncompliance with human subjects' protection requirements as a reason for retracting papers" Accountability in Research 23: 2(2016) 123-135、「研究不正と研究者の注意義務：『不正ガイドライン』とその先」薬学図書館60巻3号（2015年）205-212頁、「臨床研究の不正と医師の『誠実さ』」年報医事法学29号（2014年）196-204頁。

一家綱邦（いっか・つなくに）

国立がん研究センター 社会と健康研究センター 生命倫理・医事法研究部 医事法研究室 室長
〔主な著作〕
「再生医療安全性確保法に関する考察」『再生医療と医事法』63頁（信山社、2017年）、"Recent Court Ruling in Japan Exemplifies Another Layer of Regulation for Regenerative Therapy" Cell Stem Cell. 2015; 17(5): 507-508.

医学研究・臨床試験の倫理 わが国の事例に学ぶ

2018年9月30日　第1版1刷発行

編著者——井上悠輔・一家綱邦
発行者——串崎　浩
発行所——株式会社　日本評論社
　　　　　〒170-8474 東京都豊島区南大塚3-12-4
　　　　　電話　03-3987-8621(販売)　03-3987-8592(編集)
　　　　　FAX　03-3987-8590(販売)　03-3987-8596(編集)
　　　　　https://www.nippyo.co.jp/　振替　00100-3-16
印　刷——平文社
製　本——難波製本
装　丁——末吉　亮

© 2018　Y. Inoue　T. Ikka　　検印省略
ISBN978-4-535-98453-0　　Printed in Japan

JCOPY〈(社)出版者著作権管理機構　委託出版物〉
本書の無断複写は著作権法上での例外を除き禁じられています。複写される場合は、そのつど事前に、(社)出版者著作権管理機構（電話 03-3513-6969、FAX 03-3513-6979、e-mail: info@jcopy.or.jp）の許諾を得てください。また、本書を代行業者等の第三者に依頼してスキャニング等の行為によりデジタル化することは、個人の家庭内の利用であっても、一切認められておりません。